高等职业教育医学卫生类专业系列教材
全国高职高专院校教材

供护理、助产等相关专业用

护理伦理与法律法规

Nursing Ethics and Laws and Regulations

林　峰　洪爱蓉　主编

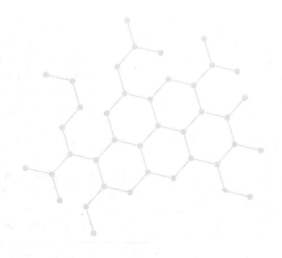

重庆大学出版社

内容提要

本书分为 13 个项目，主要由护理伦理与卫生法律法规两部分构成。护理伦理主要介绍护理道德的基本理论、护理关系伦理、整体护理和基础护理伦理、临床护理伦理、计划生育及人类辅助生殖技术护理伦理、护理道德评价、修养和教育及死亡护理伦理等；卫生法律法规主要介绍卫生法律法规的基本理论、医疗机构管理法律制度、护士执业法律制度、医疗事故处理法律制度、传染病防治法律制度、突发公共卫生事件应急处理法律制度及其他卫生法律制度等。

本书适合高职高专护理、助产等专业师生使用，也可供相关从业者参考。

图书在版编目（CIP）数据

护理伦理与法律法规 / 林峰，洪爱蓉主编. -- 重庆：
重庆大学出版社，2021.11
高等职业教育医学卫生类专业系列教材
ISBN 978-7-5689-3002-4

Ⅰ.①护⋯　Ⅱ.①林⋯　②洪⋯　Ⅲ.①护理伦理学—
高等职业教育—教材②卫生法—中国—高等职业教育—教
材　Ⅳ.①R47-05②D922.16

中国版本图书馆 CIP 数据核字（2021）第 230482 号

护理伦理与法律法规

HULI LUNLI YU FALÜ FAGUI

主　编　林　峰　洪爱蓉
策划编辑：袁文华

责任编辑：文　鹏　　版式设计：袁文华
责任校对：王　倩　　责任印制：赵　晟

*

重庆大学出版社出版发行
出版人：饶帮华
社址：重庆市沙坪坝区大学城西路 21 号
邮编：401331
电话：(023) 88617190　88617185（中小学）
传真：(023) 88617186　88617166
网址：http://www.cqup.com.cn
邮箱：fxk@cqup.com.cn（营销中心）
全国新华书店经销
重庆升光电力印务有限公司印刷

*

开本：787mm×1092mm　1/16　印张：14.25　字数：366 千
2021 年 11 月第 1 版　2021 年 11 月第 1 次印刷
印数：1—2 000
ISBN 978-7-5689-3002-4　定价：48.00 元

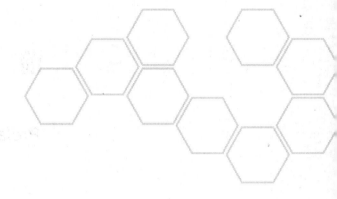

编委会

BIANWEIHUI

前　言

Preface

　　随着社会经济的发展、医学科学的进步、诊疗技术水平的提高以及人民群众健康需求的不断提高,护理工作的全面、协调和可持续发展面对更高的要求,面临更多的挑战。在护理质量管理及持续改进方面,保障患者安全已成为最重要、最直接的核心内容之一。近些年来,医疗质量和患者安全越来越受到世界卫生组织和世界各国的高度重视。为强化护理伦理道德意识,保障患者安全,提高职业教育护理专业学生卫生法律法规意识,我们编写了本书。

　　本书主要由护理伦理和卫生法律法规两部分构成。护理伦理主要介绍护理道德的基本理论、护理关系伦理、整体护理和基础护理伦理、临床护理伦理、计划生育及人类辅助生殖技术护理伦理、护理道德评价、修养和教育及死亡护理伦理等;卫生法律法规主要介绍卫生法律法规的基本理论、医疗机构管理法律制度、护士执业法律制度、医疗事故处理法律制度、传染病防治法律制度、突发公共卫生事件应急处理法律制度及其他卫生法律制度等。本书适合高职高专护理、助产等专业使用,也可供相关从业者参考。

　　本书内容系统、详略得当,体现了"工学结合""工作过程导向"的思路,突出了课程思政内容,增加了课程思政案例、临床案例、知识链接等内容,内容丰富而生动,有助于学生理论联系实践,提高学习兴趣。

　　由于时间仓促,编者水平和能力有限,不足之处在所难免,敬请有关专家和广大读者批评指正。

编　者

2021 年 7 月

目 录

Contents

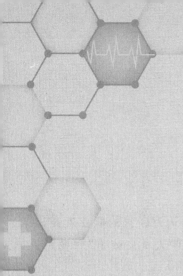

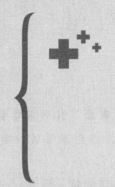

项目1
绪 论

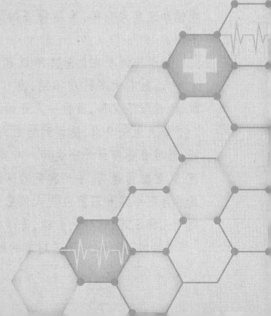

【学习目标】

1.掌握:道德、伦理、护理伦理的概念;护理伦理研究的对象和基本内容。

2.熟悉:我国传统护理伦理和国外护理伦理的形成和发展过程;我国及国外护理伦理的优良传统;护理法规形成及发展的过程。

3.了解:护理伦理与护理法规的意义及方法。

▶▷ **思政育人目标**

中国医学传统上普遍认为"医乃仁术",把医术称为"仁术",认为医护的职业就是"救人活命""济世活人"。在本项目的学习中,学生要深刻理解医护人员应该是"仁爱"之人,教育培养学生成为"仁爱救人"的新时代护士。

▶▷ **思政育人案例导入**

疫情期间独自坚守药店 69 天的"小蜜蜂",扎根基层誓要把工作做到无悔。

2020 年 7 月,湖北某高校毕业生陈洋作为基层就业类代表入选第六届"长江学子"大学生就业创业人物。

性格腼腆,不善言辞,是许多人对陈洋的第一印象。但疫情期间,年仅 22 岁的她独守药房 69 天的故事,却让许多人肃然起敬。"这是我离开校园以来的第一份工作,我必须要把这件事做好,做到无怨无悔。"当被问到为何能在基层坚守岗位时,陈洋坚定地告诉记者。

独守药房 69 天,连续吃了两个月酸辣粉。

2018 年,20 岁的陈洋来到武汉市某药店实习,实习期结束,这名年轻的女大学生就留在了这里。疫情爆发后,一夜之间,陈洋工作的药店前买口罩和药品的居民排起长队,职业的敏感让她嗅到一丝危险。

"还有两天就过年了,我先让店里的同事先回家过年,我过年守店。没想到这一守,就是两个多月。"当陈洋催促着同事回家时,武汉"封城"了。令她没想到的是,"封城"的规模和速度太利落,生活物资的紧缺和需要购药的居民,让这名年轻的女生有些措手不及。

由于陈洋所在的地方附近只有一家药店给居民送药,周围小区也有很多高血压的老年人,他们大多行动不便,没有药吃隐患很大。想到平时这些"老街坊"对自己的照顾,她说服了父母,独自一人开始了 69 天的坚守。

每天上午 9 点,陈洋到店后,先将附近 9 个社区、6 个微信群里登记的购药信息整理好,然后准备药品外出送药。与其他有多人坚守的店不同,一个人守店的她既要上货理药,又要配药送药,手忙脚乱的陈洋只能不停翻看信息、电话核实厂家和规格、分装药品,最后再把小票和写有收货人信息的纸条钉在塑料袋上……一份订单包含的药品从一种到十几种不等,这样的步骤,陈洋每天要重复几十次甚至上百次。

"封城"期间,进不了超市的她,既买不到饭菜,也没有时间吃饭,只能靠之前囤积的酸辣粉度日。她说:"最难熬的不是没有食物,而是每天高度紧张的神经,让我吃不下饭。"虽然一直忙碌,频繁的外出还是让陈洋担心自己会被感染,但一开始为居民配药送药,所有的担心和害怕都被她抛在脑后。

陈洋被评为"最美药店逆行者",最多一天送药 9 000 多元,被居民送的一袋青菜感动。

那时,陈洋的手机里,每天都有 70 多条核对信息。为节省时间,陈洋每次送药总会尽量多带几份订单。"外出送药时一般药品还好,最难送的是酒精和消毒液。"陈洋说,由于酒精和消毒液需求量极大,份量又重,每次店里一到货,她就要挨个送去社区。

路上如果能遇到共享单车,送药时陈洋就会轻松一些,但找不到单车时,她只能背着沉重的酒精和消毒液一路小跑,将物品送至居民手上。最忙的一天,她一天就送了价值 9 000 多元的药。

送完药回到店里,顾不得休息的她又开始整理新到的货。经常有几十个纸箱散落在店里的过道上,抱着满怀的药,在十七八米的过道上来回小跑,蹲身、弓腰、踮脚上货,她一刻没停。时不时还有居民打来电话订药,或询问药品是否到货。

但最令陈洋感动的是一次送药时,一位素昧相识的叔叔得知她没有菜吃,硬是将家里仅剩不多的菜分了一袋给她,让她在疲惫和恐慌中感到一丝丝温暖。

当陈洋的大学辅导员得知陈洋在疫情期间的表现后,这位细心的女老师既感到惊讶又不那么惊讶。"她一直是个意志很坚定的人,确定一个目标后,她会努力做到最好。"虽然知道陈洋是认准了一件事就会坚持到底的性格,但辅导员还是被陈洋身上的那股韧劲深深打动。辅导员表示,在学校里,陈洋并不是人群里突出的那类女生,但看似性格内向的她却很喜欢主持,在学校参加主持人比赛的台风,和平时的她完全是两个样子。

如今,历经小小磨难的陈洋已成为药店的店长。昨日,作为"最美药店逆行者"代表,她还受邀前往海南博鳌参加中国健康产业(国际)生态大会。参会后,陈洋在朋友圈里留下这样一段话"从未结束,奔跑的我,将继续努力!"

 育人名言

选择医学可能是偶然,但你一旦选择了,就必须用一生的忠诚和热情去对待它。——钟南山

学习任务 1.1 护理伦理概述

护理伦理学是研究护理道德的科学,是运用一般伦理学原理和道德原则来解决和调整护理实践中人与人之间相互关系的一门科学,是由护理学与伦理学相结合而形成的一门边缘科学。护理伦理学已成为当代实践伦理学中发展较快、影响较大、人们较为关注的一门学科。

一、道德、伦理与护理伦理

(一)道德的含义与起源

1.道德的含义 道德是调节人与人、人与社会、人与自然之间关系的行为规范的总和,是依靠社会舆论、内心信念和传统习惯来维持的。每个人都生活在一定的社会环境中、置身于各种社会关系中,每个人都与他人、与社会、与集体、与自然存在着一定的关系和矛盾,个人在处理这些关系或者矛盾时,都会遵循一定的规范、原则,这种规范、原则就是道德。道德既是人们行为应当遵循的原则,又是评价人们思想和行为的标准。

思政育人知识链接

在汉语中,"道德"一词可追溯到先秦思想家老子所著的《道德经》一书。老子说:"道生之,德畜之,物形之,势成之,是以万物莫不尊道而贵德。道之尊,德之贵,夫莫之命而常自然。"老子所说的"道"是指自然运行与人世共通的真理,可引申为事物运动变化的规律;老子所说的"德"是指人世的德性、品行、王道,是指对人的内在要求,主要是指人的品行、行为。在先秦时期,"道"与"德"是两个概念。"道德"二字连用始于荀子《劝学》篇:"故学至乎礼而止矣,夫是之谓道德之极。"意思是人们只要按照礼去做,就达到了道德的最高境界。

要准确地理解和把握道德的概念还要注意以下三点。

(1)道德的本质 道德属于上层建筑,是由经济基础决定的。道德和利益的关系问题是道德的基本问题。人类的行为只有影响他人、集体和社会行为时才具有道德意义,我们将人类的行为分为道德行为和不道德行为。另外,把与道德无关的行为称为非道德行为。

(2)道德的评价标准 道德以行为的善、恶为评价标准。所谓善的行为,就是有利于他人、集体和社会的行为,又称为道德行为;一切有害于他人、集体和社会的行为都是恶的行为,又称为不道德行为。

(3)道德的评价方式 道德是依靠社会舆论、内心信念和传统习惯等非强制性的力量来调节人们的行为的,道德具有自律性特征。道德的调节范围非常广泛,存在于人们的生产、生活等各个领域。

2.道德的起源 关于道德起源问题,在历史上不同的学派有不同的观点,主要概括为以下三种。

（1）神启论　客观唯心主义的道德起源说。神启论认为,道德是上帝意志的创造,是神对人启示的结果。神启论把道德的起源归结为"神""上帝"的启示。

（2）天赋道德论　主观唯心主义的道德起源说。天赋道德论认为,道德是人们与生俱来的,道德起源于天性。如孟子说:"仁义礼智,非由外铄我也,我固有之也。"

（3）自然起源论　一种旧唯物主义观点。自然起源论认为,道德起源于人的自然本性,认为人和动物都有道德,只不过人的道德是动物本能的反应和延续,如"生存竞争""母爱"等。

以上观点都没有科学地说明道德的起源,虽然这些理论对当时的社会发展起了一定的作用,但脱离了当时的社会实践。马克思主义的唯物史观第一次科学解释了道德的起源。

🖱 思政育人知识链接

马克思主义道德起源说揭示道德是人类社会实践的产物,人类的各种行为规范如风俗习惯、道德、规则、法律等都是适应人类的生产、生活及秩序的需要而产生的,道德是人类社会所特有的行为。

（二）伦理

1.伦理的含义　伦理是人与人之间关系的道理、规范、原则。"伦"的本意是"辈"的意思,引申为人与人之间的关系,即人际关系;"理"是指道理、规范、原则。

🖱 思政育人知识链接

《说文》对伦理的注释为:"伦,从人,辈也,明道也;理,从玉,治玉也。"人们说"玉不琢,不成器",指的就是人伦关系只有加以条理化、规范化才成为伦理。

2.伦理和道德的关系　伦理和道德是有区别的。伦理侧重于反映人伦关系以及维持人伦关系所必须遵循的规则,主要是指社会的人际"应然"关系,是他律的;而道德则侧重于反映道德活动或道德活动主体自身应当的行为,更强调内在操守方面,是自律的。另外,道德作为一种社会现象,其含义比伦理的广泛,伦理只是社会道德现象的一部分内容。

伦理和道德又是有联系的,表现为道德是伦理的根源,伦理是道德的表现,伦理以道德为研究对象,伦理学是以道德现象和道德关系作为研究客体的科学,即研究道德的起源、本质、作用及发展规律的科学,又称道德哲学。伦理是道德现象的系统化和理论化。

（三）护理伦理

1.护理伦理的含义　护理伦理是护理人员在护理工作中所遵循的调整与患者、与其他医务人员（如医生、护士、医疗技术人员、管理人员、后勤人员等）及与社会之间关系的行为准则、规范的总和。护理伦理是在长期的护理实践中形成的,并成为护理人员在工作中应当遵循的行为规则、规范。护理伦理告诉护理人员在护理工作中什么应该做、必须做、怎么做,什么不可以做、不应该做、不能做。护理伦理对护理实践有着重要的指导意义,学习和研究护理伦理可以总体提高护士的职业素养,充分体现以患者为中心的护理服务理念,有利于建立和谐的护患关系。

2.护理伦理的研究对象 护理伦理研究的是护理实践中的护理道德现象和护理道德关系。其中护理道德关系是护理伦理研究的主要对象,包括以下四种关系。

(1)护理人员与患者(包括患者家属、监护人及监护单位)的护患关系 护患关系是护理实践中首要的关系,护患关系是否和谐直接关系到护理服务的质量、患者的安危、医院的声誉,直接影响和谐社会的建立和社会主义精神文明建设。因此,护患关系是护理伦理研究的最主要对象,是护理伦理研究的核心问题。

(2)护理人员与其他医务工作者的护医关系 护医关系主要包括护理人员之间的关系、护理人员与医生之间的关系、护理人员与医技人员的关系以及护理人员与医院行政、管理工作者的关系。

(3)护理人员与护理学、医学的伦理关系 护理伦理是护理实践的产物,因此是动态的,它随着护理实践的发展而发展。近年来随着医学科学的发展,尤其是生物医学的迅速发展和临床应用,如人体实验、器官移植、人工辅助生殖技术等都涉及护理工作中的伦理问题,对这些伦理问题的研究和解决会影响护理学、医学的进一步发展。

(4)护理人员与社会之间的关系 人是社会的人,护理活动是在一定的社会关系中进行的,因此,护理人员对护理工作中一些问题的处理既要考虑到患者本人、局部的利益,还要考虑到患者家属、后代及社会责任。如计划生育、有缺陷新生儿的处理、卫生资源的分配等,这些问题的处理不仅关系到个人利益,还关系到社会利益,护理人员在处理这些问题时不能单从个人利益的角度出发,一定要充分考虑国家、社会的利益。

3.护理伦理的研究内容 护理伦理的研究内容广泛,概括起来主要包括以下三个方面。

(1)护理伦理的基本理论 主要包括护理伦理的产生、发展及展望,护理伦理的特点及社会作用,护理伦理与护理学、护理模式转变、医学科学发展的关系等。

(2)护理伦理规范 包括护理伦理的基本原则、具体原则,护理伦理的基本规范和不同领域的具体护理伦理规范,以及护理伦理的基本范畴等。

(3)护理伦理的基本实践 包括护理伦理的评价、教育及修养。

护理伦理的研究内容不是固定不变的,它将随着社会经济、文化、医学科学和护理学的发展而不断丰富、发展和完善。

4.护理伦理的实质 护理工作的服务对象是社会的人,要求护理人员保持护理工作高度的荣誉感和责任感,要有良好的道德修养和丰富的护理学知识,在护理工作中对患者一视同仁,实行高质量的人道主义服务,为人类的健康事业做出贡献。

二、护理伦理的发展与展望

护理伦理是伴随着护理实践和伦理观念的产生、发展而逐渐形成和发展起来的。我国的护理伦理继承了我国传统优良的医护道德和国外护理伦理的精华。

(一)我国传统的护理伦理

1.我国护理伦理的形成和发展 我国护理伦理起源于远古时代,历经了一个漫长的历史过程,经过各个时期医护实践的不断补充完善,形成了自己独特的护理伦理体系。

（1）护理伦理的起源　在原始社会生产力水平低下的情况下，人们在劳动、生活中不可避免地会受伤、感染疾病、发生食物中毒等，人们在与疾病作斗争的过程中，经过长时期的尝试，积累了一些简单的治疗疾病的方法和药物知识。

💭 **思政育人知识链接**

《通鉴外纪》记载："民有疾病，未知药石，炎帝始味草木之滋味，尝一日而遇七十毒，神而化之，遂作方式，以疗民疾，而医道立矣。"这则记载反映了人们的自我牺牲精神、自救和互救的医护行为，表现了萌芽状态的护理道德，这是我国传统护理道德的源泉。

（2）护理伦理的形成　随着生产力的发展，医生作为一种专门的职业在秦汉时期就开始出现。在这个时期，我国已建立了医疗考核制度，并形成了医护道德要求。《黄帝内经》是我国第一部医学典籍，其中就有"不治已病，治未病"的记载，还有"天覆地载，万物悉备，莫贵于人"的记载，强调医务人员应博学多闻、以品德为重、医术要专精、诊治要认真，重视医护道德。这标志着护理伦理的初步形成。

（3）护理伦理的发展和完善　到了汉代医学有了较大的发展，护理道德也得到了发展。东汉时期的张仲景是我国著名的医学家，被后人称作医圣，著有《伤寒杂病论》一书，他除了具备精湛的医术外，还有高尚的医德医风，他提倡仁术济世的主张。"上以疗君亲之疾，下以救贫贱之厄"，对于患者，他一视同仁，批判当时医学界中因循守旧、敷衍塞责的不良风气，他的医德对后世医德的发展有着积极的影响。

💭 **思政育人知识链接**

三国时期，一位当时和华佗、张仲景齐名，号称"建安三神医"的名医董奉，隐居庐山，给人治病不收取报酬。患者来致谢，病轻而被他治愈者就让患者在他房子周围山坡上栽一棵杏树，病重而被他治愈者就栽五棵，前来看病的人很多，如此十年，杏树十万余棵，郁然成林。董奉又将杏子变卖成粮食用来接济庐山的贫苦百姓和南来北往的饥民，这就是历史上有名的杏林佳话。从此，人们就用杏林春暖来赞扬医德高尚的医生。

隋唐时期是我国封建社会经济繁荣的时期，这时的医学科学得到了迅速发展，医德理论也得到进一步丰富，这个时期可谓名医辈出。被历代名医推崇的"精诚"大医孙思邈最具代表性，他在其不朽的著作《千金要方》中全面论述了医护道德，他提出医家必须具备"精"和"诚"，"精"是指精湛的医术，"诚"是指高尚的医德。他认为只有具备了"精"和"诚"的医生才是大医，要求医护人员要德才兼备。

2.我国护理伦理的优良传统

（1）仁爱救人，赤诚济世　中国医学传统上普遍认为"医乃仁术"，把医术称为"仁术"，认为医生的职业就是"救人活命""济世活人"，因此医护人员应该是道德高尚的人。晋代杨泉指出"夫医者，非仁爱之士不可托也"。

（2）一视同仁，清廉正直　名医孙思邈在《千金要方·大医精诚》中强调："若有疾恶来求救者，不得问其贵贱贫富，长幼妍媸，怨亲善友，华夷愚智，普同一等，皆如至亲之想……一心赴救。"明代陈实功《外科正宗》中的《医家五戒十要》强调："贫困之家……凡来看病，可不要他药钱，只当奉药。再遇贫难者，当尽力微赠，方为仁术……不然有药而无伙食者，命亦难保也。"传统医学伦理提倡仁爱救人，对患者不论贵贱、贫富要一视同仁，淡泊名利。

（3）刻苦钻研，精通医术　医者要"仁爱救人"，必须要有精湛的医术。《医学集成》认为："医之为道，非精不能明其理，非博不能至其约。"为了实行"仁术"，医护工作者必须虚心好学、刻苦钻研。《古今医统》中说"医本活人，学之不精，反为夭折"，强调了医生精通医术的重要性。

（4）尊重同道，谦虚谨慎　传统医学伦理强调虚心好学、尊重同道的品德。名医孙思邈指出，要团结同道，不可"道说是非，议论人物，炫耀声名，訾毁诸医，自矜己德"。他还指出：切勿骄傲，不要因偶然治愈一病就自高自大，以为自己了不起，这是医生最危险的隐患。明代名医龚廷贤说："病家求医，寄以生死"。他认为，医生给患者治病时要有谦虚谨慎、认真负责的态度。

（5）不计名利，不畏艰险　名医孙思邈说："凡大医治病，不得瞻前顾后，自虑吉凶，勿避险峻，昼夜寒暑，饥渴疲劳，一心赴救。"他强调医生为患者服务要不计个人得失，克服困难，全心全意救治患者。

（6）谈吐妥帖，举止端庄　医者的举止、言行、神态直接影响患者，关系到能否得到患者的尊重和信任。

3.我国传统护理伦理的局限性　我国传统护理伦理和医术密切联系，渗透于医疗实践中，但缺乏理论性、系统性和规范性。由于受到封建迷信思想和封建礼教的影响，传统护理伦理有一定的局限性，如认为医生给患者治病是行善积阴德的迷信思想；男女授受不亲的封建思想；"君有疾饮药，臣先尝之；亲有疾饮药，子先尝之"的违背医学科学的愚忠思想；"身体发肤，受之父母，不敢损伤，孝之始也"的伦理观念。这些思想或观念对传统的医护伦理产生了消极的影响。我们对传统医德要批判地继承，要吸取其精华，抛弃其糟粕。

（二）国外护理伦理的历史发展

1.国外古代护理伦理的形成　国外古代护理伦理最具影响的主要包括古希腊护理伦理、古罗马护理伦理、古印度护理伦理和古阿拉伯护理伦理。

古希腊最杰出的医学家希波克拉底被誉为"西方医学之父"，他既是西方传统医学的创始人，也是西方医德的奠基人。希波克拉底在其《论医生》《医理》《医律》，尤其是在《希波克拉底誓言》中全面而生动地论述了医生与患者、医生与患者家属、医生与社会之间的关系，他非常重视医生的品行和道德水平。《希波克拉底誓言》是西方最早的医德经典性文件，它把为患者谋福利作为医疗行为的最高标准。

古罗马护理伦理是在继承古希腊医学和护理伦理的基础上发展起来的。这一时期最著名的医学家是盖伦。在护理伦理方面，他提出了"轻利"的道德要求。他认为：作为医生，不可能一边赚钱，一边从事伟大的艺术医学。

古阿拉伯护理伦理形成于公元6—13世纪。古阿拉伯名医迈蒙尼提斯是当时倡导护理伦理的杰出代表。他所著的《迈蒙尼提斯祷文》是护理伦理史上与《希波克拉底誓言》媲美的重要护理伦理文献。文中提出"博爱世间人""愿绝名利心，尽力医患者""无分爱和憎，不问富与贫""凡诸疾病者，一视如同仁"等一系列的护理伦理规范，对护理伦理的发展产生了积极的作用。

2.国外近、现代护理伦理的发展　国外古代护理伦理有着许多优秀的内容,如重视医术、为患者服务、尊重患者、对患者一视同仁、为患者保守秘密等,但也有明显的局限性,渗透着浓厚的宗教神学色彩。近代随着医学科学的进一步发展,护理学逐渐成为一门相对独立的学科,也使护理伦理日益社会化、规范化和系统化。南丁格尔的《护理札记》在 1946 年改名为《护理的艺术》,其中对护士提出了具体的要求:"一个护士必须不说别人闲话,不与患者争吵。除非在特殊情况下或有医生允许,不与患者谈论关于病情的问题……有敏锐的观察力和充分的同情心。她需要绝对尊重自己的职业。"她认为:"护理工作是一门艺术,护士要有一颗同情的心和一双愿意工作的手。"这为护理伦理的形成打下了坚实的基础。《南丁格尔誓言》是护理史上第一个国际性的护理伦理准则。随着医学模式的转变,护理伦理观念也在发生着转变:更加关爱患者,更加重视对患者人性化的服务意识。护理伦理教育越来越受到重视,大大提高了护理工作者的伦理修养,有利于更好地为人民的健康服务。

(三)社会主义护理伦理的发展和特征

社会主义护理伦理是对历史上传统医护道德的扬弃,在新民主主义革命时期初步形成,这个时期的医护道德与政治密切结合,体现了社会主义的护理伦理原则和对医护道德的指导。1941年毛泽东在延安为中国医科大学毕业生题词:"救死扶伤,实行革命的人道主义"。这是对新民主主义革命时期医护道德的概括。1939 年毛泽东写的《纪念白求恩》,高度评价了白求恩"毫不利己,专门利人"的人道主义精神,这个评价激励着广大医护工作者在医疗实践中刻苦学习、勇于奉献。这一时期的医护道德以马克思主义为指导。发扬革命的人道主义精神是社会主义医护道德形成的基础。

中华人民共和国成立后,社会主义医护道德逐步完善和发展。这一时期我国的医疗卫生政策主要是为人民服务、预防为主和实行中西医结合。这体现了发展社会主义医疗卫生事业是为绝大多数人谋利益。改革开放以来,随着我国医疗卫生事业的蓬勃发展,党和政府制定了一系列的卫生政策,对我国的护理伦理提出了更高的要求,对护理伦理的研究更加重视,各医护院校相继开设了护理伦理课程,从整体上提高了护理工作者的素质,促进我国医疗卫生事业更大的发展。

社会主义护理伦理的特征主要表现是,以唯物史观为理论基础,以全心全意为人民服务为根本宗旨,以实践为根本目的。

(四)当代护理伦理学的展望

护理模式转变,给护理伦理的研究提出了新课题,使研究范围扩大。生命伦理学的兴起,将有助于护理伦理难题的解决。医学高科技在医疗实践中的应用,带来了护理实践许多伦理难题,有待于进一步研究。

医院伦理委员会的设立有助于护士伦理决策能力的提高。医院伦理委员会是医院的一个咨询、会谋机构,委员会成员包括医生、律师、伦理学家、心理学家、社会工作者等。医院伦理委员会的本质目的是使一些纠纷软着陆,尽量避免法律纠纷的产生。医院伦理委员会在提供以患者为中心的服务和在涉及人体生命的道德与伦理问题的实践中发挥着积极和重要的作用。

学习任务 1.2　护理法规概述

一、护理法规

（一）卫生法规

卫生法规是根据《中华人民共和国宪法》的规定，为保障人民身体健康，发展卫生事业而制定的调整卫生社会关系的法律、法令、条例、规程等一系列具有强制性效力的规范性文件的总称。

卫生法规是以权利和义务的形式来调整卫生法律关系的，由国家强制机关保障实施，其根本目的是维护和促进人类的健康。

案例导入 1

（二）护理法规的含义及分类

卫生法规包含护理法规，护理法规是卫生法规的一部分。

护理法规是指根据《中华人民共和国宪法》的规定，为保障人们健康，调节护理社会关系而制定的有关护理教育和护理服务的法律、法令、条例、法规等一系列具有强制性效力的规范性文件的总称。

各国现行的护理法规基本上可以分为以下几大类。

第一类是国家主管部门通过立法机构制定的法律法令，可以是国家卫生法的一部分，也可以是根据国家卫生基本法制定的护理专业法。

第二类是根据卫生法，由政府或地方主管部门制定的法规。

第三类是政府授权各专业团体自行制定的有关会员资格的认可标准和护理实践的规定、章程、条例等。

除上述三类以外，如劳动法、教育法、职业安全法，乃至各类医疗卫生机构自身所制定的规章制度，对护理实践也具有重要影响。

（三）护理法规立法原则及其意义

1.护理法规立法的基本原则　护理立法应遵循合宪性和法制统一性原则：合宪性是指护理法规立法必须以宪法为依据的原则；法制统一性是指护理法规立法要从国家的整体利益出发，维护社会主义法治的统一和尊严。同时护理法与其他法律一样，应具有权威性、强制性的特征。

（1）护理立法要反映科学的现代护理观　护理管理已经形成较为完整的理论体系，护理法规要反映护理专业的特点，只有经过正规培训且检验合格的护理人员才有资格从事实际护理服务工作。护理立法应能反映护理专业的这种垄断性、技术性和义务性特点，以增强护理人员的责任感，提高护理的服务质量。

（2）护理立法要符合本国护理专业的实际情况　护理法规的制定，一方面要借鉴和吸收发达国家的护理立法经验，确立一些先进目标，另一方面，也要从本国的文化背景、经济发展水平和政治制度出发,兼顾全国不同地区发展水平的护理教育和护理服务实际,确立更加切实可行的条款。

（3）护理立法要注意国际化趋势 当今世界,科学、文化、经济的飞速发展势必导致法制上的共性,制定护理法规必须站在世界法治文明的高峰,注意国际化趋势,使各条款尽量同国际上的要求相适应。

2.护理立法的意义

（1）可促进护理管理科学化的进程 护理法规的实施,使护理管理法制化,从而保证了护理工作的稳定性及连续性,防止护理差错及事故的发生,保证护理工作的安全及护理质量的提高。因此,护理立法使护理管理纳入规范化、标准化、现代化的轨道,对于提高护理质量有着重要的意义。

（2）可促进护理教育的发展 护理法规集中体现了最先进的法律思想及护理观念,为护理人才的培养和护理活动的展开制定了一系列基本标准。这对于保证护理质量和护理专业的发展具有深远的意义。

（3）有利于维护护理对象的正当权益 通过护理立法,规范护理人员的护理行为,对于违反护理法规的行为,要依法追究护理人员的法律责任,最大限度地保护患者及所有服务对象的合法权益。

（4）有利于维护护理人员的合法权益 通过护理立法,使护理人员的地位、作用和职责范围有法律依据,护士在护理工作中行使权利、履行义务和职责将受到法律的保护、国家的支持、人民的尊重,任何人都不可随意侵犯和剥夺。

二、护理法规的形成与发展

护理法规是护理人员执业的法律依据,可以使护理人员明确护理工作中自身的法律责任,知道自己应该做什么、禁止做什么,懂得运用法律武器处理护理工作中遇到的法律纠纷、保护患者和自己的合法权益。

（一）国外护理立法概况

护理立法源于 20 世纪初。1903 年美国北卡罗来纳、新泽西等州首先颁布了《护士执业法》,作为护士执业的法律规范。

1919 年英国率先颁布了《英国护理法》,这是世界上第一部护理法。

1953 年国际护士会制定了《护士伦理学国际法》,并分别于 1965 年和 1973 年进行了修订,并一直沿用至今。《护士伦理学国际法》明确护士的基本任务包括"增进健康、预防疾病、恢复健康和减轻痛苦"四个方面。护理从本质上说就是"尊重人的生命、尊严和权利。护理工作不受国籍、种族、信仰、肤色、年龄、政治或社会地位的影响"。

1968 年,国际护士会成立了护理立法委员会,并专门制定了世界护理法上划时代性的纲领性文件,系统制定护理法规的参考指导大纲,为各国的护理立法提供了系统而又权威性的指导。

（二）国内护理立法概况

中华人民共和国成立后,我国政府和有关部门十分重视护理队伍的稳定、护理人才的培养和护理质量的提高。1956 年国家卫生部门（现为国家卫健委）拟定了《国家卫生技术人员职务职称和职务晋升暂行条例(草案)》。1981年国家卫生部门颁布了《关于在"卫生技术人员职称及晋升条例(试行)"中增设主管护师职称等问题的通知》。1982年国家卫生部门会颁布了《全国医院工作条例》《医院工作制度》《医院工作人员职责》,其中规定了护理工作制度和各级各类护士的职责。1987年6月26日国务院发布了《医疗事故处理办法》。1988年国家卫生部门制定了包括护士在内的《医务人员医德规范及其实施办法》等规章和文件。

为了加强护士管理,提高护理质量,保障医疗和护理安全,保护护士的合法权益,1993年3月26日国家卫生部门颁布了《中华人民共和国护士管理办法》。《中华人民共和国护士管理办法》是关于护理人员的资格、权利、责任和行为规范的法律与法规,该法规明确了护理的概念、独立性、教育制度、教学内容、教师的资格、考试和注册制度、护士的执业及行政处分原则等,对护理工作有约束、监督和指导的作用。

2002年4月4日国务院颁布了《医疗事故处理条例》。

为了维护护士的合法权益,规范护理行为,促进护理事业发展,保障医疗安全和人体健康,2008年1月31日,时任国务院总理温家宝签署第517号国务院令,同意颁布《护士条例》,并于同年5月12日起正式施行。《护士条例》首次以行政法规的形式规范护理活动,标志着我国护理管理工作正逐步走上规范化、法制化轨道。

随着我国法律制度的不断完善和人们法律意识的增强,越来越多的人开始在就医过程中运用法律武器来保护自己的合法权益,从而对护理人员的职业道德、技术水平和服务质量等提出了更高的要求。

护理立法的不断完善不仅保障了护理行为的合法性和提高了护理质量,更有利于护理管理科学化和护理人员道德素质的提高。

三、护理伦理与护理法规

护理伦理与护理法规是研究护理实践活动中的伦理规范与法律规范的学科,其目的在于通过伦理与法规来规范和调整各种护理人际关系,规范护理人员的护理行为,使患者利益、社会利益及护理人员自身利益得到协调发展,保证医疗护理实践活动的顺利进行。因此,两者在目的和作用上具有一致性,在内容上相互渗透,相互补充。护理法规体现了护理伦理的要求,护理法规的制定是为了促使人们自觉地选择合乎护理伦理的行为,而对护理伦理的教育和宣传则有利于护理法规的贯彻和执行。

护理伦理与护理法规又有区别,护理法规为护理伦理的实施提供了法律保证,护理伦理是护理法规的重要补充和扩展。护理法规是运用法学理论和原则,研究解决护理实践中的法律问题,使护理事故和纠纷等按照相应的法律得到解决,其规范具有权威性和不可抗拒性;护理伦理是通过社会舆论、传统习惯和人们的内心信念发挥作用的,它要求人们自觉遵守,不具有强制性和不可抗拒性。在发挥作用的范围上,护理伦理比护理法规的范围要广泛得多。一般而言,护理法规要惩罚的行为,必定是护理伦理所谴责的,但是护理实践中发生的有些不符合护理伦理规范的行为,虽然对他人、对社会产生了不良的影响,但只要它未触及法律,就只能受到伦理道德的谴责,而不会受到法律的制裁。

学习任务 1.3　学习护理伦理与护理法规的意义和方法

一、现代医学模式对护理伦理与护理法规的影响

（一）医学模式与现代医学模式

医学模式实质上就是"医学观"，是指一定时期医学对疾病和健康总的特点和本质的概括，它反映了一定时期医学研究的领域、方法和目标。传统的医学模式称为生物医学模式，生物医学模式仅以人的生物性作为基础来研究疾病与健康问题。这种医学模式的医学思想是追求和保证人的健康，强调有病就治，但忽视了人的整体性及人与社会的联系。医疗实践证明，疾病、健康问题不仅有生物学的原因，更重要的还有社会性因素，涉及心理、精神、环境、生活方式等多方面。20 世纪中期以来，分子生物学、遗传学、免疫学等学科的发展及现代控制论和系统论在医学上的应用，产生了身心医学、社会医学和医学心理学等边缘学科，推动了医学的较快发展和现代医学模式的产生。

现代医学模式是"生物-心理-社会"医学模式。1977 年美国恩格尔教授提出：生物医学将逐步转变为生物-心理-社会医学，这是医学发展的必然。1993 年在北京举行的国际电视大会上，世界卫生组织总干事中岛宏博士说："发达国家和发展中国家人口死亡原因将大致相同——不良生活方式引起的疾病将成为世界头号杀手！"这就意味着更多的死亡将源于我们的生活本身——不健康的生活方式，即不良饮食习惯、不良情绪、精神紧张、吸烟及减少运动等。新的医学模式使人们在更广阔的背景下来观察疾病，研究健康问题，它适应了医学科学发展和社会进步的要求，同时也向医学生和医护人员提出了更多方面的素质要求，特别是护理伦理方面的要求。

（二）现代医学模式与护理伦理

随着医学模式的转变，必然带来医疗护理伦理观念的深刻变化。现代医学模式为护理伦理的研究、发展提供了自然科学、社会科学和心理学的理论基础。护理人员道德水平的高低，不仅体现在服务态度上，而且体现在对疾病的治疗护理效果上。所以，提高护理伦理水平，不仅是社会伦理的道德要求，也是医学护理技术本身的要求。医学模式转变为"生物-心理-社会"模式，要求医护人员要拓宽视野，从过去单纯地注意疾病本身的生物因素，扩展到关注服务对象的心理障碍、社会环境、生活习惯等对疾病的影响。

新的医学模式对护理人员的道德规范提出了更高的要求。既要对患者负责，承担道德责任，又要对社会负责，承担社会责任；既要重视治疗护理，更要重视预防保健，并致力于消除各种生物的、心理的和社会的危害因素。除了要做好必要的身体护理外，还要做好心理护理，要关心、同情患者，要了解患者的思想情绪和心理精神状态，要帮助患者分析生活习惯、居住条件中影响身心健康的有害因素，对患者进行人性化、道德化的护理，同患者一起共同努力，战胜疾病，恢复健康，达到满意的护理效果。

思政育人案例

云南省第三人民医院是国家第一批优质示范医院重点联系医院,该院通过转变护理模式、提升护理内涵、制订完善翔实的活动方案,为患者开展了各项优质服务工作。其中包括为生活不能自理的患者擦洗、洗头,为不能进食的患者喂饭、喂水,为不能下床的患者护理大、小便,为焦虑的患者耐心解释病情,为即将出院的患者讲解疾病的相关知识等。这些服务理念已经在全院护理人员心中扎下了根,优质服务已经得到了广大患者的肯定和赞扬,取得了可喜的成绩。

(三)现代医学模式与护理法规

医学模式的转变,人类疾病结构的变化,人类健康受到越来越多的关注,这对护理人员在护理技术、伦理等方面提出了更高的要求。随着社会的进步、各项法律法规的不断完善以及普法工作深入的开展,人们的法律意识、自我保护意识不断增强,个人的健康和生命保障问题日益受到重视。近年来,我国先后出台了一系列卫生法律法规,为医疗护理事业的发展创造了良好的法制环境,提供了有力的法律保障,然而,与当前卫生事业的发展现状相比较,我国现行的卫生法律法规、护理法规还显得十分局限和单薄,还不能适应新形势下护理事业发展的要求,还存在着与社会发展和人民群众健康需求不相适应的诸多问题,特别是新的医疗事故处理条例出台后,医疗纠纷呈明显上升趋势,并成为当前社会矛盾的热点和难点。因此完善相关法律、法规、政策,用法律来规范护理人员的护理行为,这对于提高护理质量,减少护患纠纷尤为重要。护理人员应熟悉与自己所从事的工作密切相关的法律、法规,增强法律意识,增强卫生法治观念和社会责任感,使护患之间的关系建立在共同遵守国家法律的基础上,有效地保护护患双方的利益。

二、学习护理伦理与法规的社会意义

(一)有利于维护公民的健康权利

在现代文明社会,人的生命健康权是人类社会最高的价值,社会的其他利益与生命健康利益发生冲突时,就必须让位于人的生命健康利益。护理人员是未来医疗卫生事业一线的劳动者,是人类健康的守护神。护理人员如果缺乏良好的护理道德观念,不懂得基本的卫生法律法规知识,不具有较强的卫生法律意识和法治观念,就不能做好本职工作,维护公民的生命健康也就不能实现。护理人员通过学习护理伦理与法规,培养良好的职业道德,增强卫生法律意识和法治观念,明确自己在未来工作中的权利与义务,提高护理道德水平、依法执业和遵守卫生法律法规的自觉性,以更好地维护公民的健康权利。

(二)有利于保证医疗护理的质量

护理技术具有法律化的特征。在临床护理工作中,护理人员必须严格执行相关的医疗标准、操作规程、规范制度等,这是保证医疗护理质量的基本要求。同时,护理人员还必须具有良好的护理道德。只有这样,护理人员才会以高度的社会责任感、优质的服务去对待各项护理工作,促进患者的康复,增进人类的健康。此外,护理人员的服务态度、言行对疾病的发展和转归有很大影响,良好的护理、美好的语言、和蔼可亲的态度可稳定患者的情绪,坚定患者的治疗信心,从而有利于疾病的治疗和康复,促进医疗护理质量的提高。

(三)有利于推动护理科学的发展

护理道德和卫生法律法规与护理科学的发展是相互影响、相互制约、相互促进的。护理道德观念的转变及卫生法律法规建设水平的高低受到护理科学发展水平的制约;护理科学的发展又受到护理道德观念和卫生法律法规水平的束缚。新的护理观念的提出和建立,必然推动护理科学理论和护理实践的发展,而护理科学的发展和新的护理技术的应用,又对传统的护理道德和卫生法律法规提出了挑战。

(四)有利于促进社会主义精神文明建设

道德建设和法治建设是社会主义精神文明建设的重要内容。护理道德作为一种职业道德是构成整个社会道德体系的一个重要方面;卫生法律法规是社会主义法律体系的重要组成部分。加强护理人员的护理道德和卫生法律法规教育,是落实精神文明建设的具体表现。它不仅是精神文明建设的客观要求,也是护理教育的必然要求。医疗护理工作是一个特殊的行业,涉及千家万户,关系到每个人的生老病死和家庭的悲欢离合,与人民群众有着密切的关系,具有广泛的社会性。护理人员以高尚的护理道德和精湛而严谨规范的技术,一丝不苟地为患者提供一流的护理,不仅能使患者获得安全感、安慰感,促使患者早日康复,而且患者和家属还可以从优质的服务中得到启迪,受到感染,产生情感上的共鸣,并通过他们把这种情感传递到家庭和社会,促进全社会的精神文明建设。

三、学习护理伦理与法规的方法

(一)辩证唯物主义和历史唯物主义的方法

护理道德和卫生法律法规作为上层建筑,具有较强的历史性和时代性,必将受到一定社会阶段经济关系和政治制度的制约。我们必须用辩证唯物主义的观点,即实事求是的观点去学习和研究护理伦理和卫生法律法规所涉及的具体问题。同时,现在的护理伦理和卫生法律法规理论,都是建立在以往的伦理和法学基础之上的,是传统的护理道德和卫生法律法规的继承和发展。

(二)理论联系实际

理论联系实际是学习护理伦理学最基本的方法。首先,护理人员要学习基本理论、基本知识、基本内容等,为医疗护理行为提供理论,做到知行合一。其次,护理人员要密切关注国内外护理法规的发展情况,尤其是在市场经济条件下,护理领域中出现的新问题新矛盾,应用学到的理论解决这些问题和矛盾。

(三)案例分析讨论的方法

案例分析讨论是学习护理伦理与法规的重要方法。以某一典型案例作为切入点,从护理、伦理、法律、政治、经济和文化等领域进行分析和讨论,最后作出综合评判。例如:严重缺陷新生儿的处理、器官移植、安乐死等问题,这些都涉及伦理问题和法律问题。通过对典型案例分析讨论,不仅可以加深对护理伦理与法规基本理论和基本知识的理解和掌握,同时可以提高和培养学生分析问题和解决问题的能力。

四、学习护理伦理与法规的行业意义

护理人员学习护理伦理与法律法规的知识具有以下重要意义：

（一）有利于提高护理人员的职业素质

护理工作服务的对象是人的生命和健康，护理岗位的特殊性，决定了对护理人员的职业素质有着特殊的要求。护理道德与卫生法律法规是两类重要的社会规范。实践表明，护理人员的职业素质的高低，直接影响着医疗护理质量。学习护理伦理与法规，有助于学生从伦理和法律两个方面来理解和掌握社会主义医德和卫生法律规范的基本要求，提高自我管理、自我约束和辨别是非、善恶的能力，使自己的行为符合护理道德和卫生法律法规的要求，提高护生的职业素质，以满足护理职业岗位的要求。

（二）有利于提高护理人员的道德素质和法律素质

现代护理是一门艺术，而不单纯是技术，这就需要护理人员有高尚的道德情操和高度的法律意识。传统医学模式的转变对护士的自身素质提出了新的要求，因而护理道德素质和法律素质已经成为护理人员必不可少的素质。要提高道德素质和法律素质，护理人员就必须学好护理伦理与卫生法律法规。只有通过这门课程的学习，护理人员才能更好地解决护理工作中的伦理问题，从而更好地为患者提供优质的护理服务。学习护理伦理与卫生法律法规可以使护理人员了解如何成为一名合格的护士，更重要的是可以从多个方面帮助护理人员成为一名优秀的护士。

（三）有利于提高医疗护理质量，建立和谐的护患关系

对护理人员和护理专业学生进行护理伦理与护理法规教育，使他们养成严谨的工作态度及良好的职业素质。医德高尚的医护人员能够自觉提高专业技能水平，以精湛的护理技术、满腔的热情、美好的语言、和蔼可亲的态度给患者提供周到满意的服务，赢得患者及其家属的信任和治疗上的配合，有利于建立和谐的护患关系，使患者具有良好的心理状态。同时，创造良好的治疗和护理环境，有利于疾病的防治和康复，提高治疗护理效果。相反，如果医护人员缺乏医德修养，言行不当，不能赢得患者及其家属的信任，就会影响甚至破坏患者正常心理状态，加重患者紧张、恐惧、焦虑和消极情绪，引起一系列不良心理反应，乃至影响治疗效果，同时也会引发一些不必要的医患、护患纠纷。

（四）有利于提高医院的护理管理水平，推动医疗护理事业的发展

对护理人员和护理专业学生进行护理伦理与护理法规教育，可以规范护理人员的护理行为，提高护理人员的行为决策能力，使护理人员懂得如何在遵循护理伦理与护理法规的前提下从事护理工作，从而提高医院的医护人员和管理人员对医护工作高度的责任感、事业心和执行各项规章制度和操作规程的自觉性，保证护理服务质量的不断提高，减少医疗纠纷，提高医院的医疗管理水平和社会效益，推动医疗护理事业的发展。

思考与练习

1.简述道德、伦理、护理伦理的含义。

2.说出我国古代护理伦理代表人物及其著作。

3.我国古代护理伦理优良传统有哪些?

4.“护士要有一颗同情的心和一双愿意工作的手。”谈谈你对这句话的理解。

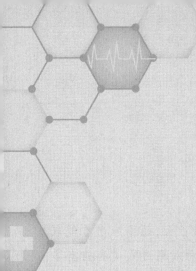

项目2
护理伦理的基本理论

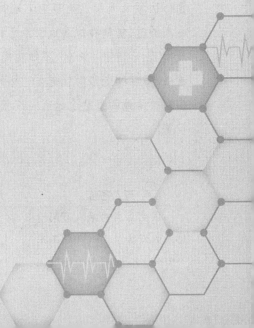

【学习目标】

1. 掌握：护理伦理基本原则的内容和要求；护理伦理基本范畴的含义、内容。

2. 理解：生命论、人道论、义务论、公益论的含义、意义和局限性；护理伦理具体规范的内容和要求。

▶▷ **思政育人目标**

通过本项目的学习使学生懂得一个人的价值应当看他贡献什么,而不应当看他取得什么,一个人对社会的价值,首先取决于他的感情、思想和行动对增进人类利益有多大的作用。

▶▷ **思政育人案例导入**

我国儿少卫生事业奠基人——叶恭绍

叶恭绍是一位学术成就突出的专家学者,还是一位积极投身国家建设的社会活动家。她一贯积极拥护中国共产党的各项方针政策,热爱祖国、热爱人民、热爱儿童青少年。新中国成立初期,国家百废待兴,她积极参与土地改革、抗美援朝、反细菌战等一系列政治活动。作为全国政协委员和北京市人大代表,她密切联系各界人民群众,征求群众意见,积极参政、议政,向政府部门提出多项有关文教卫生、残疾儿童、交通安全和环境保护等方面的建设性议案,为国家和北京市的建设做了大量有益的工作。她作为九三学社成员,积极响应中国共产党的爱国统一战线,发挥九三学社参政、议政、民主监督作用,为坚持和完善中国共产党领导的多党合作和政治协商制度做出了自己的贡献。

叶恭绍身上具有一种不怕困难、百折不挠的精神,在工作中遇到困难和挫折时从不气馁,只要对事业发展有利,她就会千方百计地去争取。正是这种对事业的执着精神,使她在预防医学及儿少卫生事业上取得了巨大的成绩。她从不懈怠,一心扑在事业上,即使在80岁高龄时,仍精神饱满地作为学科带头人活跃在儿少卫生事业的第一线。她工作计划性强,效率高,珍惜每一分钟,不知疲倦地工作。在她生命的晚期,因为完全丧失视觉功能而不能看书、写字和走路。就是在这样的状况下,她也不虚度光阴,以惊人的毅力和耐受力承受了疾病带给她的折磨。她请人读报,读唐诗,甚至读完台湾著名学者吴大猷专程赠她的数卷巨著。

✎ **育人名言**

医生应当对病人有同情心、对工作有责任心,对同志有团结心、对事业有进取心,争取做白求恩式的好医生。——顾玉东

学习任务 2.1　护理伦理学的理论基础

一、生命论

生命论是关于人生命的本质和意义的理论,包含着人们如何认识生与死、如何处理生与死的矛盾等对生命的认识和看法,生命论是随着社会进步与医学科学发展而不断发展变化的,先后经历了生命神圣论、生命质量论和生命价值论三个不同的伦理认识阶段。

(一)生命神圣论

1.含义　生命神圣论是强调人的生命神圣不可侵犯和具有至高无上的道德价值的一种伦理观念。这是一种古老的传统的生命观,认为生命具有至高无上的道德价值,所以人们应无条件保护生命,不惜任何代价维护和延长生命,一切人为终止生命的行为都是不道德的。

生命神圣论促使人们珍重生命。正如生命神圣论所强调的,人的生命是宝贵的、神圣的,生的权利是人的基本权利。人的生命是人类社会存在和发展的前提。生命神圣论在一定时期无疑对人类生存和推动社会发展具有重要意义。生命神圣论在促使医学职业和医学科学的产生和发展上也具有重要意义。它激励人们认识和掌握医学知识和方法,竭尽全力维护生命,不遗余力挽救生命、延缓死亡。

2.局限性　生命神圣论片面强调生命神圣,缺乏辩证性。它片面强调生命至上,主张不惜一切代价进行抢救、治疗和护理,甚至是已丧失社会价值的生命也不惜耗费资源去抢救和维持。这是脱离现实的片面的抽象的观点,在解决当今一些社会问题时会受到严重挑战。

案例导入 2

（二）生命质量论

案例导入 3

1.含义 生命质量论是以人的自然素质的高低、优劣为依据来衡量生命对自身、他人和社会存在的价值的一种伦理观。这种生命观强调生命的价值不在于生命存在本身，而在于生命存在的质量。认为人们不应单纯追求生命的数量，更应关注生命的质量，重视如何增强和发挥人的潜能。一般从三个层次上来衡量生命质量：主要质量，指个体生命的体力和智力状态等自然素质状态；根本质量，指生命的目的、意义及与他人在社会和道德上的相互作用；操作质量，指用客观方法测定的生命质量。如用智力测定法测得人的智商。

2.意义 生命质量论的产生，标志着人类生命观发生了重大转变。由传统的生命神圣论转向生命价值论，由数量向质量的转变无疑是人对自身认识的一次飞跃；生命质量论的形成和发展为人们认识和处理生命问题提供了重要的理论依据。医护人员可以为控制无生命质量的生命产生而采取避孕、人工流产等措施，同时也为临床治疗决策提供了理论依据。

3.世界卫生组织（WHO）对生命质量的定义 生命质量是指"处在不同的文化背景和价值体系中的个体，对那些与他们的生活目标、期望、标准以及所关心的事情有关的生活状态的体验，它包括个体的生理、心理、社会功能及物质状态四个方面。

4.局限性 生命质量论仅就人的自然素质谈生命的存在价值也有其局限性。事实上往往存在人的生命质量与存在价值不一致。有的人生命质量很高，其存在价值却很小。而有的人生命价值很低，但存在的价值却超人。所以单凭生命质量决定对某一个体生命有无必要加以保护和保存就存在不合理和不科学的一面。

（三）生命价值论

案例导入 4

1.生命价值论的含义和内容 生命价值论是指以人所具有的内在价值与外在价值来衡量其生命意义或价值的一种伦理观点。生命价值的内容主要是：每种生命都有其存在价值。人的生命价值在于能进行创造性的劳动，改造生活环境，表现为人们能认识和改造自然和社会的能力。

由于人所具有的智力和创造能力，使得人的生命价值分为两个方面：一是生命所具有的潜在的创造能力或劳动能力，即生命的内在价值或自我价值，它是由生命质量所决定的；二是生命的外在价值，即把内在价值发挥出来，为社会创造物质财富和精神财富的社会价值，或称生命的社会价值，它是由生命对他人和社会的意义所决定的。生命的内在价值与外在价值的统一，构成了一个人的生命价值。这两者是密不可分的，内在价值是基础，外在价值是内在价值的展现，并且内在价值不断地转化为外在价值，外在价值又会不断地充实与丰富内在价值。人们只有通过社会活动，在彼此的交往与生产劳动中，在社会生活的实践中才能充分展现人的生命价值。

2.判断生命价值的依据 生命价值包含了内在价值与外在价值，从伦理角度来分析生命价值高低时，必须依据两方面：一是生命的质量，即生命的体力和智力状态的自然素质状态，这种状态的好坏决定了生命潜在创造力的大小，也直接影响生命的社会价值；二是生命的社会价值，即对他人、社会和人类的意义。

在伦理学判断中，生命的内在价值与外在价值是一致的，生命质量高，对他人、社会的贡献就会大，反之亦然。但在一定社会条件下，生命价值与生命质量也可以不一致，因为一些生命质量不高的人,也能对他人、社会在某方面做出贡献。如处于脑死亡的领袖人物,生命质量已很低,但维持具有植物性的生命,对社会政治的稳定有积极意义,又能满足群众对领袖的爱戴的心愿,这样的生命就不能被否定。可见,一个人的生命质量固然影响一个人的生命价值,但更重要的是一个人对社会的贡献,即看他对人类进步事业的贡献。爱因斯坦曾经说过:"一个人的价值应当看他贡献什么,而不应当看他取得什么。"他还说:"一个人对社会的价值,首先取决于他的感情、思想和行动对增进人类利益有多大的作用。"一般来说,一个人对集体、社会的贡献越多,他的生命也就越崇高,价值也就越大。生命价值的大小可以受许多因素的影响,如历史条件,政治经济、文化宗教等,这是因为不同的时代,不同的历史时期,人们在判断生命及其价值时有明显的态度差异。

生命价值论的提出,为全面认识人的生命价值和存在的意义提出了科学论证。新的生命伦理观认为,生命的神圣在于它的质量和价值,我们应当在提高生命质量和价值的前提下去维护生命的神圣和尊严。

案例导入 5

二、人道主义论

(一)人道主义的含义

人道主义有狭义和广义之分。狭义的人道主义是指欧洲文艺复兴时期,新兴资产阶级反封建、反宗教神学的一种思想和文化运动。广义的人道主义泛指一般主张维护人的尊严、权利和自由,重视人的价值,要求人能得到充分自由发展等思想。医学人道主义,从属于广义人道主义的范畴,是古今中外医德传统的精华,也是护理道德要研究的重要内容,它是贯穿护理伦理学发展始终的理论基石。

医学人道主义,是在医学领域内,特别是在医护人员与患者的人际关系中,表现为以爱护、关心患者健康,重视患者生命,尊重患者的人格与权利,维护患者的利益和幸福为宗旨的伦理原则。医学人道主义主张关心全社会人员的健康状况,不断提高全人类的人口质量。从历史上看,医学人道主义思想贯穿于人类社会,由于社会历史条件的限制和医学科学发展水平的不同,医学人道主义表现出不同的形式和内容,包括古代朴素的医学人道主义,近代实验医学时期的医学人道主义,当代医学人道主义等,它经历了一个从不完善到逐步完善的发展过程。

(二)医学人道主义的核心内容

医学人道主义内容非常广泛,但其核心内容是尊重作为人的患者。具体体现在三个方面:

1.尊重患者的生命　这是医学人道主义最基本的思想,人的生命只有一次,不可逆转。它使人的价值表现得特别突出,生命是神圣的、最宝贵的,治病救人是医护人员的天职。

2.尊重患者的人格　患者作为人应有人的尊严,理应得到医护人员的尊重和维护。对待患者应真诚关心、同情、爱护、体贴,绝不能冷嘲热讽、歧视他们,特别是对精神患者、麻风患者及残疾患者更应如此。

3.尊重患者平等医疗的权利　在医学面前人人平等是医学人道主义所追求的目标,尊重患者的平等医疗权利就是对患者不分亲疏远近,一视同仁,给予同样的医疗服务。对战俘或在押犯也需给予必要的医疗措施,体现医学的人道主义精神。

三、义务论

(一)义务论的含义

义务论又称道义论,是关于义务、责任的理论。义务论主张医护人员应当把遵循某种既定道德原则或规范作为一种道德责任来约束自身行为。义务论研究的是准则和规范,即根据哪些标准来判断行为者的某个行为的是非,以及行为者的道德责任。在医疗领域,义务论把对患者负责视为绝对的义务和责任,强调医护人员对患者的生命和健康的责任。在护理伦理学中,义务论确定护士的行为准则和规范,即回答什么是护士的道德责任。义务论的具体表达形式是应该做什么、不应该做什么、如何做才是道德的。

(二)义务论的核心内容

1.人应以遵守道德规范为义务 义务论认为个体履行社会群体提出的道德规范是不可推卸的道德义务,遵守道德规范就是尽义务,而不是出自个人爱好、情感和欲望及个人自身利害考虑。所以人的行为应该与人的利益、欲望无关,而纯粹是按照道德要求行事。

2.重视社会道德规范体系的构建 义务论以维护社会群体利益为重,重视社会道德规范体系的构建,并把是否遵守这些道德规范作为评价个体行为正当性的重要依据。

3.重视社会群体利益 义务论强调社群利益高于或先于个人利益,坚持重群体轻个体或先群体后个体的价值导向。在道德实践上,重视道德教育和道德评价的作用。

(三)义务论的伦理意义及局限性

1.义务论的伦理意义 在过去相当长的历史时期内,义务论在护理道德建设上产生了积极的影响。它强调护理人员对患者的责任,注重培养护理人员的良好动机和行为谨慎,指导他们在护理过程中遵循某种责任和义务,由此培养了一代代具有优良护理道德的护士,也在促进护士为促进、维护人类健康和护理科学的发展作出贡献。

2.义务论的局限性

(1)忽视了行为动机与效果的统一 义务论只是强调护理人员行为的纯正动机,不重视护理行为本身的价值及其导致的结果,忽视了行为动机与效果的统一性。但是按照这种观点行事,往往会出现愿望和动机都是良好的,却并不能给患者带来真正的利益。

(2)忽视了护患义务的双向性 义务论强调护理人员对患者尽义务的决定性和无条件性,却没有提出患者的义务,忽视了护患义务的双向关系,这种双方权利义务的失衡,在市场经济的时代会面临严峻的挑战。

(3)忽视了对患者尽义务和对他人、社会尽义务的统一 在护理道德中,义务论是以护患关系为基础,以对患者负责为中心,忽视了护理人员对他人、社会的义务。

四、公益论

(一)公益论的含义

公益即公共利益,大多数人的利益。公益论是从社会和人类的利益出发,主张在医疗卫生事业中合理分配利益,以公正态度对待社会成员并从人类长远利益和社会整体利益出发来考虑行为的一种道德理论。在护理伦理学中,公益是指护士从社会和人类的利益出发,公正合理地解决护理活动中出现的各种矛盾,使护理活动不仅有利于患者,还有利于社会、人类和后代,有利于生态环境,有利于医学与技术的发展。

案例导入 6

(二)公益论的内容及意义

1.公益论的兼容观念　我国医疗卫生服务的目标集中体现了公益论的兼容观念。我国的医疗卫生事业作为一项社会性、公益性的事业,体现着社会利益、集体利益和个人利益的一致性。它客观上要求,医护人员将对患者的责任同对社会、他人、后代的责任统一起来。

2.公益论的兼顾观念　任何医疗服务行为都应该兼顾社会、集体和个人的利益。当三者发生冲突时,如果是不可调和的排斥矛盾,社会和集体无权轻易否定个人利益,而应该尽力满足和实现个人利益。当冲突是非排斥性矛盾时,应做到个人利益与社会利益兼顾,以集体利益为重;集体利益与社会利益兼顾,以社会利益为重;当前利益与长远利益兼顾,以长远利益为重。总之,公益论的兼顾观念要求尽可能地对利益进行公平、合理的分配。

案例导入 7

3.公益论的社会效益观念　公益论强调在医疗卫生服务中坚持经济效益与社会效益并重、社会效益优先的原则。医疗卫生服务要以患者为中心,但并不排斥医护人员的利益,重视医护人员利益有利于更好为患者服务。医疗卫生服务效果不仅体现在经济效益上,还体现在社会效益上,要处理好经济效益与社会效益的辩证统一。

学习任务 2.2　护理伦理的原则

护理道德原则是在医护领域中协调护理人员与患者、护理人员与医生和其他医务人员、护理人员与社会之间相互关系的最基本的出发点和指导准则。它是社会主义道德原则在医疗卫生领域的重要组成部分,是护理道德规范体系中的核心部分,也是护理伦理学的基本理论,在护理伦理学中处于首要地位,对于制定护理道德规范和解决护理实践中的伦理问题具有指导意义。

案例导入 8

一、护理伦理的基本原则

(一)护理伦理基本原则的含义和地位

1.护理伦理基本原则的含义　原则是人们观察和处理问题的标准。护理伦理基本原则是在护理活动中调整护理人员与患者、护理人员与其他医护人员、护理人员与社会相互关系的根本准则和最高要求,是衡量护理人员道德品质和道德行为的最高标准。

2.护理伦理基本原则的地位和作用　护理伦理基本原则是社会主义道德原则在护理领域中的具体运用和体现,是护理伦理学具体原则、规范、范畴的总纲和精髓,在护理伦理体系中处于首要地位,起着主导作用。它既提供了护理伦理学的价值取向,又体现了社会主义卫生事业的性质,同时高度概括了社会主义社会护理伦理关系及其要求。

(二)护理伦理基本原则的主要内容和要求

1.护理伦理基本原则的主要内容　"防病治病,救死扶伤。实行社会主义人道主义,全心全意为人民的身心健康服务。"是护理伦理的基本原则。

案例导入 9

2.护理伦理基本原则对护理人员的要求

(1)"救死扶伤,防病治病"的要求　首先,护理人员要正确认识护理的职责。护士的基本职责是:增进健康,预防疾病,恢复健康,减轻痛苦。这要求护士树立正确的护理价值观,在实践中,克服重治轻防的传统价值观,把临床护理和预防保健护理相结合,躯体护理和精神保健护理相结合。其次,要求护理人员要爱岗敬业,时刻把病患的病痛、安危、生死放在首位,运用自己的专业知识和技能,竭尽全力救治患者,并能刻苦学习,积极实践,不断提高护理水平。

(2)"实行社会主义人道主义"的要求　首先,尊重人的生命价值。生命的不可逆性、有限性和唯一性赋予了人的生命至高无上的价值。护理人员只有理解和尊重人的生命价值才能真正做到尊重生命、关爱生命,对处于不幸、痛苦、灾难中的患者,给予同情、关心、爱护。其次,要树立和践行新的医学模式观。新医学模式不仅重视人的生物存在状态,而且更重视人的社会存在状态,把人看作不仅具有生物属性更具有社会属性的人;强调人的权利、人格和尊严。只有树立新的医学模式观,才能在护理实践中真正做到以"人"为中心,尊重和维护患者的权利、人格和尊严,对患者一视同仁,平等对待。

(3)"全心全意为人民的身心健康服务"的要求　"全心全意为人民的身心健康服务"包含着深刻的含义。首先,服务的对象不是少数人,也不是某一阶层的人,而是广大人民群众。其次,服务的目标,不仅为人民群众的躯体健康服务,还要为他们的心理、精神健康服务,帮助他们获得生理、心理、社会诸方面的良好适应能力和状态。再次,服务的态度是全心全意,即要认真负责,一丝不苟,不怕困难,任劳任怨。"全心全意为人民的身心健康服务"的深刻含义已经蕴含了它的规范要求:把为人民解除病痛作为自己的天职,认真负责、一丝不苟地为患者提供生物、心理、社会方面的全方位的照护。

🖋 **思政育人案例**

"人民健康好卫士"叶欣

科室里似乎仍回荡着她那爽朗的笑声,患者似乎仍记得她那永远穿梭忙碌的身影和那春风般的关切与抚慰。然而,在万物复苏的阳春三月,47岁的叶欣——广东省中医院二沙分院急诊科护士长却永远地走了。她倒在了与非典型肺炎昼夜拼搏的战场上。"这里危险,让我来吧"这是叶欣在抗击非典期间说得最多的一句话。

2003年2月中旬开始,广东省中医院二沙急诊科就开始收治"非典"或疑似"非典"患者,面对增加了两倍的工作量,护士长叶欣身先士卒,从2月8日起便开始加班,忙起来甚至不接听家人的来电。她以高度的责任心、精湛的技术和与同事的通力合作把一个又一个患者从死神手中夺了回来,她像一台永不疲倦的机器全速运转着,可谁能想到,此刻的叶欣,是强忍着自身病痛的折磨完成着一次次的抢救和护理。一个"非典"重症患者的抢救往往伴随多名医护人员的倒下。面对肆虐的非典型肺炎,危险和死亡那么真切地走向医务人员。"这里危险,让我来吧!"叶欣和二沙急诊科主任张忠德默默地作出一个真情无悔的选择——尽量包揽急危重"非典"患者的检查、抢救、治疗、护理工作,有时甚至把同事关在门外,声色俱厉,毫无协商的可能。他们深知,也许有一天自己可能倒下,但能够不让或少让自己的同事受感染,他们心甘情愿"不要靠近我,会传染"这是叶欣倒下后对同事说得最多的一句话。

2月24日对于叶欣来说是个紧张又寻常的日子。连日的加班加点,她的体力严重透支,各种老毛病凑热闹般一齐袭来,可急诊科有太多的事需要她,她放不下,她更不敢将自己的病痛告诉同事和领导,否则她又要被强迫休息了。从上午开始叶欣和同事们一起抢救病情紧急的"非典"患者,气管插管、上呼吸机,时间一分一秒过去,患者终于从死亡线上被拉了回来。可"非典"病毒就在这个时候闯进了已经在一线连续奋战了好多天的叶欣身体。

3月4日清晨,叶欣仍像往常一样早早来到科室巡视病房,了解危重患者病情,布置隔离病房……虽然上班前她就感觉到身体疲倦不适,但还是坚持在科室里忙碌着,密切注意着每一个患者的病情。劳累了一上午,水没喝一口,饭没吃一口,只觉得周身疼痛,不得不费力地爬到床上休息。中午刚过,极度疲倦的叶护士长开始出现发热症状,不得不到病房隔离留观。经确诊,叶欣染上了非典型性肺炎。

多少人的努力和呼唤,都没能挽留住叶欣匆匆离去的脚步!就在她最后所抢救的,也是传染给她"非典"的那位患者健康出院后不到一个星期,3月25日凌晨1:30,叶欣永远离开了她所热爱的岗位、战友和亲人。

二、护理伦理的具体原则

护理伦理基本原则是比较概括和具有指导性的根本原则,在具体运用时要借助具体原则来实现其要求。具体原则包括行善、自主、不伤害和公正原则,这是更具有可操作性且被广泛认同的四原则。

(一)行善原则

1.行善原则的含义   行善原则也称为有利原则,是指对患者实行仁慈、善良和有利的行为,把有利于患者健康放在第一位并切实为患者谋利益的伦理行为。

案例导入 10

2.行善原则的要求   行善原则要求护士的行为对患者有利,而且在利害共存的情况下要进行权衡做出选择。

(1)关心患者全面利益,努力使患者受益   护理人员要真诚关心患者以生命和健康为核心的客观利益和主观利益,如止痛、康复和节省医疗费用及正当心理需求和社会需求的满足等。积极做对患者有益的事,解除他们的痛苦和不幸。

(2)努力预防和减少伤害   护理人员要采取措施,防止可能发生的伤害;努力排除既存的损伤和伤害;当手段对患者利害共存时,要权衡利害大小,尽力减轻患者受伤的程度。

(3)坚持公益原则   医护人员采取的诊断、治疗和护理行为、措施,首先使患者受益,同时不会给他人和社会带来太大的伤害。

（二）自主原则

1.自主原则的含义　自主原则是尊重患者自己做决定的原则,指医护人员在为患者提供医疗照护活动之前,先说明医疗照护活动的目的、作用和可能的结果,然后由患者自己选择和决定,即使患者能自己做主,理性选择诊疗决策。自主原则的实质是对患者的自主权利、知情同意权的尊重和维护,更适用于能做出理性决定的患者。

2.自主原则的要求

案例导入 11

（1）尊重患者及其自主权　自主原则承认患者有权根据自己的考虑就自己的事情做出理性的决定。尊重患者自主权,具有重要的伦理和法律意义。医护人员应帮助患者充分行使自主权,治疗护理前做到经患者知情同意,同时要保守患者的医疗秘密、保护患者的隐私、尊重患者的人格。

（2）履行责任协助患者行使自主权　医护人员尊重患者自主权,不意味着放弃自己的责任。护理人员有责任向患者说明、解释,提供选择的信息,并了解患者的愿望和需求,帮助患者进行诊疗护理方案的选择。正确行使护理干涉权。护理人员要将尊重患者自主权与正确行使护理干涉权辩证统一起来,这意味着在特定的条件下,医护人员有为患者做主或对患者的自主权进行干涉的权利。如当患者病情危急需要立即处置和抢救,又来不及或没有条件获取患者及家属的知情同意;"无主"患者需要急诊、急救,本人不能行使自主权。这时需要护士行使护理自主权。当患者的选择对自身、他人的健康和生命构成危害或对社会产生危害,如传染患者拒绝隔离,这时护理人员有责任协助医生对患者的自主性进行限制。

（三）不伤害原则

1.不伤害原则的含义　不伤害原则是指在医疗护理实践中不给患者带来本来完全可以避免的肉体或精神上的痛苦、损伤、疾病甚至死亡。

应当指出,医疗伤害带有一定的必然性,临床上某些检查治疗手段不可避免会给患者带来某些程度的伤害,如侵入性检查和化疗。不伤害原则的真正意义不在于消除医疗伤害,而在于树立不伤害的伦理理念,对患者负责、保护患者健康和生命,从而能以患者利益为中心,在实践中能仔细评估、审慎行事,把医疗的伤害性降低到最小限度,积极预防可避免的伤害或将伤害减至最低,做到以最小的损伤代价获取患者的最大利益。另外,作为护理人员必须考虑到,并无恶意甚至无意造成的伤害也是违反不伤害原则的,工作中应加以避免。

2.不伤害原则的要求　随着医学科技的快速发展,很多高科技的检查、治疗、护理手段被广泛应用,这些手段无疑有利于拯救患者,但如果运用不当就会给患者带来某些伤害。

案例导入 12

为预防护理活动中对患者的不当伤害或使医疗伤害减低到最低限度,不伤害原则对护士提出如下要求:

（1）强化以患者健康和利益为中心的意识和动机。

（2）权衡利害,积极评估各项护理活动可能对患者造成的影响,进行危险与利益分析和伤害与利益分析,选择利益大于危险或利益大于伤害的行为,努力防止和避免风险。在权衡利害和轻重之后作出最佳选择。

（3）重视患者的利益和愿望,提供应有的最佳护理。

（四）公正原则

1.公正原则的含义　公正即公平和正义的意思。"公"是无私,"正"是不偏不倚,公正即是公平正直,没有偏私。医疗上的公正,从现代医学伦理分析,应包含两方面的内容:一是平等对待患者,二是合理分配医疗资源。

2.公正原则的要求

（1）交往公正对医护人员的要求　与患方平等交往,对患者一视同仁,平等待患。具体做到不管患者身份、职业、文化程度、宗教信仰如何,一律尽职尽责地平等对待;对精神患者和传染患者等特殊患者,要像对待其他患者一样尊重;尊重和维护患者平等的基本医疗照护权。

案例导入 13

（2）公正分配医疗卫生资源对护理人员的要求　医疗卫生资源是指满足人们健康需要可用的人力、物力、财力资源的总和。卫生资源通过宏观分配和微观分配进行配置,卫生资源的宏观分配包括,国家确定卫生保健投入占国民总支出的合理比例,在预防医学与临床医学、基础研究与应用研究、基本医疗与特需医疗等各层次、各领域合理分配这项总投入的比例等。而微观分配是由医院和医护人员针对特定患者在临床诊疗中对住院床位、手术机会以及贵重稀缺医疗资源等的分配。医护人员在微观分配中,应以公平优先、兼顾效率为基本原则,确保分配的公平性与合理性。一般应按照医学标准—社会价值标准—家庭角色标准—科研价值标准-余年寿命标准进行综合平衡,在比较中进行优化筛选,以确定稀缺医疗卫生资源优先享用者资格。

案例导入 14

学习任务 2.3　护理伦理的规范

一、护理伦理基本规范的含义和作用

护理伦理基本规范是在护理伦理基本原则指导下制定的,协调护理人员与患者、护理人员与各类医务人员、护理人员与社会之间的关系应遵循的行为准则和具体要求,也是评价护理行为善恶的准则。护理伦理基本规范在形式上一般以"应当怎样、不应当怎样"表示,把护理伦理的理论、原则转换成在护理活动中可遵循的具体标准。

护理伦理基本规范是护理伦理学准则体系中的构成主体。护理伦理学基本原则、规范和范畴共同构成护理伦理学准则体系。护理伦理基本规范是社会主义护理伦理基本原则的表现、展开和补充,也是对护理人员的基本要求,它是进行护理伦理评价的直接尺度,也是进行护理伦理修养的主要内容。

二、护理伦理基本规范的内容

(一)爱岗敬业,自尊自强

"增进健康,预防疾病,恢复健康,减轻痛苦"是国际护理学会制定的《国际护士守则》中对护士职责的描述,这一神圣的职责决定着护理工作是实现人类的健康和幸福所不可或缺的高尚职业和神圣岗位,是值得自豪的职业。选择了护理专业,就要端正对护理工作的认识,深刻认识护理工作的意义和价值,认识护理专业所具有的科学性、技术性、服务性、艺术性的特点,首先尊重自己的护理职业,热爱护理工作,忠诚护理事业,在护理岗位上执着追求,以自尊、自强、爱业、敬业的精神为平凡而崇高的护理事业尽己所能。

(二)认真负责,技术求精

护理工作是一种科学性、技术性较强的实践活动,直接关系到人的健康和生命。它要求护理人员在工作中尽心竭力,对待工作既有严格性、主动性、灵活性,又有高度的责任感与事业心,始终能认真负责地将患者的安危放在首位。

1.精心谨慎,一丝不苟 护理工作的任何疏忽大意都有可能酿成差错、事故,如打错针、发错药、输错液以及呼吸、血压、体温等生命体征观测不准,轻则影响疗效或延误治疗,重则失去抢救机会,甚至危及患者生命。

2.细致观察、善于发现问题,及时处理 严密、细致地观察病情,及时掌握病情变化信息是进行科学有效的治疗和护理的条件。护士是与患者接触最直接、广泛和频繁的人,如能严密、细致地观察病情,可以及早发现病情变化,及时进行处理。护理工作需要护士养成勤于观察的习惯,要做到勤于巡视病房,勤于观察病情变化和治疗护理效果,勤为患者解决护理问题;勤于思考,有计划、有条理地处理发现的问题。

3.积极进取,精益求精 熟练掌握护理业务知识和各项护理操作技能,是护理工作所必需的。不断追求熟练的业务技能,追求精益求精是对患者负责的表现,也是护理道德的要求。现代医学和护理学的发展使护理工作的内容和范围不断扩大,对护理人员的知识和技能要求也更高,这客观上需要护理人员不断学习和完善知识结构,掌握新的护理技能,主动适应护理科学的发展与进步。

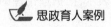 思政育人案例

从事护理工作 26 年无差错

《健康报》曾经报道,浙江省中医院护师丁玉芬,工作一贯认真负责,连续 26 年无差错。一次,她上后夜班,经查对发现前夜护士多给一位患者挂了 500 mL 静脉注射液,而且该注射液是未经消毒的灌肠用药,她立即将刚开始滴注的液体取下,避免了一场重大事故发生。这提醒护士一定要严格遵守"三查七对"制度,接受口头医嘱时,一定要当时复述一遍,要经另一人核对后,才可执行,千万不能马虎大意。

（三）尊重、同情、关心患者

被尊重是人的基本精神需要，作为患者则更需要得到尊重、同情和关心。尊重患者、同情和关心患者，是护理人员最基本的道德规范和道德品质，也是建立良好的护患关系的前提。尊重患者就是要尊重患者的人格，维护患者应有的尊严，对患者一视同仁；尊重患者的权利，维护患者的利益；尊重患者的生命价值，努力提高患者生命质量。同情和关心患者就是对患者的痛苦与不幸要在思想感情上引起共鸣，时时把患者的安危放在心上，关心体贴患者，设身处地为患者着想，尽量满足患者的需要，给患者以安慰和温暖。

（四）举止端庄，语言文明

护士的言语、行为举止直接影响着护患关系、护理质量和护士自身的形象。护士端庄文雅的气度，关怀体贴的态度，和蔼礼貌的语言，对患者犹如良药，恰似春风，同时也体现一种职业美。护士这种良好的职业形象具体表现为三个方面。一是具有良好的精神状态和心理品质。自信可靠、善于合作，乐于为患者服务，善于自我控制和进行自我调试，无论遇到什么样的情绪挫折都不向患者发泄；二是举止稳重，仪表文雅，处处表现出训练有素。走路步态轻、稳、快，遇紧急情况镇定不慌乱。姿态文静有朝气，仪表整洁健美。精神饱满，亲切自然；三是良好的语言修养。护士应深刻认识到"语言既可治病，也可致病"的道理，注重和加强语言修养，在不同的情境下选择使用礼貌性语言、鼓励性语言、安慰性语言和解释性语言。

（五）廉洁奉公，遵纪守法

祖国医学自古推崇"医乃仁术"，谴责把行医作为牟取私利的手段。清代名医费伯雄说："欲救人而学医则可，欲牟利而学医则不可，我若有疾，望医之相救者何如？我之父母妻儿有疾，望医之相救者何如？异地以观，则利心自淡矣！"这告诉我们，救死扶伤，防病治病是医者的神圣使命，单纯以牟利为目的有损医护天职。在社会主义市场经济条件下，医护人员凭借自己的劳动获取物质利益是正当的，但以医疗护理作为牟取私利的手段则是不道德的。护理人员应时刻牢记自己的责任和患者的利益，坚持正直廉洁，不接受患者和家属的钱物，更不能向患者索要或暗示性索要财物；如实记录患者住院期间使用的药品及医疗用品的数量；遵守劳动纪律和法律、法规。

（六）团结协作，互尊互学

团结协作、正当竞争是处理好护际关系的基本准则。护理工作是个系统工程，既需要分工，又需要协作。护理人员在工作中应树立整体观念，从维护患者利益和社会公益出发，平等协作、密切配合，互相支持和帮助，共同完成工作职责。在工作中，要尊重同行的人格，尊重他人的劳动成果，虚心向他人学习，正确对待同行的缺点和错误，不随便在患者面前评论其他医务人员或谈论他人工作的缺点。

学习任务 2.4　护理伦理的基本范畴

范畴是构成一门学科的基本概念，是人们对客观事物和现象普遍本质的概括和反映。伦理范畴是反应伦理道德现象的一些基本概念。护理伦理范畴是对护理实践中最普遍的道德关系的概括和反映,也是反映护理过程中人们相互关系的最本质、最重要、最普遍的道德关系的概念。它是护理伦理原则与规范的必要补充,同时也受护理道德原则和规范的制约和影响。护理伦理的基本范畴有权利、义务、情感、良心、审慎、保密、荣誉和幸福。

一、权利与义务

(一)护理伦理权利

权利通常指两方面的含义,一是指法律上的权利,即公民或法人依法行使的权力和享受的利益。二是伦理学所讲的权利,即伦理上允许行使的权力和应享受的利益。护理伦理权利是指在护理活动中道德主体所拥有的正当权利和利益,主要包括两个方面的内容:一是患者在护理关系中可行使的权力和应该享受的利益。二是在医疗服务过程中护理人员应该享受的利益和可以行使的权力。

(二)护理伦理义务

义务是指个人对他人、对社会应尽的责任。义务也有法律义务和道德义务之分。道德义务是一定社会的道德原则和规范对人们的道德要求,是人们对社会和他人所应负的道德责任。护理伦理义务是指护理人员对患者、社会和他人应承担的道德责任。护理伦理义务是由护理伦理基本原则和规范所确定的,是实现原则和规范的具体要求,是调整护理道德关系的重要手段。

护患双方都是权利与义务的统一体。双方都享有一定的权利,同时也承担一定的对社会的责任和义务。护士作为一种社会职业,首先必须享有一定的权利才能承担护理职责;同时护士也必须履行一定的义务。

二、情感与良心

(一)护理伦理情感

1.护理伦理情感的含义 情感是人们内心世界的自然流露,是对客观事物和周围环境的一种感受反映和态度体验。情感具有独特的主观体验形式和外部表现形式,通常以喜、怒、哀、乐、悲、恐、惊、愤等形式表现出来。伦理学范畴的情感指道德情感,即人们依据一定社会的道德原则和规范对自身和他人之间行为关系的态度体验。护理伦理情感是指护理人员在护理活动中对患者、对他人、对集体、对社会和国家所持态度的内心体验,是建立在对人的生命价值、人格和权利的尊重基础上所表现出的对患者、对护理事业的真挚热爱,是一种高尚的情感。

2.护理伦理情感的内容

(1)同情感 南丁格尔说过,"护士必须要有一颗同情的心和一双愿意工作的手",同情感是护士应该具有的最起码的情感。同情感就是对患者的遭遇、病痛和不幸,在自己的情感上发生共鸣,能够给予关切和道义上的帮助。护士的同情感在护理工作中表现为急患者所急,痛患者所痛,关心患者,想方设法减轻或消除患者的痛苦,竭力帮助患者恢复健康。

(2)责任感 把挽救患者的生命、为促进患者的身心健康服务视为自己义不容辞的职责的情感。它是同情感的进一步升华,是较高层次的情感。责任感使护理人员对护理工作、对患者、对社会高度负责,自觉维护患者利益,在工作中认真负责,严谨细致,为了挽救患者,可以不分白天黑夜,不分节假日,不计有无报酬,不惜牺牲个人利益。

(3)事业感 是把本职工作与发展护理事业和人类健康事业密切联系,把护理事业看得高于一切并为之执着追求的情感。事业感是责任感的进一步升华,是高层次的道德情感。护理人员只有把护理工作作为一项事业,把职业责任上升为事业心,才能在对患者高度负责的基础上,还把本职工作作为一项神圣的事业,作为自己生命中最主要的部分和为之奋斗终身的目标,并因而树立起强烈的事业自豪感和荣誉感,无怨无悔地为护理事业的发展奉献自己的精力和心血。我国护理界的许多杰出代表,如刘振华、叶欣等人,正是在这种情感的推动下,为护理事业付出了自己的所有。

3.护理伦理情感对护士行为的作用 良好的护理伦理情感对护理人员的道德行为有促进作用。同情感作为最基本的伦理情感,是促使护理人员为患者服务的原动力;责任感在提升同情感的基础上,使护理行为更具有稳定性,能真正履行对患者的义务。

道德责任:强烈的事业感能激励护理人员为提高自身业务技术,为护理科学和护理事业的发展而刻苦学习、勤奋工作,为护理事业的发展做出有益贡献。

(二)护理伦理良心

1.护理伦理良心的含义 良心是人们在履行对社会、他人的义务过程中所形成的道德责任意识和自我评价能力。良心是道德情感的深化,是人们道德认识、情感和意志在意识中的统一,具有稳定性和深刻性。护理伦理良心是护理人员的职业良心,是指护理人员在履行对患者、对集体和对社会义务的过程中,对自己行为应付道德责任的自觉认知和自我评价能力,它是护理道德原则、规范在个人意识中形成的稳定信念和意志。

2.护理伦理良心的内容

(1)忠实于患者 护理伦理良心要求护理人员在任何情况下都要忠实于患者,都要重视和维护患者的利益。在无外界监督、存在利益诱惑等情况下,能不做伤害患者的事,并能把患者的利益放在首位,尊重患者的人格与生命价值,选择最有利于患者利益的方案。

(2)忠实于护理事业 护理人员不仅要认识到对患者的责任,忠实于患者,还要使自己的行为有利于护理事业的发展,不仅要从小处着手,做好本职,还必须树立全局观念,放弃私心杂念和个人名利,自觉维护护理职业形象,甘愿为护理事业奉献自己的精力。

(3)忠实于社会 护理人员既负有对患者的责任,也负有对社会的责任,因此需要把忠实于患者与忠实于社会统一起来,正确处理患者利益与社会利益的关系。在市场经济的大潮中,遵守职业道德,抵制不正之风,维护白衣天使的美好形象。

3.护理伦理良心对护士行为的作用

(1)在护理行为之前的导向、选择作用 在护理行为之前,良心支配护理人员的动机选择。良心依据伦理义务的要求,对行为动机进行自我检查,对符合伦理要求的动机予以肯定,对不符合伦理要求的动机予以否定,从而按照护理伦理要求作出正确的选择。

(2)在护理行为之中的监督、保证作用 良心在护理行为过程中,能扬善抑恶,起到激励、调整和控制的作用。护理伦理良心对符合护理伦理与法规伦理原则和规范要求的情感、信念和行为,总是给予内心的支持和肯定;反之,则给予批评、制止、纠正,从而避免不良行为发生。

(3)在护理行为之后的评价、矫正作用 良心能自发评价自己和他人的行为。比较完善的良心机制会帮助护理人员正确评价自己。当护理人员意识到自己的行为给患者带来健康和幸福,给社会带来利益和贡献时,内心感到满足和欣慰;当意识到自己的行为违反了护理伦理要求,有损于患者和社会的利益,就会因受到良心的谴责而内疚和悔恨。

三、审慎与保密

(一)护理伦理审慎

1.护理伦理审慎的含义　审慎即周密而谨慎,是指人在行动之前的周密思考和行为过程中的小心谨慎。护理伦理审慎是指护理人员在内心树立起来的,在行动上付诸实践的详尽周密的思考和小心谨慎的服务。护理伦理审慎的深层本质是对患者高度负责的精神和严谨的科学作风。我国古代医家的"用药如用兵""用药如用刑"从一个侧面为审慎及其价值做了很好的诠释。

医疗和护理工作特别强调审慎,我国古代大医药学家李时珍把"用药"比喻成"用刑""谈即便隔生死"。医护人员稍有不慎就可能危及病人生命,现实生活中出现的一些医疗差错事故往往都是由于医护人员不够审慎造成的。原中国医学科学院副院长张孝骞教授生前曾深有感触地说:"几十年来的医疗实践,我总是用戒、慎、恐、惧四个字要求自己:病人的生命交给我们,我们怎么能不恐惧? 怎能不戒骄戒躁? 怎能不以谦虚谨慎的态度对待呢?"

案例导入 15

2.护理伦理审慎的内容　审慎在护理工作中有着特别重要的地位。日常护理中应执行医嘱制度、"三查七对"等查对制度、护士交接班制度、护士长夜间查房制度、急救室工作制度、急诊注射室工作制度、急诊治疗室工作制度、急诊观察工作制度、手术室工作制度等,几乎所有的护理工作中都特别强调审慎。

(1)行为审慎　护理人员在护理实践的各个环节都需要行为审慎。护理工作的特殊性决定了护理人员的一言一行、一针一线、一刀一剪都直接关系到患者的苦乐安危和悲欢离合。这要求护士在护理工作中,严肃认真、一丝不苟地按规章制度和操作规程进行工作,严格执行"三查七对",严格按无菌原则操作,以审慎的态度选择最佳医疗护理措施,做到疗效最佳、伤害最小、痛苦最轻、耗费最少。

(2)语言审慎　语言"既能治病,也能致病",在医疗实践中,保护性用语,可以使患者心情愉快,症状减轻;刺激性语言,可导致患者病情加重甚至恶化。因此医护人员使用的语言要有科学性和艺术性。

3.护理伦理审慎的作用　古人云:"人之持身立事,常成于慎,而败于纵。"也就是说,人在立身创业的过程中,往往因为审慎行事,才能获得成功,而放纵任性则会导致失败。具体到护理实践中,审慎对护理工作的成败发挥着至关重要的作用:首先,做到审慎有利于防止医疗差错事故的发生,提高医护质量。医护人员在行为前如果有周密思考和严密的方案,行为中细心观察、严格操作,就能避免许多的医疗事故,就可能捕捉到许多有用的信息和最佳的时机,就会大大提高治疗质量。其次,做到审慎有利于护理人员积累经验,提高技术水平。护理技术的提高和专业知识的积累关键在于护理实践中的摸索和总结,一个细心谨慎的人总能在实践中不断地学习知识,提高技能。最后,做到审慎有利于培养良好的职业道德。职业道德境界和水平只有在具体的职业实践中才能提高,而且努力做到审慎本身也是护理道德的一个内在要求。

（1）审慎有助于防止医疗差错和医疗事故的发生　审慎建立在医护人员高度的工作责任心基础之上，可以有效防止由于疏忽、马虎而酿成医疗差错和医疗事故。许多事实说明，差错事故的发生，除少数是技术原因之外，大多数是由于医护人员缺乏应有的责任心和审慎的医疗作风造成的。医护工作者良好审慎的工作作风，是提高医护质量、保证患者生命健康和安全的重要条件。

（2）审慎有助于护理人员提高业务技能和综合素质　在临床护理中能否做到审慎、周密，能否及时发现和处理问题，与护理人员的业务技能和综合素质有密切关系。业务知识贫乏，技术水平低下，综合素质不高，就难以做到审慎。因此，审慎的道德要求，促使护理人员不断钻研业务知识，提高技术水平和综合素质。

（二）护理伦理保密

1.护理伦理保密的含义　保密即保守秘密，不对外泄露。护理伦理保密一方面是指护理人员应为患者保守医疗秘密和隐私，不对外泄露和传播；另一方面是指出于对患者的保护性目的而对患者保密。

案例导入16

2.护理伦理保密的内容

（1）保守患者的隐私和秘密　医疗职业的特殊性决定了医护人员保密的重要性。为了治疗疾病，患者愿意把自己不能向别人公开的身心方面的秘密和隐私告诉医护人员；医护人员为了查明病情、选择恰当的治疗护理方案，也需要询问和掌握患者的家庭病史、个人病史、婚姻史、治疗史等不便公开的秘密。但医护工作者必须履行对患者保密的义务，这是起码的职业道德。应该保密的内容主要有：患者不愿公开透露的信息，包括：病因、病史、治疗史；一些特殊疾病如性病、妇科病、精神病的诊断、进展及预后；疾病的特殊检查结果和化验报告；特殊体征等；还包括患者不愿向外泄露的其他情况。泄露医密可能造成一些严重后果，如引起针对患者的歧视和嘲讽，引发某些未知的伤害；引起医患关系紧张，增加医疗工作的难度；引起某些医源性疾病等。医护工作者一定要把保守医密作为自身的职业美德加以重视和修炼。

（2）对患者保守秘密　这是一种"保护性"医疗措施，指医护人员对某些患预后不良疾病、目前无法治愈的患者善意保密，目的是避免如实告知后引起不良刺激而影响治疗甚至加速死亡。但医护人员必须对患者家属或单位负责人如实讲明病情，以免造成不必要的医疗纠纷。此外，其他医护人员的隐私和秘密也不应向患者透露。

3.护理伦理保密的作用　医护人员慎言守密，在护理实践中具有十分重要的作用。首先有利于建立护患之间的信赖关系，避免护患矛盾和医疗纠纷；其次有利于患者在接受治疗中保持良好的精神状态，提高和调动患者自身的抗病能力和战胜疾病的勇气。再次，保守患者秘密还有利于家庭和社会稳定，增进家庭和睦与社会和谐。

案例导入17

四、荣誉与幸福

（一）护理伦理荣誉

1.护理伦理荣誉的含义　荣誉是指人们履行了社会义务之后，得到社会的赞许、表扬和奖励。护理伦理荣誉是指护理人员履行了自己的职业义务之后，获

案例导入18

得他人、集体或社会的赞许、表扬和奖励,以及个人感到的自我满足和欣慰。

2.护理伦理荣誉的内容 护理伦理荣誉包括客观评价和自我肯定两个方面的内容。客观评价指因护理工作者为护理事业贡献自己的智慧和力量,他人、集体和社会对其高尚行为予以肯定和赞扬;自我肯定是指护理工作者对自己较好履行社会义务的肯定性评价以及对社会评价的自我认同。

护理工作者应在社会主义道德原则和规范的指导下,树立正确的荣誉观,荣誉观的主要内容应包括以下方面。

(1)以全心全意为患者服务为思想基础 只有忠于自己的职责,热爱自己的事业,努力履行护理伦理义务,关心体贴患者,提高护理质量,为人民的身心健康作出贡献,才会得到人们和社会的赞扬与尊敬。

(2)个人荣誉与集体荣誉统一 个人荣誉包含着集体的智慧和力量,是集体荣誉的体现和组成部分。离开了集体,个人的才能再大也会成为无源之水;集体的荣誉也离不开每个护理人员的辛勤付出,个人荣誉与集体荣誉是辩证统一的。

(3)在荣誉面前应头脑清醒 在荣誉加身时切不可目空一切,居功自傲,忘乎所以,而应把荣誉看作社会和他人对自己过去工作的肯定,是对自己的鞭策和鼓励。在荣誉面前做到谦虚谨慎,戒骄戒躁,继续前进。

3.护理伦理荣誉的作用 荣誉对护理工作者起到激励和评价的作用。首先荣誉是社会对医护人员的一种评价,这种评价是一种无形的力量,社会评价中的肯定和赞扬,可以促使医护人员严格要求自己,不断努力,保持荣誉。其次这种荣誉感会对医护工作者形成内在的精神激励,得到肯定是人的心理需要,社会评价对医护人员形成一种无形的精神力量,使他们从荣誉这种评价中得到激励,从而获得一种继续做好本职工作,不断争取荣誉的精神力量。

(二)护理伦理幸福

1.护理伦理幸福的含义 幸福是指人们在物质生活和精神生活中,由于感知和理解到目标和理想的实现而得到精神上的满足。护理伦理幸福是指护理工作者在职业生活中由于感受或理解到职业目标和理想的实现和从事护理职业的人生价值的实现而得到的精神上的满足。

2.护理伦理幸福的内容

(1)护理伦理幸福是物质生活和精神生活的统一 护理工作者在救死扶伤、防病治病的护理实践中,既获得应有的物质报偿,又因患者的康复和安乐感受到自身工作的意义和价值,获得精神上的满足,从而感受到幸福和快乐。精神生活的充实高于物质生活的满足。

(2)护理伦理幸福是个人幸福与集体幸福的统一 集体幸福是个人幸福的基础,离开了国家的稳定与繁荣,离开了集体事业的兴旺发达,个人的幸福是无法实现的。个人幸福体现着集体幸福,护理工作者的个人幸福也应得到关心和维护,管理者应积极创造条件,保障个人幸福的实现,并追求个人幸福与集体幸福的统一。

(3)护理伦理幸福是创造幸福和享受幸福的统一 劳动和创造是幸福的源泉。护理人员在护理工作中的辛勤劳动造福于无数患者和家庭,自己从中体会到自身工作的意义和价值,同时得到社会的肯定,从而感受到莫大的欣慰和幸福。幸福寓于享受创造的成果之中,更寓于创造与奋斗的过程之中。

(4)护理伦理幸福的作用 树立护理伦理幸福观,促使护理工作者自觉履行道德义务,把幸福融入平凡而伟大的护理事业中,把个人幸福建立在职业理想的追求和人生价值的实现上;树立护理伦理幸福观,有利于护理工作者以高尚的精神生活为基础,促进物质生活与精神生活的统一;树立护理伦理幸福观,有利于护理工作者认识到创造幸福是获得幸福的源泉,促进创造幸福和享受幸福的统一。

 思考与练习

1.与生命神圣论和生命质量论相比较,生命价值论有何积极意义?

2.医学人道论包含哪些主要内容?

3.护理伦理基本原则的内容和要求是什么?

4.护理伦理的行善、自主、不伤害、公正原则的内容和要求有哪些?

5.护理伦理审慎范畴的含义和主要内容是什么?

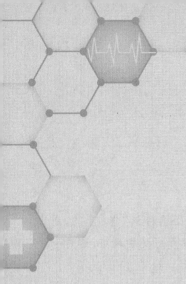

项目3
护士与患者的伦理关系

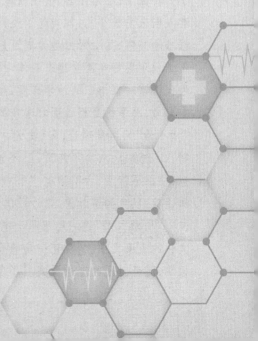

【学习目标】

1.掌握:患者的权利与义务;护士的权利与义务。

2.熟悉:护患关系的概念、护患关系的内容。

3.了解:良好的护患关系的重要性。

▶▷ **思政育人目标**

通过本项目的学习学生要深刻理解"人民健康"是"神圣"的,是必须得到"保护"的,患者享有医疗服务权、接受"健康教育"权等,患者在就医过程中,人格尊严应受到尊重,这是一项绝对的权利。

▶▷ **思政育人案例导入**

扁鹊治病的故事

据《史记·扁鹊仓公列传》载:"扁鹊者,渤海郡郑人也,姓秦氏,名越人。……以此视病,尽见五脏症结,特以脉诊而名声远扬。行医在齐,或在赵。"扁鹊受学于长桑君,并继承其医术,扁鹊成名后,周游各国,为人治病。

《史记·扁鹊仓公列传》中记录了扁鹊的三则典型医案,极好地印证了他的高超医术。一是"扁鹊诊赵简子"——晋国赵简子突然病倒,五天不省人事,在许多大夫都深感束手无策的时候,扁鹊详加诊察,预料其不出三日必醒,后来果然两日半就醒了;二是"偏静治就太子尸厥"——虢国太子"暴死",正当人们都以为他死了,忙于治丧时,扁鹊与其弟子恰好路过,认为虢太子并没有真正死去,并自荐为其治病,引来旁人的嘲笑,扁鹊对其进行针灸、服药后,虢太子果然苏醒了;三是"齐桓侯疾忌医"——扁鹊通过望诊认为齐桓侯身体有病,提醒他及早治疗,但齐桓侯不听扁鹊的多次劝告,最终导致病入骨髓无法医治而身亡。

扁鹊云游四海,既为君侯看病,也为百姓除疾。在邯郸时,听说当地人尊重妇女,就当起了妇科医生;在洛阳时,听说当地有敬爱老人的风俗,就当起了老年病医生;在咸阳时,听说秦人向来爱护小儿,就当起了儿科医生。扁鹊随俗为变,妇老幼各科皆精通。他在行医中根据当地民俗,尽心竭力地为老百姓去除疾患,不仅展现出其具有的精湛医术,这些医学实践正是他乐思好学医学追求的体现,也是他开拓进取的治学精神的展示。这些医学理念成为古代医家一直恪守的治学态度,也是今天医学者必须具备的职业理想和医德信念。扁鹊尊重生命,更多的是担心面对诸多的病症却束手无策,没有行之有效的治疗方法,因此提出了"六不治"的医学理论,即《史记·扁鹊仓公列传》中载:"骄恣不论于理,一不治也;轻身重财,二不治也;衣食不能适,三不治也;阴阳并,脏气不定,四不治也;形羸不能服药,五不治也;信巫不信医,六不治也。"书中提醒人们重视生命,切勿讳疾忌医、骄横跋扈、轻身重财、愚昧迷信,以免病情加重,错过最佳治疗时机。

"医乃仁术"这一思想源于中国古代传统道德和医家救死扶伤的实践总结,根植于传统文化的土壤之中。《史记·扁鹊仓公列传》中扁鹊的事迹体现了中国传统医德的文化底蕴及根源,随着时间的流逝更突出了其中的价值,是今天医学者值得传承的人文精神与职业素养,值得我们认真体会和深刻反思,并将这份宝贵财富继续传承和发扬光大。

思政延伸:

从扁鹊治病以及提出"六不治"医学理论的案例中,我们看到了行医者的敬业和诚信。医生作为一种特殊职业,担负着维护和促进人类健康的使命。敬业和诚信作为行医者最重要的医德品质,千百年来无论是《希波克拉底誓言》还是孙思邈的《大医精诚》,都强调了医德医术对医疗工作的重要性。因此,医护工作者在职业活动中,不仅在医疗技术上要逐渐达到顶尖水平,而且面对无助的患者还要有高度的责任心和高尚的道德情操,这是医护工作者的医德原则和职业规范的基本要求。只有这样才能使自己成为德才兼备的医学人才,担负起"救死扶伤,治病救人"的光荣使命,也才能成为一个受人民群众尊敬和爱戴的白衣天使。

📖 **育人名言**

夫医者,非仁爱,不可托也,非聪明理达,不可任也,非廉洁淳良,不可信也。是以古今用医,必选名姓之后。其德能仁恕博爱,其智能宣畅曲解……贯微达幽,不失细微。——晋·杨泉水

学习任务 3.1 患者的权利与义务

思政育人案例

一产妇剖宫产后第六天,医生看没什么问题,说周一可以出院。周日,其丈夫和婆婆与产妇商量后想周日那天出院回家,医生不在,其丈夫和护士商量能否先行回家,等周一再回来办出院手续,护士说不可以,说得把钱结清。产妇丈夫说这是单位押的支票,不会欠医院钱的,而且已与有关部门通过电话证实。护士不让产妇走,便把孩子抱到了另一个房间,产妇想抱回自己的孩子,护士不给,遂和护士争吵起来。

伦理分析:

1.这个案例中的护士做得不妥(即情感表达判断层次)。

案例中的事实是:产妇和家属要求出院,没有正式的出院单,但产妇的身体状况问题不大。护士不同意出院,把产妇的孩子抱走。

2.案例中涉及的关系有护患关系,其中包括护士与产妇的关系、护士与家属之间的关系、护士与新生儿之间的关系。

3.案例中产生的伦理问题是:护士是否应让产妇抱孩子出院? 护士是否应抱走产妇的孩子,以此作为阻止其出院的手段? 护士是否应与产妇争吵? 是否存在不当监禁的问题?

4.此矛盾的决定者是护士。护士此时应遵循的道德规范是满足患者的合理要求,尊重病人的权利,保护患者免于不必要的伤害等。

5.护士是否有其他解决途径? 如果患者不会因为欠费的原因,在身体状况许可,并强烈要求回家情况下,尊重病人的决定是此时最符合病人利益的行为。客观地说,产妇在没有开出出院单的情况下出院,确实不利于护士的管理。即便可以通过向护士长或值班医生请假等方式解决这个问题,只要有可能,一般情况下护士都在心理上倾向于不给自己找麻烦。其他可供选择的方法是让医生与患者和家属协商,签订一份自己对自己行为负责的协议。

一、患者的权利

关于权利,通常有两个含义:第一,指法律上的权利,即公民或法人依法行使的权力和享受的利益;第二,泛指社会团体规定享受的利益和允许行使的权力。伦理学所指的权利主要指患者的道德权利和医护人员的道德权利。

患者的权利是指作为一个患者"角色",应该得以行使的权力和应享受的利益。这是一个复杂的法律、道德或伦理概念,它既适合法律所赋予的内容,也包含作为患者角色,医护道德或伦理所赋予的内容。尊重患者的权利,是护理道德的重要基础之一。

(一) 患者的法律权利

根据我国的社会制度和已颁布的有关法规,患者的法律权利可归纳如下七个方面。

1.生命权　生命权是指患者在患病期间享受的生存权。患者的生命权与正常人一样是平等的,并不是因为处于疾病状态而被降低。假如患者出现心脏、呼吸、脑电波暂停等情况但未进入不可逆丧失其功能阶段时,其生命权都是不可忽视的。

《中华人民共和国执业医师法》第 24 条明文规定:"对急危患者,医师应采取紧急措施进行诊治,不得拒绝急救处置。"

2.健康权　健康权是指患者恢复健康和增进健康的权益。患者有权按程序要求医护人员为其解除病痛,恢复健康,有权享受基本医疗保健服务。患者的健康权不仅是生理健康权益,而且包括心理健康权益。

《中华人民共和国执业医师法》在"总则"和执业规则等章中,确认了"人民健康"是"神圣"的,是必须得到"保护"的,患者享有医疗服务权、接受"健康教育"权等。一些法规、条例还明确规定了对患者健康权伤害行为的罚则。

3.平等医疗权　平等医疗权是指患者有权享受同样良好的医疗保健服务和基本的、合理的医疗卫生资源。《中华人民共和国宪法》第 45 条规定:"中华人民共和国公民在年老、疾病或者丧失劳动能力的情况下,有从国家和社会得到物质帮助的权利。国家发展为公民享受这些权利所需要的社会保险、社会救济和医疗卫生事业,我国政府提出人人享有初级卫生保健的思想,突出体现了公民享有平等的医疗保健权。

4.疾病的认知权　疾病认知权是指患者对自己所患疾病的有关信息拥有了解和认知的权利。这些信息包括患者所患疾病的性质、病程、严重程度,诊疗方案、诊疗进展及病情预后等。

《中华人民共和国执业医师法》第 26 条明文规定:"医师应当如实向患者或者其家属介绍病情,但应注意避免对患者产生不利后果。"

5.知情同意权　知情同意权是指患者对医护人员给予自己的诊治护理方法,包括治疗方案、实施诊治护理的有效率、成功率、并发症,所承担的风险和可能发生的不可预测的后果等信息有知悉的权利,在此基础上还有自主决定接受或者拒绝该项诊治护理方案的权利。

案例导入 19

《医疗机构管理条例》规定:"医疗机构施行手术、特殊检查或特殊治疗时,必须征得患者同意,取得其家属或者关系人同意并签字;无法取得患者意见时,应当取得其家属或者关系人同意并签字;无法取得患者意见又无家属或者关系人在场,或者遇到其他特殊情况时,诊治医师应当提出医疗处置方案,在取得医疗机构负责人或者被授权负责人员的批准后实施。"

《中华人民共和国执业医师法》执业规则中的第 26 条明文规定:"医师应当如实向患者或其家属介绍病情……医师进行实验性临床医疗,应当经医院批准并征得患者本人或者其家属同意。"第 37 条第 8 项明确规定,"未经患者或者其家属同意,对患者进行实验性临床医疗的",承担相应的法律责任。

6.隐私保护权　保护隐私权是指患者享有私人信息和私人生活受到法律保护不被他人非法侵犯、知悉、搜集、利用和公开的一种人格权。受到保护的患者隐私,主要包括患者为治疗疾病告诉医护人员某些不愿意让他人观察和接触的身体部位、生理特征、心理活动,以及与公众无利害关系的"过失"行为等。

《中华人民共和国执行医师法》第22条规定的医师义务中的第3款为"保护患者的隐私""罚则"中第37条第9款规定"泄露患者隐私,造成严重后果的"要承担相应法律责任,这些都确认了患者享有隐私权。

7.诉讼索偿权 诉讼索偿权是患者对医疗机构及其医护人员在医疗活动中,因违反医疗卫生法律、行政法规、部门规章和诊疗护理规范、常规,或因过失造成患者人身损害的事故、差错,而对患者正当权益产生侵犯时,享有向卫生行政部门和法律部门提出质疑和诉讼的权利以及要求医方给予经济补偿或经济赔偿的权利。

(二)患者的道德权利

法定权利是已经被法律确认的权利。而道德权利指的是主体从道德意义上"应当有的权利"。道德权利有已经被法律确认的(实有权利),也有尚未被法律确认的(应有权利),从这个意义上讲,患者被尊重的权利既有"法定权利"也有"道德权利"。

1.被尊重的权利 患者在就医过程中,人格尊严应受到尊重,这是一项绝对的权利。

2.获得平等的医疗和护理服务的权利 人类生存的权利是平等的,因而医疗保健享有权也是平等的。任何患者都享有平等的医疗保健和护理的权利,医疗卫生服务设施应向所有的人开放。任何医护人员不得以任何借口拒绝或推诿患者就医或怠慢护理患者。不论患者贫贱富贵、亲疏好恶,应该一视同仁,即患者得到医护服务质量和服务态度是同样的。医护人员不得以各种借口拒绝或推诿患者就医或怠慢护理患者,违背了这一点就是不道德,就是无视最起码的护理道德准则。

3.疾病的认知权利 患者除意识不清或昏迷状态外,通常都希望对自己所患疾病的性质、严重程度、诊疗情况以及预后有知悉或了解的权利。医护人员要在不损害患者利益和不影响治疗和护理效果的前提下,尽可能及时提供有关疾病的信息。

4.知情同意的权利 知情同意是患者权利的核心,是患者享有知晓自己病情和医护人员所要采取的诊治护理措施,并自主选择合适的诊治护理决策的权利。患者也有权拒绝某些治疗、护理手段和人体实验性治疗,不管是否有益于患者,当患者由于知识不足或其他原因拒绝正当治疗护理措施,而这种拒绝将可能会造成不良后果时,医护人员要耐心说服,陈述利害关系,而不能轻易采取强迫手段,更不能向患者隐瞒实情,骗取患者的同意。

5.要求保守隐私的权利 在医疗护理过程中,由于诊疗护理可能需要医护人员了解和掌握患者某些隐私和有关生理、心理等情况,患者在接受治疗过程以后,有权要求医护人员为其保密。医护人员也有为患者保守秘密的义务。患者的病历以及各项检查报告、资料不经本人同意不能随意公开或使用;不得随意将患者的隐私向外界泄露或作为谈资扩散。

6.监督医疗护理的权利 一般情况下,患者有权监督自己的医疗护理权益的实现。当患者的医疗护理权受到侵犯,生命受到威胁,而又被拒绝医疗护理时,患者有权提出疑问,寻求解释,提出批评并要求医护人员改正。医护人员不得拒绝患者的合理要求和批评,更不能打击报复。

7.因病获得休息和免除一定社会责任的权利 疾病或多或少地影响患者机体的正常生理功能,从而使机体承担社会责任能力有所减弱。因此,患者在获得医疗机构出具合法诊疗证明后,有权依据病情的性质、程度和预后的功能影响情况,获得暂时或长期休息,或暂时调动工作岗位。

同时在免除或减轻一定的社会责任后,还有权获得有关的各种福利。

8.有了解医疗费用支配情况的权利 患者有责任向医院支付医疗费用,也有权利了解费用实际开支情况。

二、患者的义务

患者在享有权利的同时,也应该履行一定的道德义务,以对自身健康负责,也对他人和社会负责。

1.保持和恢复健康的义务 人不可能不生病,但有些疾病与人们的生活方式和生活习惯有密切联系,与忽视自我保健有关。对自身健康不负责任,导致承担社会责任和义务的能力减弱,给社会和家庭带来负担,这对个人也是一种损失,因此,患者有责任选择合理的生活方式,养成良好的生活习惯,保持健康,减少疾病的发生。

2.积极接受、配合诊治护理的义务 患者患病是没有责任的,但在求医行为发生后,是否接受治疗和配合诊治却是有责任的。因为个人的健康不是单纯的个人私事,而是与他人与社会有密切关系的,如传染病、性病、遗传性疾病等,如不积极接受治疗、配合诊治或采取其他的必要措施,就会给社会带来不良影响,因此,患者有责任积极接受并配合医护人员的诊治、护理,文明就医。

3.自觉遵守医院的各项规章制度的义务 医院是一个救死扶伤、治病救人、实行人道主义的具有特殊功能的公共场所,为了保证患者的救治工作能够安全有序地正常运转,医院建立了严密的规章制度体系。医院的各项规章制度是保证医院医疗秩序、提高医护质量的有力措施,遵守医院各项规章制度,包括探视制度、卫生制度、陪护制度等,是每个患者的义务。

4.按国家规定缴纳医疗护理费用的义务 医疗卫生事业不是单纯的福利事业,医院不是专门的慈善机构,医疗护理服务必然是有偿的。医院按国家规定收取医疗费用来弥补成本消耗和部分服务消耗是应该的。但是有时遇到危重患者需要急救时,本着人道主义精神,允许先救人后交费。如果有的患者借机会钻空子,病中拖欠,病愈逃账,给医院造成经济损失,这是不道德的。因此患者在就医前或就医中,应按国家规定缴纳医疗护理费用,这是患者应遵守的最起码的道德义务。

5.支持医学科研发展的义务 为了提高医学科研水平,医务人员需要对一些疑难病、罕见病进行专题研究,以探索诊治的有效方法,需要患者的协作配合;随着医学科技的发展,新药、新技术的实验和使用都需要患者合作并提供信息;对生前未明确诊断的患者,医学需要进行尸体解剖研究时,死者的家属应给予支持;医学教育中,医学生的临床实习,需要患者的信任和理解,发展医学科学是造福于人类的公益事业,患者应给予支持。

学习任务 3.2　护士的权利与义务

思政育人案例

一麻痹性肠梗阻患儿,因不能进食而插了鼻饲管并行输液支持治疗。医师查房后口头医嘱:"有尿后给氯化钾 10 mL 推入管内。"待患儿有尿后,护士执行医嘱时未再追问确认,即将 10% 氯化钾 10 mL 直接推入输液壶内,致使患儿心脏骤停,抢救无效死亡。此医疗事故中护士的行为违背了哪些道德规范?

伦理分析:

1.本案例中的护士应属于治疗班护士。

2.认真核对医嘱是应首先考虑的道德要求。护士为医生把关体现在此,应提醒医生将口头医嘱补为正式医嘱,对不明确的有疑问的内容要与医生或护士沟通。

3.本案例中的护士不是有疑问,而是不知道这本身是错误的,这是护理知识上的欠缺,因为知识的欠缺而发生了差错事故本身说明了护士提高自身的技能不只是技术上的问题,更是伦理学的要求,因为护士的任何知识技能都是要应用到患者身上的,与患者的利益发生关系,所以,不是说光凭一片对病人的热爱之情,就能做到符合伦理学的要求,这样是缺少"物质"基础的。

4.护士没有将患者利益放在第一位。

5.本案例,若从追究责任角度说,护士和医生都有责任。护士负主要刑事责任。

权利与义务是相对应的,护士享有一定的护理道德权利,也有相应地履行护理道德的义务。

一、护士的权利

(一)护士的法律权利

《中华人民共和国护士管理办法》第四章规定:"护士的执业权利受法律保护,护士的劳动受全社会的尊重。"第二十六条规定:"护士依法履行职责的权利受法律保护,任何单位和个人不得侵犯。"

《中华人民共和国劳动法》中劳动者的权利同样也是护士的法律权利。《中华人民共和国劳动法》中有关劳动的权利有:获得劳动安全卫生保护,接受职业技能培训,享受社会保险和福利,提请劳动争议处理。

(二)护士的道德权利

1.护士道德权利的含义　护士职业的权利是法律、道德赋予护士角色的权利。法律上的权利是指护士依法拥有的权利和应享受的利益;道德上的权利是指道义上允许拥有的权利和应享受的利益。一般说,法律权利就是道德权利,但道德权利不一定是法律权利。

2.护士道德权利的内容

(1)护士有要求其专业被尊重的权利。

(2)护士有要求其人格被尊重的权利。

(3)护士有要求被保护安全执行业务的权利。

(4)护士有要求维护个人正当利益的权利。

(5)护士有要求参加护理专业团体进行学术交流、接受护理继续教育的权利。

(6)护士有对特殊患者的干涉权。

(7)护士有要求参加影响护理政策性决定的权利。

3.护士道德权利对其行为的作用　明确护理人员的权利,既可以使护理人员正确地行使职业权利而不滥用,又利于取得患者及社会的理解、支持和监督。

二、护士的义务

(一)护士的法律义务

《中华人民共和国护士管理办法》第四章的"执业"部分详细规定了护士的法律义务:"第二十一条护士在执业中应当正确执行医嘱,观察患者的身心状态,对患者进行科学的护理,遇紧急情况应及时通知医生,并配合抢救,医生不在场时,护士应当采取力所能及的急救措施。

第二十二条规定,护士有承担预防保健工作、宣传防病治病知识、进行康复指导、开展健康教育、提供卫生咨询的义务。

第二十三规定,护士执业遵守职业道德和医疗护理工作的规章制度及技术规范。

第二十四规定,护士在执业中得悉就医者隐私,不得泄露,但法律另有规定的除外。

第二十五规定,遇有自然灾害、传染病流行、突发重大的伤亡事故及其他严重威胁人群生命健康的紧急情况,护士必须服从卫生行政部门的调遣,参加医疗救护和预防保健工作。

《中华人民共和国执业医师法》规定,"关心、爱护、尊重患者,保护患者的隐私"和"努力钻研业务,更新知识,提高专业技术水平",同样可以作为护士的法律义务。

《医疗事故处理条例》第五条规定,医疗机构及其医务人员在医疗活动中,必须严格遵守医疗卫生管理法律、行政法规、部门规章和诊疗护理规范、常规,恪守医疗服务职业道德。

《医疗机构管理条例》第三十一条规定,医疗机构对危重患者应当立即抢救。

《中华人民共和国执业医师法》第二十四条规定,对急危患者,医师应当采取紧急措施进行诊治,不得拒绝急救处置。第三十七条第二款规定,由于不负责任延误急危患者的抢救和诊治,造成严重后果的将受法律处罚。

(二)护士的道德义务

1.护理道德义务含义　护理道德义务是指护理人员应履行的道德责任。道德义务往往同使命、职责、任务具有同等的意义,它是一定的社会道德原则和道德规范对个人的道德要求,也是个人基于自己的道德信念,出于高尚的道德动机而自觉履行的责任,表现在护理人员对社会、患者承担的责任,也包括社会和患者对护理人员在医护活动过程中各种行为的道德要求。护理人员为患者尽职尽责是最基本的道德义务。

2.护理道德义务的内容

(1)为患者尽职尽责服务的义务　竭尽全力为患者治疗护理,维护患者的健康,减轻其痛苦,这是护理人员义不容辞的责任。任何时候绝不能颠倒服务与被服务的关系,任何理由都不应该限制与中断护理人员的这种道德义务。因为人民的健康、患者的利益是至高无上的,护理人员为患者尽义务是最起码的道德要求。

(2)为患者解除痛苦的义务　为患者解除痛苦主要指躯体痛苦和精神痛苦两个方面,躯体痛苦一般用药物治疗就可以解除或加以控制,但心理上的精神痛苦则需要护理人员以深切的同情心,理解患者,关心患者,帮助患者做好心理疏导工作方能有效。临床实例证明,无论是患者的躯体疾病,还是心理障碍,一般都是生物、心理、社会三方面的因素所致,因此,要全面了解患者,对症下药,尤其是解除患者精神上的负担,这是护理人员的不可忽视的义务。

(3)为患者解释说明的义务　在为患者提供医疗护理活动中,应事先给予充分的说明,使患者及其家属了解病情以及治疗护理等有关情况,这不仅是为了争取患者的主动配合,更重要的是对患者知情同意等自主权的尊重。护理人员的解释要以患者能理解为前提,做到语言准确,通俗易懂。为了不使患者在了解真实情况后增加精神负担,或造成精神伤害,解释说明可以保留。

(4)为患者保守秘密的义务　保密是保护性医疗护理的重要手段,是为了维护患者利益的需要,是护理人员的一种传统美德,早在两千多年前,希波克拉底曾说过:"凡我所见所闻,无论有无业务关系,我认为应守密者,我愿保守秘密"。《日内瓦协议》也规定:"凡是信托于我的秘密,我均予以尊重。"医疗保密有两个含义:其一是为患者保守秘密,如患者的隐私,应守口如瓶;其二,要对患者保密,如有些患者的病情让本人知道后会造成恶性刺激、加重病情,应给予保密。

(5)积极主动、认真负责地执行医嘱的义务　护理人员还有宣传、普及医学科学知识和护理科学知识,使人们懂得自我保健,预防、减少疾病的发生以及发展护理科学的义务。

3.护理道德义务对护理人员行为的作用

(1)使护理人员自觉履行义务,增强职业责任感　护理道德义务是一种责任,是护士应该做的。要把防病治病、救死扶伤、全心全意为人民健康服务,看成是自己对国家、对社会、对人民义不容辞的责任,这样就能积极主动地做本职工作,就能正确对待患者,正确对待社会和患者之间的关系,增强护理义务感、责任感,使之成为一种自觉自愿的行动,并以高度负责的精神,全心全意为患者服务,为社会服务。

(2)使护理人员端正专业思想　由于受社会偏见的影响,一些护理人员认为护理工作低人一等,是伺候人的工作,再加上护理工作特有的辛苦、待遇偏低,因此工作不安心,专业思想不稳定。而恪守护理道德义务能帮助护士理解人与人之间的相互义务关系,认识护理道德义务的重要性,从而不计较个人得失,端正专业思想,激发专业志趣,热爱本职工作,全身心扑在护理事业上。

(3)使护理人员道德境界不断升华　每一名护理人员,都负有为患者健康服务的道德责任。这种道德责任和义务促使护理人员自觉、愉快地履行自己的义务,并把它转变成自己的道德习惯与内心信念,只有这样,护理人员在医护实践中才会不仅解除患者的痛苦,而且使自己的精神境界也得到提高和升华。

学习任务 3.3 护患关系及其改善

🖊 思政育人案例

一位晚期癌症患者,并不知道自己患的是癌症且已濒于死亡,家属担心病人承受不了打击,决定不让患者知道实情。但患者非常焦虑,希望知道自己的病情,以便处理一些事情,并且表示不论病情如何,都已经有了心理准备,此时护士如何做?如何明确患者的价值观?

伦理分析:

1.案例是关于护士是否应该告诉患者其病情的问题,而解决这个问题的关键,护士要从真正了解患者角度进行分析和决策,做到尊重患者的权利,又不对患者造成伤害。要做到这一点,对护士来说,就是要了解和认识患者,以确定是否告诉患者实情,即与患者的价值观要一致。

2.价值观的组成,需满足如下条件:是在没有外界强迫的情况下的选择;是从众多选择中挑选出来的;是深思熟虑后的选择;被赞许过,是自己珍爱的;曾向他人说明过;曾应用到自己的行动中;在自己的一生中重复使用过。护士需要与患者的沟通,了解他的价值观,以确定是否告诉患者实情。

3.具体在本案例中可以通过如下的方式进行。首先提出问题:"为什么一定要知道病情呢?你完全可以做自己的事情呀?"目的是明确知道患者为什么一定要知道实情,病人是否意识到只有知道实情才能决定如何安排自己要做的事情。"你知道实情后,若是不好的结果,你会怎样呢?如果这样会影响你处理要做的事情,怎么办?"以此来提示患者这样做的结果,患者心理可能难以承担,就说明刚刚才要求告知病情的请求不是他深思熟虑的结果,这要从保护患者出发,可以使用善意的谎言。如果确定患者确实知道这样做的后果,说明患者的要求满足"此选择是他深思熟虑的结果""是从众多选择中挑选出来的"这两条价值观的组成要素。由于某种原因其家属都反对告诉其实情,可以确认这一决定不是在他人的强迫下进行的。如果发现患者的决定既是深思熟虑的结果,但又感觉不好,说明患者此时没有足够的心理承受力,要考虑暂缓提问,当然也暂缓决定是否告诉患者实情。如果患者回答他这样决定很满意,可继续沟通。"你以前也这样做过类似的决定吗?"若患者说做过,并回答"这次还这样做"的话,说明患者的决定是理智的。可以考虑马上与患者交待实情,也可以稍缓几天,再观察一下。若患者表示这是头一次这样做,并且不能保证这是自己一向的作风,那么护士不要马上急于得出结论,可询问他以前遇到类似的事情是怎样做的,来确定这样做是否冲动。若是冲动,一定要找借口延缓一段时间,再做决定。

健康服务过程中涉及多方面人际关系,护士在护理服务中也会面对许多复杂的人际关系,如护士与患者、护士与医生、护士与患者家属等,其中最重要的是护士与患者之间的关系,即护患关系。它是整个护理服务过程中的关键因素之一。在护患关系中,双方都应按照一定的道德原则和道德规范来约束调整自己的行为,这样才能建立和谐的护患关系。

一、护患关系的含义、模式

(一)护患关系的含义

护士与患者的关系称护患关系。它是以护士一方,以患者及其家属为另一方,在医疗、护理活动中建立起来的具有一定联系的人际关系。护患之间是平等的关系,是以尊重相互的权利与履行彼此的义务为前提的。和谐的护患关系是护士人际关系的最重要内容。

(二)护患关系的基本模式

护患关系的基本模式可归纳为护患技术关系和非技术关系两个方面。

1.护患技术关系 护患技术关系指护患双方在护理技术实践中的行为关系。在护患技术关系中,护理人员起主导作用,是服务的主体,患者是被服务的对象,是服务的客体。护患技术关系极为重要,离开了护患技术关系,就不能发生护患关系的其他内容,它是维系护患关系的纽带。

1976年美国学者萨斯和荷伦德提出了医师与患者关系中存在的三种不同模式:即主动—被动型,指导—合作型,共同参与型。这些模式也适用于护患关系。

(1)主动-被动型 这是一种传统的护患关系模式,其特点是护患双方不是双向作用,而是护理人员对患者单向发生作用。这种模式,对昏迷或全麻、休克、智力低下、婴幼儿、精神患者等患者不能表达主观意志者可适用,但对于神志清醒的患者,就暴露了它的局限性。这种护患关系的特征是护理人员"为患者做什么",不利于发挥患者的主观能动性。该模式的缺陷是不仅影响治疗效果,甚至还会造成护理差错难以得到及时的纠正与补救。

(2)指导-合作型 这是在护理实践中提倡的一种新型的护患关系。它把患者看成是有意识、有思想、有心理活动的人,在护理活动中护士与患者双方都是主动的。两者属于一种不完全的双向关系,医护人员有权威性,是指导者、指挥者,患者接受护理人员的指导,并密切协作,配合治疗,可以对护理治疗效果提供信息,提出意见和要求,这种关系是融洽的,有利于提高医疗质量和护理效果。这种模式,对于一般患者,特别是急性患者或病情较重但头脑清醒的患者,能够清楚地表述病情并与护理人员合作的情况下适用。这种护患关系的特征,是护理人员告诉患者做什么,取得患者的配合,发挥护患双方的积极性,这种护患关系比主动—被动型的护患关系前进了一大步,但仍不能充分发挥患者的积极性。这种模式,护士是权威,一切由护理人员决定;患者只有配合服从的义务,而没有提出异议的权利。患者的一些合理意见和要求得不到完整的表达和重视,也会影响护理质量。

(3)共同参与型 共同参与型护患关系是指在医护过程中,护理人员和患者有近似相等的权利,共同参与护理过程的计划和实施。这种关系,患者不仅主动配合,而且还可参与自己的治疗护理讨论,并向护士提供治疗护理效果的信息,提供意见和要求,帮助护士做出正确的判断,是一种护患双方完全双向的关系。患者在治疗护理中其人格受到尊重,有利于患者保持良好的心理状态和恢复身心健康,这种模式多用于慢性病患者和有一定文化知识水平和医学知识的患者。这种护患关系的特征是护理人员帮助患者自我护理。这是一种理想的护患关系模式。在这种模式中护患双方是平等的,双方相互尊重,对护理目标方法、结果都比较满意。

在护理实践中要根据不同的对象选用不同的护理模式,应提倡指导—合作型、共同参与型的护患关系,以提高护理质量。

2.护患非技术关系 非技术关系是指护患双方除护理技术关系以外,由于受社会的、心理的、经济的等因素的影响,所形成的道德关系、利益关系、价值关系、法律和文化关系。

(1)道德关系 道德关系是护患非技术关系中最重要的内容。在护理活动中,护患双方由于所处的地位、利益、文化素质、道德修养等方面的不同,在对护理技术活动及行为方式的理解和要求上存在着一定差距,护理人员与患者会产生各种不同的矛盾,为了协调关系,护士与患者必须按照一定的道德原则和规范约束自己的行为,都应尊重双方的人格、权利和利益,建立一种和谐的道德关系。

(2)利益关系 利益关系是指在护理活动中,护患双方发生的物质利益和精神利益的关系。这种利益关系是双向的。护理人员通过自己的技术服务和劳动而得到报酬,如工资、奖金等经济利益;同时因护士的劳动解除患者的疾病痛苦,而护士又获得心理上、精神上的满足和愉悦,这是护士的精神利益;患者支付了规定的医疗费,得到了医疗护理服务,解除了病痛,恢复了健康,重返工作岗位,也满足了其身体、精神利益的需要。护患双方的利益关系是在社会主义物质利益原则的指导下,互助、平等的人际关系的反映。

(3)价值关系 价值关系是指在护理活动中,护患双方相互作用、相互影响,在实现或体现各自价值中形成的价值关系。护理人员在自己的职业服务中,运用所学到的知识和技术为患者提供优质服务,使患者重获健康,实现了护理人员崇高的社会价值,患者重返工作岗位后又为他人及社会做出贡献,实现了个人的社会价值。护士的价值实现离不开患者,患者的价值实现也离不开护士,这种双向的价值关系正是我们社会主义条件下人们之间价值关系的高度体现。

(4)法律关系 法律关系是指在护理活动中,护患双方各自行为都受法律的保护和制约,在法律范围内行使各自的权利和义务,通过法律调节双方关系。一切侵犯患者和护理人员的正当权利的行为都是国家法律不允许的,都是违法的。护患之间的这种法律关系是国家保护每个公民正当权益的体现,也是社会文明进步的标志。

(5)文化的关系 文化关系是指在护理活动中,护患双方总是存在着各种各样的文化背景,即信仰、宗教、风俗、生活习惯等方面的差异,因此,护患关系始终表现为多种文化关系,彼此都有一个相互学习、相互尊重、相互体谅的问题。对于不同文化背景的患者,应采用不同的沟通方式,这对于建立和谐的护患关系十分重要。

二、影响护患关系的因素

(一)护士方面因素

1.职业道德方面存在的问题 少数护理人员道德素养较低,没有树立全心全意为人民服务的意识,甚至颠倒了服务与被服务的关系,没有把对患者的服务看成是应尽的义务,服务态不好,工作责任心差,突出表现为对患者"冷、推、硬、顶";极少数人以护谋私,公开或暗示性地向患者或其家属提出帮忙办事的要求或索要财物,造成护患关系紧张。

2.专业技能方面存在的问题 有些护士缺乏扎实的专业理论知识和娴熟精湛的操作技能,给患者带来了不必要的痛苦和麻烦,引起患者的不适与怀疑,影响护理效果,并造成护患关系的紧张甚至恶化,使患者拒绝治疗和护理。

3.心理方面问题 主要是护理人员不良的心理因素。由于护理人员在护理患者的护理活动中,处于优势地位,有些护理人员认为患者有求于自己,把对患者尽义务看成是恩赐,往往以恩人自居,患者只能听从医护人员。如果患者提出自己意见,则是不恭不敬不自量的行为。因此对患者心冷、脸板、说话硬,使患者产生厌烦或对抗情绪,影响了护患关系。

(二)患者方面的因素

1.社会公德意识方面存在的问题 少数患者社会公德意识差,就医就护过程中行为不文明,不尊重护理人员的人格和劳动,错误认为"我出钱,你就要听我的呼唤、为我做事",稍不如意,就出口伤人、指责或无理取闹。有些患者无视医院各项规章制度,浪费药品、损坏公物等。这些行为都会影响护患关系。

2.对医院医疗护理期望值过高 有的患者对医疗护理效果期望值过高,认为应该处处合我心意。如有些护理措施存在某些副作用,本来是正常的,但患者也会感到不满意。有的危重或疑难病患者,虽然医院竭尽全力,积极救治,精心护理,最后仍然无效,患者及其家属也不能给予理解,甚至无端指责,这也是引发护患矛盾的重要因素。

(三)医院管理方面的因素

医院管理水平滞后,医疗护理设备和生活设施陈旧,不能满足患者的需求;医院的环境差,病房卫生设施不配套,脏、乱、差等现象严重,也会给患者造成不舒适、不方便或不适应的感觉;收费价格的不合理也会引发患者的情绪不满;护理管理制度不健全、不完善、不科学、服务水平不到位、管理混乱,均可影响护理质量,造成护患关系紧张,并给医院带来不好的影响。

三、改善护患关系的措施

(一)适应生物—心理—社会医学模式的转变

当今医学科学发展,医学模式已由原来的生物学模式,发展为生物—心理—社会医学模式,这就要求护理人员要把患者作为一个整体的人看待,高度重视心理和社会因素对患者身体健康的影响,不仅要帮助患者解除疾病的痛苦,还要使患者消除心理情绪上的忧虑和不安,帮助患者克服心理障碍,调节好情绪,适应新环境,与患者建立良好的护患关系,使患者早日康复。

(二)增强敬业奉献的精神,提高护理人员综合素质

敬业奉献是护理道德在职业行为中的表现。敬业就是敬重自己从事的事业,专心致力于事业。奉献是一种高尚的道德品质,代表着人类历史上最理想、最崇高的道德境界。护理人员必须具备较强的敬业奉献精神,热爱本职工作,增强护理工作的高度责任感、荣誉感。护理人员作为生命和健康的守护神,担负着救死扶伤的重要使命,就要对一切患者提供人道主义和高质量的服务,要求在护理服务过程中,保护患者的生命和尊重患者的权利,牢记全心全意为人民服务的宗旨,培养热爱生命的崇高情感和天使般的爱心、同情心,牢固树立以病人为中心的服务理念,充分认识对患者、对社会应尽的责任和义务,为人类的健康做出贡献。

(三)努力学习,不断提高护理专业理论和护理技术水平

一个合格的现代护理人员应刻苦学习现代护理理论知识,努力掌握现代高新护理技术的操作,全面提高护理道德修养,加强人文科学的学习,以拓展知识面,只有这样才能适应护理工作的

开展和需要。扎实的护理知识及娴熟技能,可以增强患者对护理人员的信任感,以发展良好的护患关系。

(四)遵纪守法、廉洁奉公,规范护患双方行为

调节协调护患关系,一方面要进行经常性的教育疏导;另一方面要用法律法规依法调节护患关系,解决护患关系中的冲突问题。高新技术和生命科学技术的应用,给护患关系带来了新问题。因此,遵纪守法就是要求每一个护士自觉遵守国家法令、法律、卫生法规,要自觉遵守医院规章制度和职业纪律,自觉维护法纪的权威性,学法懂法,既要维护患者以及他人的正当权利,也要保护自身权益不受侵犯。

廉洁奉公是护患自律的道德要求和道德品质。廉洁奉公要求护士为维护人的健康服务,清廉自身,不贪私利,自觉抵制不正之风,保持护理职业的尊严和荣誉。

(五)加强医院管理,严格执行各项规章制度

医院管理水平的好坏在很大程度上体现了医院医疗护理水平的根本状况,决定了医院整体工作的精神面貌,很难想象一个管理混乱的医院,会具有高质量的医护工作水平。医院的管理应着眼于广大患者的根本利益,引进先进的管理模式和理念,加大投入,改善医院物质条件,为患者创造优美舒适的治疗护理环境,尽可能满足患者就医的需要,解决人民群众看病难、住院难等问题,这是促进护患关系改善的客观要求。医院应建立并严格执行护理管理制度,使护理工作规范化,护理工作程序化,护理质量标准化,减少或避免护理工作的随意性和盲目性,达到规范、安全、有序、高效,使患者满意,促进良好护患关系的建立。

 思考与练习

1.患者的权利与义务有哪些?

2.护士的权利与义务有哪些?

3.护患关系的基本模式是什么?

4.影响护患关系因素有哪些?

5.改善护患关系的措施有哪些?

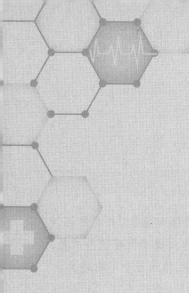

{ 项目4
护士与医院的伦理关系 }

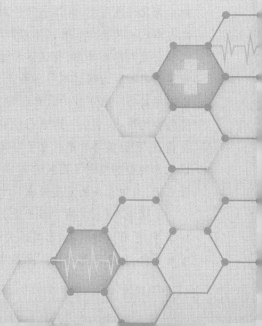

【学习目标】

1.掌握:护士与医院的目标追求。

2.熟悉:护士在处理与医院及其内部关系时的护理道德要求。

3.了解:医护关系及其道德要求。

▶▷ **思政育人目标**

通过本项目的学习使学生了解医院作为实现医学目的的重要载体与场所,必须贯彻以人为本,以患者为中心的原则,实行人性化的服务,通过医院的管理达到提高医疗服务质量,为社会发展尽到医疗服务所应尽到的责任,进而提高人们的生活质量,推动社会不断进步。

▶▷ **思政育人案例导入**

中国近代医学第一人——张锡纯

《医学衷中参西录》是近代中西医汇通学派医家张锡纯的代表作,被称为"医书中第一可法之书",深受医学界的推崇,对后世产生了深远影响。张锡纯本人也被称为"中国近代医学第一人"。

明末清初,正处国难深重、内外矛盾日益激化、西风东渐的历史时期。19世纪中叶以后,西医大量传入中国,随着传教士的到来,西医书籍的翻译,西医学校、医院的建立,学生留洋的开展,一系列的变化迅猛地冲击了祖国的传统医学。面对这一严峻局面,中医界也随之出现分化。一些人认为中医学已尽善尽美,无须向别人学习;另一些人则认为中医学一无是处,要全盘接受西医学的内容。张锡纯就是在这样的历史条件与背景下逐渐成长起来的一位中医大家。

张锡纯,字寿甫,清末民初河北省盐山县人。他幼时敏而好学,攻读经史之余,兼习岐黄之书,后因两试不第,遂潜心医学。在他备考的业余时间里,为了搞懂并深刻理解每味中药的性味归经、主治功效,每每会对书中的记载提出质疑,并亲自尝验。比如运用一味当归治愈少妇几近闭经案,终知当归补血功效之显;用一味山药治愈濒于死亡妇人,终知山药补虚之力惊人。又比如石膏,《本经》云其性微寒,张锡纯在自己孩子身上应用时发现其性并没有像书上说的那么寒凉,就这样经过一点一点的积累,一次一次的尝试、总结,再应用、再积累,张锡纯用石膏治病达到了出神入化的地步,无人能出其右,被后世称为"石膏"先生。也正是张锡纯对每一味中药的认真研习,以致对每一味中药药性功效都精准把握,最后成就了张锡纯独特的技术,往往一两味药就能治好病。在漫长潜心研习本草的过程中,张锡纯的医术日益精进,更为重要的是树立了坚定的中医自信。在西医大量涌入中国、冲击中医的时候,他以包容的心态接受了西医的某些特长,并始终坚持以中医为本、西医为辅,创造性地提出中西汇通,为中医药的发展做出巨大贡献。

张锡纯在《医学衷中参西录》自序中写道:"人生有大愿力,而后有大建树,一介寒儒,伏处草茅,无所谓建树也,而其愿力固不可没也。老安友信少怀,孔子之愿力也。当令一切众生皆成佛,如来之愿力也。医虽小道,实济世活人之一端。故学医者,为身家温饱计则愿力小,为济世活人计则愿力大。"由此我们道,张锡纯以护国救民、扶危救险为己任,在将近花甲之年应邀担任了中国历史上第一个中医医院——立达医院院长,为改变中医固有诊病模式、提高治病效率开创了新的道路与途径。试问在那样的背景条件下,是什么样的勇气与力量促使张锡纯敢于承担如此重任? 是"见彼苦恼,若己有之"的大慈恻隐之心,以及自己长期勤于钻研总结出的中医显著临床疗效的信心! 同时也鼓舞了成千上万中国人的中医自信,直到今天,这种影响仍不可估量。

"八旬已近又何求? 意匠经营日不休。但愿同胞皆上寿,敢云身后有千秋。"这是张锡纯在年过古稀开创中国历史上函授教育时写给自己以及大家的励志名言。张锡纯考虑到自己年事已高,以一己之力救治的病人已非常有限,且国家缺少医术高明的中医师,于是创办中医函授学院,意在自己有生之年培养更多的学生,为更多的病人服务。他白天看病,晚上写教案,最后因操劳过度而去世,遗留《医学衷中参西录》6 册彪炳千秋。

思政延伸:

从张锡纯及其著作《医学衷中参西录》这个案例中,我们看到了一名中医师的"医者父母心"和"兼济天下"的仁爱与敬业情怀。张锡纯认为助人已属不易,更何况要帮助更多的人,唯有自己付出更多,作为医者就应该以济世活人为人生目标,才能尽可能惠及更多人。就如他苦心钻研每一味中药的性味归经、主治功效,用最少的药治好患者的疾病苦楚;创办中国第一个中医医院,打破中医固有诊疗模式,提高治病效率,也救治了更多的病人;创办中国第一个函授教育学院,只为培养更多的医学生,也能救治更多的病人。他的《医学衷中参西录》更是影响激励了成千上万的中医学子,是我们为医者终身学习的精神力量。

 育人名言

夫有医术,有医道,术可暂行一世,道则流芳千古。——明·赵献可

学习任务 4.1　护士与医院的目标追求

思政育人案例

某患者,男,46岁,发生生殖器外伤,泌尿外科手术后由于生殖器局部感染和缺血导致部分组织坏死结痂,医生使用抗生素和多次伤口换药后使感染得到控制,但局部情况并没有好转,医生决定为患者实施第二次手术对坏死组织进行切除,这使患者受到巨大的精神打击。病房护士长与医生协商请造口伤口护士进行会诊,医生由于对造口伤口护士的工作不很了解,对会诊并没有寄予希望。当造口伤口护士仔细查看了患者伤口并认真分析情况后,决定使用药物清创的办法去除黑痂,推迟二次手术的安排,并取得了医生的支持。由于造口伤口护士恰当地调整用药治疗方案和精心护理,终于使患者看到了坏死结痂逐渐退去、新鲜的组织慢慢长出,伤口开始愈合了,患者避免了二次手术,医生对造口伤口护士的工作也给予了充分的肯定和认同。

讨论:

以造口伤口护士的行为,谈谈护士的伦理要求。

医院是一个以救死扶伤、控制疾病、帮助患者早日康复为目标的医疗机构。它是由各类不同岗位的专业技术人员有机结合在一起而构成的一个完整的组织系统。医院必须牢固树立以患者为中心的服务理念,为病人提供优质、高效、低耗服务。医院的各个部门都要面向患者、围绕患者开展工作。护理岗位和护理人员是该系统中的重要组成部分,它们之间的有机结合,对医院的运行和发展具有不可缺少、无法取代的重要作用。

一、护士与医院的关系

护理工作在整个医疗工作中占有重要地位,在医疗卫生事业中发挥着重要作用,无论是保健、预防、临床治疗和康复,都离不开护理工作。

1.护士是医院技术人员中不可忽视的力量。护理人员的人数,占医院各类人员的50%以上,不仅人数多,而且工作面广,工作量大,一个患者从入院到出院的各项处置中大量的工作是由护士执行或配合完成的。护理人员除了护理住院患者外,还要为社会人群做好保健服务。护理工作面向社会、面向群众,与群众有着不可分割的密切关系。人的生、老、病、死都离不开护理。

2.医生正确的诊断和治疗离不开护理人员的密切配合。在医疗过程中,护士既是医嘱的执行者,又是医生的密切合作者,她们参与门诊、急诊、住院治疗、手术及康复等医疗的每一个环节,与患者的接触最多,常常最早发现患者病情变化和情绪的变化,被喻为临床诊治的"哨兵"。患者有什么话,时常最先对护士说,因此,患者健康的恢复对护士的依赖丝毫不低于医生。只有正确的诊断和治疗与高质量的护理相结合,才能取得良好的医疗效果。

3.护理是医院基础服务质量的集中体现。临床护理人员的基本职责之一就是要为患者创造良好的环境,满足患者生理和生活需要。随着护理模式的转变,护理人员在对患者进行疾病护理的同时,还要承担心理护理的重要任务,因此必须像重视药物和手术治疗一样,重视心理护理在治疗中的地位。护士必须熟悉和研究每个患者的心理特点,耐心、精心、细心、热心地做好心理护理工作,帮助患者减轻痛苦,克服困难,战胜疾病。然而,无论是生活护理,还是心理护理,护理人员都必须具有强烈的事业心和高度的责任感,这是顺利完成护理任务的保证。

衡量护理道德水平的重要尺度主要是护理的质量和医疗效果,临床上一切护理工作都是围绕这两个方面进行的,高水平的护理质量和满意的医疗效果,往往是良好的护理道德在实践工作中的体现,也是医院目标追求的重要内容。

二、医院的目标

医院的社会功能是提供医疗服务,与卫生系统的其他部门,如预防、保健、医学教育和科研机构互补,共同承担保障人民健康的社会职能。国家卫生和计划生育委员会颁发的《全国医院工作条例》指出:医院是治病防病、保障人民健康的社会主义卫生事业单位,必须坚持和贯彻党和国家的卫生工作方针政策,遵守政府法令,为社会主义现代化建设服务。医院是我国医疗卫生事业的重要组成部分,它具有社会公益性事业的属性,是国民经济中向社会提供医疗保健服务的一个非物质资料生产部门。

医院目标是医院全部活动所要追寻的对象和所要达到的境地。但医院是一种特殊的机构。它既有企业单位管理的方式,又有事业单位的性质。这使医院在管理的目标上要建立一种社会效益和经济效益的互动的良性机制。因而在决策、组织、计划、控制、协调等管理中必须考虑社会效益和经济效益的最佳结合点。

从社会效益来考虑,医学的目的在于达到人的健康发展,这是人生存及全面发展的重要基础,也是人生存及全面发展的重要方面。医院作为实现医学目的的重要载体与场所,必须贯彻以人为本,以患者为中心的原则,实行人性化的服务,通过医院的管理达到提高医疗服务质量及人们身心健康素质,为社会发展尽到医疗服务所应尽到的责任,进而提高人们的生活质量,推动社会不断进步。

从经济效益来看,医院必须按照市场经济的规律,把医院的各种有形和无形的资产,通过正确的决策,运用合理有效的手段,提供优质高效的服务运营,以谋求医院经济效益的最大化。这就是要"经营"医院,通过经营,使医院的资产达到增值,以此来改善医护人员的工作条件、生活学习条件,进一步促进医院的全面发展。

当然,对医院来讲,社会效益与经济效益有时会发生冲突,特别是在处理二者关系的问题上,要把握好尺度。实际上不论是偏重了其中哪一方面,对医院来讲都是有影响的。在市场经济条件下的今天,医院的性质、管理理念和运作方式,以及人们对医院的医疗观念,已在发生改变,国家对医院的认定及政策(卫生事业是享有一定的福利政策的社会公益事业)也发生了变化,国家对大部分医院的发展费用将实行自收自支的政策,医院必须为自己的生存、发展做全面考虑,同时随着人们健康观念的改变。医疗保险制度的改革,使得患者对医院的社会效益空前关注,所以医院必须处理好社会效益和经济效益的关系找到最佳结合点。

随着改革的不断深入和发展,医院的管理体制也在发生变革,这也影响着医院管理从注重服务质量管理,向着社会效益和经济效益转化。首先,在经济管理中必须把患者利益放在第一位,不能以损害患者利益为代价片面追求经济效益,医院管理应体现在为患者提供优质高效、低耗的医疗护理服务中,反对"一切向钱看",单纯追求经济效益,不顾患者利益的倾向。其次医院管理要坚持兼顾经济效益和社会效益统一,以社会效益为第一的原则,这是由我国的社会主义制度和贯彻党的卫生工作方针决定的,医疗工作中必须体现救死扶伤,防病治病,实行社会主义的人道主义,全心全意为人民健康服务的道德原则。用科学的发展观加强医院管理、降低成本、减少消耗、厉行节约、优质服务,满足社会和人民群众对医疗服务日益增长的需要,这在提高社会效益的同时,也会使经济效益得到提高。医院的社会效益和经济效益不是对立的,而是相辅相成的辩证统一关系。

三、护士行为与医院目标实现的关系

随着医学模式的转变,护理已从以疾病为中心的功能制护理阶段转变为以患者为中心的整体护理阶段,护理工作任务除了配合执行医嘱外,更注重患者的心理变化,疾病预防及康复指导。社会对护理工作的要求越来越高,护理工作如何把质量、服务、信誉、人员素质、精神风貌等总体形象展示给社会公众及疾病患者,而且被公众所认可,直接关系到医院的生存和发展。

为此,无论是医院内部管理,还是外部经营,护理人员及其劳动都是影响经营与管理效果中不可忽视的重要因素。在医院管理中,护理人员既是管理的对象。也是管理的主体;在医院的经营中护理人员既代表自己的形象,也代表医院的形象,可以说,护理人员与医院是共生共存的关系,使得相互之间不仅根本利益一致,而且在行为最终目标上也具有一致性。因此,只有二者之间协同一致、齐心协力,医院与护理人员的共同目标及利益才能实现。

学习任务 4.2　护士在处理与医院及其内部关系时的护理道德要求

医院的工作是以患者为中心,以医疗为主体,一切为了患者,医院的各部门都要围绕患者进行工作。医院目标的实现有赖于护理人员与医院其他医务人员的共同努力。可以说护理人员与其他医务人员的关系是建立在患者利益基础之上的。要保证患者的安全,强调医疗质量和医疗效果,就必须加强医护人员的职业道德和技术水平,不断提高服务质量。同时在诊疗过程中,向患者提供基本需求,包括舒适的卫生环境,身心安全的护理,保证营养的膳食等,这些工作都需要医院医疗、护理、医技行政后勤等各部门的相互配合才能共同完成。

正是为了患者的身心健康,在医疗护理过程中,护士与护士之间,护士与医生、护士与医技科及与行政后勤人员之间结成了平等、协作、互补的同事关系,而这些关系处理的好坏,直接影响患者的利益,影响医院目标的实现。

一、护士之间的关系及其道德规范

(一)护际关系的含义

护际关系指护理人员与护理人员之间的关系。如同一科室内护理人员之间,各科室护理人员之间,以及护理工作中上下级之间的工作关系。良好的护际关系是圆满完成医院护理任务、保证为患者提供优质服务、提高医疗质量极为重要的条件,同时也是护理道德对护理人员职业素质的必然要求。

(二)护际关系的种类

1.上下级关系 上下级关系主要包括护理副院长、护理部主任、护士长与护士之间的关系。这些关系是领导与被领导之间的关系,尽管职责与具体工作方式不同,但为患者服务的目标是一致的。在这种关系中,领导者一定要以身作则,严于律己,同事之间要团结一致,相互沟通,相互支持,处理问题既要有原则性又要讲究艺术性,工作中要顾全大局,下级尊重上级。

2.同级护际关系 护理工作整体性很强,由于分工的不同,护理人员与护理人员之间的角色、责任,也相应地有所区别,如:治疗护士、护理护士、大小夜班护士等,形成了护士与护士之间协调一致的工作关系。这种关系的协调与处理,必须坚持以患者利益为重的原则,要求每个人都应以严肃、认真、诚恳、热情的态度做好自己所承担的每一项工作,同时要主动协助和积极配合他人的工作,使得整个护理工作能够准确、及时、高质量地完成。

思政育人案例

护士长带领一位临床见习的学生给患者取静脉血化验,虽然护士长事先给学生讲解了静脉穿刺的要领,但是实操时学生仍有些紧张。实习生第一针未能穿刺进入血管,第二针又将血管刺破,因此双手有些哆嗦。实习生心想:"不取出血来决不罢休!"于是镇定一下又要穿刺第三针。此时,护士长将针要了回来,并说:"你考虑过病人的痛苦没有?"实习生带着一股怒气离去。护士长一针取出血来,并对病人说:"对不起,让您受苦了!"病人却不以为然地说:"没有关系,培养学生也是应尽的义务。"片刻,实习生又返回,并羞愧地对病人说:"我是实习生,由于技术不熟练给您带来了痛苦,请您原谅!"病人却严肃地说:"有点痛苦算不了什么,不过要记住你们服务的对象是人,不是标本!"实习生点了点头。然后,病人又说:"好了,不要紧张!我仍然支持你们的实习,技术会慢慢熟练的,我相信你将来会成为一名优秀的护士。"实习生连声说:"谢谢。谢谢!"而后离去。请对该案例中实习生护士长和病人的行为进行伦理分析。

伦理分析:

1.实习生给病人静脉取血两次未成功,但由于虚荣心不顾及病人的痛苦,而把病人当成"活标本",欲再次取血,虽经护士长提醒也未醒悟,反而带着不服气而离去。以上都说明实习生缺乏基本的同情感。后来,实习生良心发现,对自己的行为内疚而主动地去向病人道歉,这是认识上的转变,也是值得欢迎的。

2.护士长体谅病人的痛苦,严格要求学生,这是责任心的体现。

3.病人密切配合学生实习,履行了培养医生的社会义务,并且不计较个人的痛苦以诚挚的态度教育、鼓励和信任学生,都是高尚道德的表现。

(三)建立良好护际关系及护理道德的要求

1.彼此尊重,相互学习 护理人员之间的关系是同行、同事的关系。护理工作具有目的同一性、工作的协调性、业务的竞争性等特点。护理人员之间应相互尊重,相互学习,取长补短,共同提高。有经验的资历深的护理人员有义务、有责任帮助关心年轻的护理人员,使他们掌握正确的护理方法和技巧,在护理实践中要热心、耐心地做好传帮带工作。

护理人员之间是相互平等的,护理人员应该自尊、自重、自强,同时也应该尊重别人,学人之长,补己之短。同事有困难,应该以诚相待,热情帮助;当同事取得成绩时,应该虚心学习,认真求教。要维护同行的威信,相互尊重人格,切忌同事之间不服气,相互贬低等不道德行为。同行之间,相互支持,同心同德为患者服务是护理人员应有的良好品德。

要处理好上下级护际关系。护理副院长、护理部主任、护士长应以身作则,严于律己;对下级护理人员要从严要求,又要关心爱护,支持他们做好工作,关心他们的进步和成长。下级护理人员要服从领导,尊敬老师,虚心求教,勤奋学习,不断提高。

2.团结协作,密切配合 护理工作的目标就是一切为了患者的健康,护理人员为了这一共同的目标,应团结一致,密切配合,相互协作。当遇到突发事件,不管是分内还是分外,都应把患者利益放在第一位,主动配合,积极参与救治工作。当工作中发现一项必须完成的护理措施被疏漏时,不应受分工的不同或人际关系亲疏远近的影响,应立即采取补救措施,决不能事不关己,等闲视之。不管护理人员如何分工,其目标职责是一致的,这决定了护理人员之间的关系具有合作协调的特点。护理工作还有严格的连续性、继承性和较强的时间性,因此必须强调护理人员之间相互衔接、团结一致、密切协作。

护理学的发展不仅要求护理人员努力工作、具有协作精神,还应提高业务技术,不断更新知识,这就需要护理人员进一步扩大知识面,提高理论知识水平和专业操作技能,在护理实践中不断充实和丰富自己的知识,这样才能具有为患者健康服务的本领。

3.明确分工,尽职尽责 护际关系既要强调团结协作,也要强调明确分工、各尽其责。实行科学明确的分工,使护理工作有条有序、责任明确,这是护理工作制度化、秩序化、规范化的重要保证。

护理人员都要按照各自的分工和职责,坚守岗位,恪尽职守,做好自己的工作。护理人员往往按工作内容不同有明确的分工,例如护理人员常分为主班护理人员、治疗护理人员、药疗护理人员、临床护理人员、总务护理人员等。在同一医院里,护理人员又分为病房护理人员、供应室护理人员、手术室护理人员、营养室护理人员和门诊护理人员等。不同责任的护理人员都应明确自己的职责和分工,在各自的岗位上发挥"螺丝钉"的作用,精益求精地完成护理任务,从而形成一个协调一致的整体护理群体,使护理工作达到科学化、制度化、规范化、整体化的要求,避免在工作中拖延、推诿,影响整体护理质量和医疗工作质量。

二、医护关系及其道德要求

(一)平等协作

在医护活动中,医生和护理人员具有维护患者利益的共同目标。两者只有分工的不同,并无主次之分。医护关系在交流—协作与并列—互补中使得医护之间产生平等协作的关系。在治疗疾病的过程中,医疗与护理是两个并列的因素,医生的诊疗活动与护理人员的护理活动,既有区别,又有联系;既有分工,又有合作。

医生的主要职责是做出正确的诊断和采取恰当的治疗手段。护士的主要职责是能动地执行医嘱,做好基础护理、专科护理、心理护理。一方面,向患者解释医嘱的内容,取得患者的理解与合作。另一方面,如果发现医嘱有误,不是盲目执行,而是积极提供信息,主动向医生提出意见和建议,予以纠正,起到互补作用。医生和护士工作在本质上是平等的,只是侧重面有所不同。护士执行医嘱,只是医护结合的一种形式,并不说明护士从属于医生。护理工作有它的独立性和专业性,这是医生不能代替的。

(二)尊重与信任

治疗和护理是医疗工作的两个重要组成部分。医护双方为其承担着恢复患者健康的重任。医护之间应相互尊重信任,双方要充分认识对方的职责和作用,承认双方工作的独立性和专业性,支持对方的工作。在医疗过程中,护士接触患者最多,对患者的病情变化,心理变化,了解得比较仔细全面。要主动将患者的症状、体征等有关信息提供给医生,并对诊治措施提出合理的意见,医生要重视、信任并尊重护士临床哨兵的角色作用;护士要尊重、信任医生,积极主动地协助医生工作,认真、能动地执行医嘱、多为医生提供及时准确的患者病情变化的信息,密切配合,提高服务质量。

(三)监督与制约

为了维护患者的利益,防止医护差错事故的发生,医护双方必须相互监督和制约,这既对患者负责,也对医护双方负责。在诊疗护理过程中,工作中的互补可使医护人员发现对方忽略或忘记的一些本身应该做而没有做的医疗护理措施,或者有时因为多种原因,如认识不一致,或工作头绪繁多,而忘记执行某一项临时医嘱或措施,这就必须互相提醒对方,监督对方。医护双方在工作中应虚心接受别人的批评、帮助和监督,对彼此出现的差错事故要及时提醒,不能遮遮掩掩,更不能互相责难、相互拆台或隐瞒。

护理人员与医生关系的好坏直接影响患者的利益,影响医院的目标能否实现。作为护理人员,在具体与医生相处的过程中,首先应了解医生的意图。这不仅需要扎实的专业知识,还需要对患者的责任心。护理人员不仅应知道医生为什么要用某药,知道用此药后的正常反应和不良反应,知道用药期间的注意事项,而且还有责任向患者讲解清楚。同时,在此期间发现问题应及时告诉医生,可能的情况下,给医生一些合理的建议。遇到不明白的问题,要同医生多沟通。当医生未及时把口头医嘱补上时,要提醒医生,或帮助医生补上,但要请其签字。其次,护理人员要协助医生诊断、检查,特别是医生在检查异性患者时,护理人员要在场,直到医生允许其离开为止。再次,护理人员本着对患者及医生负责的态度,应监督医生的工作。在执行医嘱的过程中,发现有错,要及时向医生反映,并纠正错误。如医生坚持错误,护理人员可拒绝执行。在手术结束时要核对、清点手术器械,确认无误后报告医生,允许其封闭切口。

三、护士与医技科室关系及其护理道德要求

(一)团结互助、合作共事

在与医技科室人员相处的过程中,护理人员仍然要本着患者利益第一的原则,与医技科室人

员团结互助,合作共事。护理人员与医技科室人员接触频繁,如送检标本,核对检查结果,领取药品,协助患者做特殊检查,都需要医技科室人员的密切配合与大力支持。

(二)互相学习、以诚相待

护技之间应相互学习,通力合作,互相体谅,减少埋怨。在实际工作中,科室之间常有分歧、矛盾,相互指责不仅不能解决问题,还会因为采取措施不及时补漏而延误患者病情,甚至危及患者生命。所以不管出现任何问题,双方都应以实事求是的态度,以诚相待,互相体谅,首先要从自己工作中找漏洞,同时要及时通报情况,分析原因,找出协调解决问题的方法。护理人员与医技科室之间是团结协作、合作共事的关系。这些关系的好坏直接影响患者的健康利益,也影响医院工作目标的实现。

四、护士与行政、后勤人员的关系及其道德要求

(一)护士要尊重行政、管理人员,理解并支持他们的工作

不论医院领导,还是职能部门的工作人员,都要树立为临床医护工作服务的思想,要支持、帮助护理人员做好工作,维护护理人员的正当权利和合法利益,在人员配备、专业培训、设备更新等方面为第一线着想。同时,护士也要尊重行政管理人员,既要如实反映临床第一线的需要,要求行政管理人员解决实际问题,又要树立全局观念,理解行政管理人员的艰辛,支持他们的合理决策,服从组织领导。

(二)护士要尊重后勤人员,珍惜并爱护其劳动成果

后勤工作是医院工作的重要组成部分,它负责对物资仪器设备、生活设施的提供和维修,是护理工作正常进行和提高护理质量的保证,是医院正常运转不可缺少的环节。后勤人员要树立为临床一线服务的思想。同时,护士也要尊重后勤人员的劳动,要充分认识后勤工作在医疗、护理工作中的重要作用。尊重后勤人员,重视后勤工作,珍惜并爱护他们的劳动成果,共同为患者服务。

护士与行政管理、后勤人员之间的关系是平等协作的关系,其目标仍然是一致的,都是为了患者的利益,他们之间相互关系处理的好坏,也直接影响患者的利益。

 思考与练习

1.什么是护际关系?

2.如何处理好医生与护理人员的关系?

3.如何看待护理人员与医院共生存的关系?

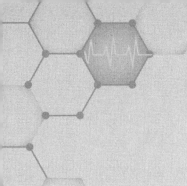

项目5
护士与高科技的伦理关系

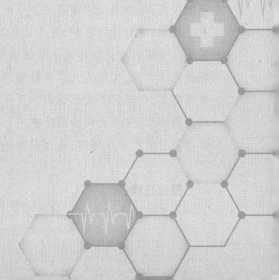

【学习目标】

1. 掌握：护理高科技的伦理规范；人工生殖、人体实验的伦理原则；器官移植的伦理问题及确定受体标准。

2. 熟悉：护理科研的伦理意义。

3. 了解：人工生殖的类型；人体实验的类型、伦理矛盾；器官移植的类型。

▶▷ **思政育人目标**

通过本项目的学习使学生深刻理解护理人员在工作中应充分认识医学高科技的合理应用范围,树立为大多数人服务的原则。在高科技的使用中,提高整体医疗服务质量,趋善避恶,避免副反应对人体近期和远期影响,充分发挥高科技的优势,为人类的健康服务。

▶▷ **思政育人案例导入**

针灸铜人——中医药文化走向世界的见证

宋代以前,针灸理论的载具是《明堂图》、一般面有人体的正反两面,在人体的某些部位标注上圈圈点点来表示针灸穴位。但是,没有立体、直观的形象作为参考,仅仅依靠书本和图谱来学习针灸穴位,学生学习和掌握起来有一定难度,并且容易产生错误,针灸铜人,可以说是一项划时代的创新。"针灸铜人"简称"铜人",是指刻有穴名的人体铜像,是形象直观的人体针灸穴位模型。铜人以当时男子身高为标准,外壳可以拆卸,胸腹腔也能够打开,可以看到腹腔内的五脏六腑,其身体表面刻画着人体十四条经络的循行路线,并按宋代针灸的国家标准将全部354个阶穴详细标注。在宋代的针灸教育中,针灸铜人既是老师讲授"人体验穴"课的直观教具,又是学生测试"脑穴定位"的标准答案。考试时,在铜人体表涂蜡,一方面遮盖上面刻写的穴位及经络,另一方面堵住代表穴位的针孔。在铜人体内注入液体后,操作者取穴进针,如果取穴准确则液体流出,如果取穴不准确则针不能进入,自然也无液体流出。学生对穴位掌握是否准确,由此可以非常明显地考查出来,而且标准统一。针灸铜人不仅在宋代的针灸教学中起到了关键作用,在今天的针象教学中,仍发挥着不可替代的作用。

2017年1月18日,国家主席习近平在访问世界卫生组织期间,出席赠送中医针灸铜人雕塑仪式,此举为全球健康送上了中华文化的智慧。习近平主席在致辞中指出:"要继承好、发展好、利用好传统医学,用开放包容的心态促进传统医学和现代医学更好融合。中国期待世界卫生组织为推动传统医学振兴发展发挥更大作用,为促进人类健康、改善全球卫生治理做出更大贡献,实现人人享有健康的美好愿景。"我们有义务把中国文化特别是中医药文化带到海外,让全世界人们认识中医药、了解中医药、接受中医药,充分发挥中医药在治未病中的主导作用、在重大疾病治疗中的协同作用、在康复中的核心作用,让全世界人们享受到中医药所带来的健康保障,最大限度地发挥中医药的优势,造福全人类。

思政延伸:

本案例为大家介绍了针灸铜人的历史以及习近平总书记将针灸铜人带出国门的故事。

这是一件让国人引以为自豪的大事件,可以激发中医人深深的爱国情怀。正如习总书记所说:"我们要继承好、发展好、利用好传统医学,用开放包容的心态促进传统医学和现代医学更好融合。"我们期待与世界卫生组织一道,为推动传统医学的振兴发展发挥更大作用,为全球卫生质量提供"中国处方",实现人人享有健康的美好愿景。

从这个案例中,我们也看到了中国人的友善品质。这个故事告诉我们,针灸的疗效是肯定的,针灸的未来是光明的。针灸凝聚了我国古人伟大智慧,值得进一步研究和挖掘,其发扬光大与传播需要一代又一代人的努力。为了更好地传承针灸、发展针灸,我们除了要不断增强民族自信、文化自信以外,还需要怀着中国人最大的友善和诚意,将传统针灸与现代医学接轨,将针灸带给全世界,造福全人类。

育人名言

医可为而不可为,必天资敏悟,读万卷书,而后可以济世。不然,鲜有不杀人者,是以药饵为刀刃也。吾死,子孙慎勿轻言医! ——叶天士

学习任务 5.1 医学高科技应用中的道德新思考

现代医学科学技术已在临床、诊疗、护理、预防和保健康复中发挥着越来越重要的作用。随着现代高科技的蓬勃发展,医学中高新技术的应用不断拓宽,已成为现代医学发展的必然趋势,由此引发的伦理争议也日益增多;同时,高科技在医学应用中的正、负效应也成为人们密切关注的问题。

思政育人案例

韩国昔日的"首席科学家"黄禹锡曾经被称为世界上第一位利用克隆技术获得人类胚胎干细胞的科学家,被誉为韩国的"民族英雄"。

"黄禹锡神话"破灭始于 2005 年年底,韩国文化广播公司新闻节目报道了黄禹锡在研究过程中"取用研究员的卵子"的丑闻。首尔大学随后的调查证实,黄禹锡发表在《科学》杂志上的干细胞研究成果均属子虚乌有。黄禹锡"学术造假"丑闻令科学界震惊。首尔大学解除了他的教授职务,韩国政府也取消了授予他的"首席科学家"称号。黄禹锡名誉扫地,韩国也为之蒙羞,但唯一让韩国人稍感欣慰的是,调查委员会确认,黄禹锡的主要"成果"之一、全球首只克隆狗"斯纳皮"并无造假成分。

韩国检察部门在 2006 年对其提起诉讼,并于 2009 年 8 月对其提出诈骗、侵吞研究经费和非法买卖人体卵子违反相关法律等指控。

讨论:

结合本章所学知识分析护理人员科研伦理要求。

医学的发展以科学技术发展为先导。现代医学技术属于现代高科技的一部分,很多高科技都能很快地运用于医疗预防活动中。如放射性同位素的发现促使核医学的发展;随着医学工程学的发展,人们提出了防病治病的新措施;生物技术的发展和应用,改变了人类生老病死完全由自然安排的规则。但任何科学技术的发展都是一把双刃剑,它在给人类带来福音的同时,也给人们提出了许多需要思考和研究的伦理问题。

一、高科技在医学领域的道德效应

(一)高科技在医学中应用的正效应

首先,它能为诊断疾病提供可靠的信息资料。如各种放射、造影、磁共振技术为诊断疾病提供了可靠的依据,提高了疑难病的诊疗水平。其次,它代表着医学的高水平服务。如基因诊断治疗、干细胞研究、生物制品的应用、器官移植的应用促进了医疗质量的提高,为保障人类身心健康提供了有力保障。

(二)高科技在医学应用中的负效应

高科技应用中缺乏合理的配置。如医院之间出于竞争的需要,盲目重复引进核磁、CT,造成贵重医疗仪器使用效率不高,给单位造成一定的经济损失,或因使用人员技术操作不熟练,高科技设备长期不能开启使用,无法发挥其应有效益,造成有限卫生资源的浪费。其次,高科技在使用中发生了背离医学目的的情况。如有的医院为了获取高额经济收入而引进使用高技术,有些高科技设备的使用超出了正常使用的范围,满足了一些人的不合理要求。再次,过度依赖高科技设备在医学中的应用,也会对医学人才的培养产生不良影响,使一些医务人员过度依赖高新技术,忽视临床实践,忽视观察和思维能力的训练,忽略了基本诊疗操作能力的培养,给医学人才的全面成长造成了不利影响。

二、高科技在医学领域应用中的深层道德问题

高科技在改变着人类的生活内容和生活方式的同时,也改变着人与人之间伦理道德关系。不少科学家认为,当今社会高科技时代也是迫切需要加强道德素养的时代,这强调了在高科技时代应加强医学伦理道德教育,并要求高科技在医学中的应用应符合生命伦理学规范,符合社会发展的需要,符合社会伦理道德,使高科技在医学中的应用得到健康的发展。

(一)高科技应用中应重视生命质量

高科技在解除患者痛苦、抢救生命中发挥了积极的作用。特别是人工呼吸机、心脏起搏器、除颤仪的应用,使很多临床死亡的患者恢复了生命。但是对患者已出现脑死亡或患有严重先天性缺陷新生儿的生命,虽然高科技可使其恢复呼吸和心跳,但如果患者出现脑死亡是否继续抢救,抢救成功后,给社会、家庭带来的是正面影响还是负面影响,这一系列的伦理道德问题,需要引起大家的思考和重视。这时医生要与患者家属密切沟通,尊重患者家属的意见。

(二)高科技应用与医学服务理念相一致

医务人员要充分认识医学高科技的合理应用范围,树立为大多数人服务的原则。在高科技的使用中,提高整体的医疗服务质量,趋善避害,避免副作用对人体近期和远期的影响,充分发挥高科技的优势,为人类的健康服务。

(三)高科技的应用与医学目的相统一

高科技在医学服务中应符合国际认同的伦理准则,并密切同各国传统文化特点相结合。医学高科技的应用与伦理道德相统一,是医学高科技应用的前提条件。

(四)高科技的应用要维护社会公共利益

要尽量使高科技充分发挥作用,减少资源浪费。在使用过程中,避免高科技给人类生存环境造成污染,给人类自然生态平衡造成破坏,使高科技最终能对人类的健康和社会发展产生良好的效应。

(五)高科技应用要遵守社会伦理道德原则

高科技应用范围越来越广,可改变人类的基因,也可改变人类的生殖方式。如克隆技术可创造出可供机体移植的各种器官,干细胞研究可治疗很多不治之症。但生物技术的应用要符合社

会伦理道德原则,否则就会使社会秩序混乱。

三、高科技在医学领域应用中的道德原则

高科技在医学领域应用的范围广泛,包括诊断、治疗、护理、康复、保健、美容等各个方面,高科技正逐渐提高着人们的生活质量水平。医务人员在应用高科技的过程中应遵守以下伦理道德原则。

(一)对人类有益原则

高科技的应用要利大于弊,人类所使用的科技手段要为人类造福,以提高人类的生命质量、减少痛苦、延长寿命为原则。

(二)避害原则

避害原则又称不伤害原则,指对人体施行医疗检查和临床试验时,不让患者或受试者身心受到伤害。在现实生活中,先进的科学技术的应用往往存在着"利害并存"的难题,所以"不伤害"原则实质上是"权衡利害"的原则,即在权衡对患者的利害关系之后,采用"两利相权取其重""两害相权取其轻"的原则。若纯粹从医学观点出发,凡是在医疗上是必须的,并且确认是对患者有益的检查、治疗和临床试验,在理论上都可以被认为是符合不伤害原则的。

(三)公正原则

在使用高科技医疗服务时,必须坚持公平和正义,以保证社会能够在有序化和合理化中运转,使人与人之间的关系圆满和谐。公正既是伦理道德所要求的,也是法律所规定的内容。具体在医学伦理学中,常用的是分配性质的公正性。它要求依照公平机会规则进行分配,主张不论个人的种族、性别、宗教、社会地位以及智力如何,均应得到相同的对待。但这一分配原则往往受到社会制度、经济水平、卫生资源不足和医疗资源稀少的限制。

(四)知情同意原则

知情是指患者被告知并知道事实真相,同意是指自愿同意、遵从或应允。知情同意原则要求除必须是知情的与自愿的以外,患者还必须有能力做出决定。知情同意符合现代医患关系中要求的医患共同参与型的技术模式,保护了患者的合法利益,使受施人免受欺骗和威胁。

(五)保密原则

医务工作者有义务保护受施者的隐私权,特别是对患者的基因信息,辅助生育出生的孩子,人类干细胞的采取及培养和使用,以及对骨髓库、精子库提供者等均给予保密,并给予尊重。在医患关系处理上,患者有权要求对其病史、会诊、检查、治疗、病情变化和私人事务进行保密。

(六)高科技的使用应严格掌握适应证

高科技在应用过程中,要严格掌握适应证,特别是在辅助检查方面,如果不注意适应证,医生为增加医院收入,乱给患者使用,就可能使患者负担过重,患者认为现在看病难,看不起病,引起社会大众的不满。

(七)审慎原则

高科技的应用一定要谨慎,使用时一定要有上级有关部门及专家的伦理学分析及技术质量、

科技含量的鉴定,要经过动物试验、人体试验等一系列的过程。生物技术的应用更要慎重,如克隆技术的研究、基因组药物研究及其专利、转基因动植物食品的安全性研究等,在应用于人类之前,一定要慎之又慎,否则,就可能会对社会的稳定和伦理道德造成很大冲击,给人类带来沉重的负面影响。

学习任务5.2　高科技在医学应用中的具体道德问题

高科技时代改变了人类的生活内容、生活方式,也改变了人与人之间的伦理道德关系。在涉及人类健康、人类前途和未来的潜在问题上,迫切需要在伦理道德上给予规范和评价。

一、人工生殖技术中的道德问题

人工生殖技术是指通过对卵子、精子、受精卵、胚胎的操作处理,最终达到治疗不育的系列技术,也称为医学助孕技术。人工生殖技术起步于20世纪80年代,给成千上万不孕不育的家庭带来了福音。但是这一造福人类的"幸福工程"为许多不孕夫妇解决生育难题的同时,也带来了一系列的社会、法律和伦理问题,其中伦理问题尤其值得注意。

(一)人工生殖技术的分类

1.人工授精　是指用人工方法将男性精子注入女性体内,以达到受孕目的的生殖技术。这种技术实际上取代自然生殖过程中的性交这一环节,主要用于解决男性精子质量差等不孕症。人工授精又分为两类:一类为夫精人工授精。主要解决男性少精、弱精、液化异常,性功能障碍,生殖器畸形不能性交等问题。另一类称作供精人工授精,即采用第三者的精子注入女性体内,主要解决男性无精子、严重少精、弱精、输精管术后期望生育而复通术失败,男方或家族有不宜生育的严重遗传性疾病等问题。

人工授精的伦理问题主要产生于供精人工授精。其精子来源与丈夫毫不相干,这自然会引起人们的异议。另外还存在着供精者与接受家庭之间的保密性问题、接受家庭的适应证、同一精子使用次数以及接受家庭知情同意等伦理问题。

2.体外受精　又称为试管婴儿,是指分别取出精子和卵子,在试管中使卵子受精,培育成胚胎,然后再将胚胎植入子宫的过程。这项技术主要应用于解决女子不育症。如女性输卵管障碍、排卵障碍、子宫内膜异位症等。根据精子、卵子以及怀孕者是否为配偶的三个因素,体外受精有多种组合状况:丈夫的精子和妻子的卵子;丈夫的精子和第三者的卵子;妻子的卵子和第三者的精子;第三者的精子和第三者的卵子的结合。之后,上述4种体外受精后的胚胎还要被置入妻子的子宫或植入代孕母亲子宫,由此,会产生比人工授精复杂得多的社会伦理问题。

体外受精除存在与人工授精同样的伦理问题外,还存在着卵子库的管理、生育与夫妻性的分离,以及孩子成人后身份的认定,寻找了解遗传父亲和母亲的权利等问题,最主要的伦理问题还是代孕母亲问题,我国已有明确规定,禁止对不孕夫妇实施代孕技术。

（二）生殖伦理原则

我国国家卫生和计划生育委员会颁布了《人类辅助生殖技术管理办法》及《人类精子库管理办法》，规定从事人类辅助生殖技术的医疗单位及申请人类精子库的单位必须经过上级有关部门的严格审批，任何个体从业者不得从事人类生殖技术工作。从事人类辅助生殖技术的单位必须建立医学伦理学委员会，并严格遵守有关人类生殖技术管理及人类精子库管理的相关要求，我国目前在辅助生殖方面的主要伦理原则有以下五个方面。

1.开展辅助生殖技术应以保障人民健康为目标 开展辅助生殖技术应以保障人民健康，促进该技术安全有效和健康发展为目标，并与国家计划生育政策、伦理原则和有关法律规定相符合。

2.知情同意原则 医务人员对要求实施辅助生殖技术且符合适应证的夫妇，须让其了解实施该技术的程序、成功的可能性和风险以及接受随访等事宜，并签署知情同意书。医务人员对捐赠精子、卵子、胚胎者，须告知其有关的权利和义务，包括捐赠的无偿性、健康检查的必要性及不能追问受者与出生后代的信息等情况，并签署知情同意书。

3.严格控制实施范围的原则 对要求实施生殖技术的夫妇，必须出具患有不孕症的、不适宜自然生殖的、男性或女性绝育而子女夭折的夫妇、烈士生前储藏精子而尚没有子女的妻子等的证明，医生不能任意扩大其范围。对未婚男女、非不孕症而又无特殊理由的夫妇、寡妇等均不得实施。

4.互盲与保密原则 凡是利用捐赠精子、卵子实施的辅助生殖技术，捐赠者与受方夫妇、出生的后代须保持互盲，参与操作的医务人员与捐赠者也须保持互盲。医疗机构与医务人员对捐赠者和受者的有关信息要严格保密。一个供精者的精子最多只能提供给5名妇女受孕，医务人员不得实施代孕技术。

5.人工生殖技术禁止买卖的原则 不得以任何形式买卖卵子、精子、胚胎。但是，可以给予捐赠者必要的误工、交通和医疗补助。

二、基因诊断和基因治疗中的道德问题

基因是脱氧核糖核酸螺旋链上的功能性片段，是遗传的基本单位。人类基因组研究计划的完成，促进脱氧核糖核酸芯片技术的发展，为基因诊断治疗提供了技术保障。基因诊断以其极高的特异性和敏感性使人们深化了对疾病本质的认识，为实现早期诊断、早期治疗创造了条件，有可能成为预防医学发展的理论和技术基础。随着越来越多的遗传病和其他疾病相关基因的发现、生命科学和信息技术的融合，基因在诊断和治疗疾病上的可信度正在不断提高，并为攻克遗传病和一些不治之症带来了希望。

基因诊断是运用现代分子生物学和分子遗传学方法检查基因的结构及其表达物是否有异常或携带病原微生物，从而确定疾病的一种医学诊断方法。它不仅能诊断出已患疾病，还能在出现症状前甚至在出生前、胚胎着床前，诊断出患病发生的潜在可能性及其预后，从而使疾病得到早期预防和治疗。基因诊断目前主要用于判定某些遗传病、传染病、肿瘤等，另外还可以用于婚前检查、产前诊断、亲子鉴定等。

基因治疗是指将人的正常基因或有治疗作用的基因通过一定方式导入人体靶细胞以纠正基

因的缺陷,从而达到治疗疾病目的的生物医学新技术。目前,基因治疗技术和方法日趋多样化,按基因导入的形式分为体外导入法(即将患者的部分组织或细胞取出,在体外培养导入基因后,再回输入体内)和体内直接导入法;又可分为异位导入和原位导入。基因治疗已用于多种疾病,而目前人们主要对体细胞的基因治疗展开了研究,利用此疗法对一些单基因遗传病已取得了一定疗效。现在研究的重点又逐渐扩展到多基因疾病,如肿瘤、心血管系统疾病、神经系统疾病、自身免疫性疾病、内分泌系统疾病以及病毒感染疾病等。而生殖细胞的基因治疗将会引起关于操纵未来人种特征的伦理问题,目前只是处于实验阶段。

(一)目前主要的伦理问题

目前存在的主要伦理问题有以下四种。

1.胎儿的生命权和父母的选择权　先天遗传性疾病及其胎儿疾病的产前基因诊断明确后,是应该继续保留还是舍弃?国内外对患病胎儿与健康胎儿是否有同等出生的权利展开了争论,其结果莫衷一是。站在生命质量的立场上,认为患有遗传病或严重畸形的胎儿出生会给家庭、社会带来沉重负担,胎儿出生也无幸福可言,那么应该同意进行选择性流产。但是,有的父母认为有一个患病的婴儿也比没有孩子强,所以不愿意流产。因此,生命质量的观点与父母的选择权的冲突是基因诊断遇到的首要伦理问题。

2.生殖细胞基因治疗　目前生殖细胞的基因治疗是争论最激烈的伦理问题。一方面,生殖细胞的基因治疗若成功,将从根本上消除某一病种的垂直传播而造福后代。另一方面,这一技术可能改变人类的多样性,对人类的生存产生深远的影响,如人能否改变人,人的尊严何在,又应以什么标准来改变人等伦理学讨论仍无一致看法。因此,国际上和一些国家不支持生殖细胞的基因治疗。

3.人类遗传物质的纯洁性、神圣性是否受到了亵渎　国外有些人将生命和人的权利的神圣性扩展到遗传物质,而基因治疗涉及人的遗传物质。因此,他们认为基因治疗是对遗传物质纯洁性、神圣性的亵渎。但是,有些人认为目前基因治疗只限于无特殊治疗方法的体细胞,体细胞基因治疗只涉及患者个体,因此它和药物治疗疾病一样,既然药物治疗行得通,那么基因治疗也应该是可行的。

4.安全性问题　逆转录病毒是比较常用的基因转移的载体,在用重组的逆转录病毒为个体患者进行基因治疗时有潜在的危险:一是接受治疗的患者易患癌症,二是逆转录病毒偶尔置入别的正常基因中,可能危害人的正常细胞生长。另外,基因治疗在人体细胞内附加了正常基因,而有缺陷的基因仍在人的细胞中,并可以传给下一代,这样以前可能被自然淘汰的基因仍会留存下来,长此下去人基因中有缺陷的基因数目就会增加,是否会造成人类的基因退化?

(二)基因诊断和治疗中的伦理原则

由于在基因诊断、治疗方面存在着伦理之争,加上它还处在临床实践阶段,因此,医务人员应慎重对待,并遵守以下伦理原则。

1.知情同意　在实施基因诊断、治疗前,医务人员必须向患者或其家属做出相应的适当解释,使其对相关的主要问题的信息做到充分理解,然后做出是否接受基因诊断、治疗的决定,在知情同意的前提下实施基因诊断和治疗。

2.有益于患者　在实施基因治疗前,医务人员必须在医学上做出评估,并确信:①其他疗法无效而基因治疗有效;②在动物实验的基础上,经过人体试验,预期疗效大于危险;③治疗方案报请有关部门审批,经同意后方可实施;④保证新基因正常插入细胞,并保存长时间充分发挥作用,而且在细胞内有适当的水平表达。

3.保守秘密　应对实施基因诊断、治疗的患者保守秘密,这是医务人员的道德义务,因这类疾病的泄露会给患者带来婚姻、就业等多方面的影响。如果需要在适当范围内公布病情,一定要征得患者同意。

三、器官移植中的道德问题

器官移植是指将健康的器官移植到另一人体内的手术,以取代受者体内已损伤的、病态的或者丧失功能的相应器官。广义的器官移植不仅包括肾、心、肝、胰、肺等实质性器官移植及其联合移植,还包括骨髓、角膜和胰腺等组织细胞的移植。器官移植从 20 世纪 50 年代初期起步,目前已成为临床上挽救危重患者生命的有效手段。进入 20 世纪 80 年代以来,器官移植开始了新的飞跃,发展迅速,种类繁多,成绩显著。在肾移植方面,全世界肾移植以每年 4 万例的速度增长,一年成活率为 86.6%,最长的已达到 29 年以上。目前肾移植已成为治疗终末期肾病最理想的方法。在肝脏方面,20 世纪 90 年代中期,移植总数已过了 3 万例,且每年以 4 000~5 000 例的速度增长,原位肝移植五年生存率达 70%,生存期最长的已超过 22 年。心脏移植已成为挽救终末期心脏病患者生命的唯一有效方法,现在全世界每年有 3 000 例左右的患者采用这种技术,有 70%的患者的生存期已超过 4 年。此外,肺移植、心缸移植、骨髓、胰岛移植、甲状旁腺移植、脾移植均有相当大的发展。

充足的、高质量的供体器官是开展器官移植的前提。目前器官移植的突出矛盾是供体器官来源匮乏,严重地阻碍着器官移植工作的开展。世界上 80%以上的实质器官移植来源于脑死亡的尸体,活体供体只占相当小的比例。由于器官供体的严重缺乏,目前所实施的器官移植仅能满足不到 1/3 等待移植的患者,许多患者在等待移植期间死去。器官移植的另一难题是移植后的排斥反应,器官移植和输血相似,组织型符合才有效,否则移植的器官就会被排斥引起严重的后果。20 世纪 70 年代末,瑞士发明了一种环孢霉素的新药,能对抗排斥反应,从而使器官移植取得了良好的效果,使器官移植手术成功率大幅度增加。制约我国器官移植的难题还有昂贵的手术费用:肝移植约需人民币 30 万,心脏移植需人民币 20 万~30 万元,每年服用免疫抑制剂及抗排斥反应药物大约也需几万元钱。

为了更好地开展器官移植工作,不仅应打破传统的道德观念的桎梏,还应该恪守下列伦理原则。

思政育人案例

某医院接到河南某县农村一位小学教师的来信,他提出愿意将自己的角膜献出,以换取一定的报酬用于办学。他的理由:

1.当地经济状况极差,政府虽多方筹资,但仍有数百名适龄儿童无法入学。

2.他本人年近 46 岁,在 40 岁时全身浮肿,确诊为慢性肾炎、肾功能不全。目前虽能坚持工作,自感生命有限,愿将其角膜献出,为改善本乡办学条件做点贡献。对此,应如何回信答复?

伦理分析：

首先应肯定这位教师的奉献精神是可贵的，但此举不能支持，理由：

1.世界不少国家法律规定，器官不能商业化。我国虽无立法，但此举也不被允许。

2.为改善办学条件而使一个人失明，这是不人道的。

3.医生的职责是治病救人、减轻病人的痛苦，不能因其他目的而给患者带来新的伤害。

4.个人的付出不可能使当地办学条件得到根本改善。

（一）实行器官移植准入制度

具有三甲医院或具备三甲医院技术水平的专科医院才能实施器官移植手术，并设置严格验收、评审程序，防止各级医院不考虑自身技术、设备条件盲目上马，给人民生命及财产造成损失。因为此手术属高难度手术，术前准备、术后观察、用药护理都非常关键，任何环节都不能出现问题。

（二）树立新的道德观

阻碍我国器官移植的首要难题，是器官来源匮乏。主要原因是中国人深受几千年封建思想的影响，儒家伦理观认为"身体发肤，受之父母，不敢毁伤，孝之始也"，普通民众"死要全尸"的观念根深蒂固。即使有人想捐献遗体，其子女、家属、亲友也未必同意。这种中国人传统的生死观，严重束缚着人们的思想，阻碍着人们捐献器官为他人造福的高尚行为。对活体供者，坚持符合标准、无任何压力、明确利弊和出于利他动机的情况下摘取器官，尽量避免或减少合并症。应加大宣传力度，消除人们的恐惧感，使我国志愿捐献者的队伍不断壮大。对尸体供者，拒绝捐献往往出于公众的传统观念——保护尸体完整。实际上大多数人并不了解如何摘取器官，经过精心手术摘除器官后，家属见到的遗体形象仍然会完整如常。

（三）坚持知情同意原则

从尸体上摘除器官和组织，一定要有死者生前自愿捐献的合法有效的书面或口头遗嘱。对活体捐献者，尊重其知情同意更是不言而喻。但目前自愿捐献者较少，活体器官捐献主要来源于受者的配偶和有血缘关系的亲属。为了做到真正客观、公正，术前的说明应该在医院伦理委员会的监督下进行，说明中至少应向供受体的家属交代以下事项：①某一活体器官移植的现状；②活体器官移植的手术过程；③器官摘取时可能发生的危险；④有关这一技术远期疗效及并发症发生率；⑤受体的病况和可能采取的治疗措施和预后；⑥出现并发症后可能采取的救治措施；⑦术后需长期使用免疫抑制剂及有可能带来毒副作用；⑧手术期费用及术后长期的医疗费用。在供受体完全知情的条件下，应该客观判断供者及受者本身或其监护人有无行为自主能力，还要帮助手术者排除其他来自内部或外部的压力因素的影响，最终获得真正意义上的知情同意。

（四）谨慎对待手术，争取手术成功

首先要严格掌握移植手术适应证，不做弊大于利的手术。供体选择方面，除了恪守自愿原则外，还应该遵守客观的指标。因供体本身健康与否，直接关系到活体器官移植术的成败，对符合条件者方可确定为供体。比如全身无感染性疾病，全身主要脏器功能良好，组织及血型相容性良好，年龄在 20~50 岁等。为了保护接受者的利益，医务人员应尽量争取移植手术的成功。

(五)稀有卫生资源的分配

人体器官是一种稀有的卫生资源,目前供不应求,那么谁应该先接受移植手术呢? 目前的依据是,一要考虑医学标准,主要指适应证。二是社会标准,如患者对社会的贡献,即照顾性原则;患者未来对社会作用的社会价值问题,即前瞻性原则。三是受者在家庭中的地位和作用问题,即家庭角色原则以及个人经济支付能力和排队的先后顺序等。

(六)设置医学伦理委员会

开展器官移植的医疗单位,必须设置医学伦理学委员会,解决手术中复杂的伦理纠纷,另外配合医生做术前知情同意方面的监督工作,及时纠正医务人员违反医学伦理道德的一些不良行为。

(七)禁止器官商品化

我国政府及世界各国都明确规定禁止器官买卖,提倡义务捐献。器官买卖一旦出现,将会导致以绑架、贩卖人口为手段来倒卖人体器官的现象。个别人因家庭生活所迫,也可能出卖自己的器官,这些均违反医学救死扶伤的人道主义精神,容易造成社会混乱。

四、人类干细胞研究中的道德问题

干细胞是机体在生长发育中起"主干"作用的原始细胞,它具有自我复制更新、无限增殖扩容及多向分化的潜能,是国际生命科学领域所关注的热点。干细胞按其功能可分为三类:第一,全能干细胞,它可以分化成人体的各种细胞,这些分化出的细胞可构成人体的各种组织和器官,最终能够发育成一个完整的人。第二,多能干细胞,具有分化为各细胞组织的潜能,但失去发育成个体的能力。第三,专能干细胞,是具有向一种类型细胞或相关类型细胞分化的干细胞。

当前,世界各国对干细胞的研究和应用在伦理问题上存在着争论,争论的焦点在于胚胎是不是人,是否应该受到尊重,胚胎是否具备"道德人格"和"道德地位"。反对利用人类胚胎进行干细胞研究和应用的人士,坚持胚胎就是生命,利用其进行研究和治疗是亵渎神灵、侮辱和践踏生命的尊严,如果允许运用胚胎进行实验,迟早会导致克隆人的出现,将给人类的生存环境、人类的多样性、人类的生命质量及社会带来很大的问题。

大多数国家支持胚胎干细胞的研究,他们认为如果在胚胎前期——胚泡阶段(通常在 14 天以内,胎儿形成之前)进行干细胞的研究,用于治疗严重难治愈的疾病,应予以支持。但参与研究的科学家必须遵守以下医学伦理原则。

(一)禁止生殖性克隆

人类胚胎干细胞研究可能涉及体细胞核移植技术,因此要对克隆技术严加管理,反对滥用体细胞克隆技术,严禁以用于复制人类为目的的任何研究。胚胎干细胞研究中还禁止将胚胎置入人类及动物子宫。

(二)谨慎对待胚胎实验

人类胚胎干细胞有三个来源,即从人工授精多余胚胎中获取胚胎干细胞,从流产胎儿中获取胚胎干细胞以及用体细胞核移植术创造胚胎获取胚胎干细胞。这三种干细胞的来源都涉及胚胎实验问题,必须谨慎对待。从不孕夫妇人工授精时多余的和自愿捐献的胚胎中分离和培养胚胎干细胞是合乎伦理道德的;从自愿捐献和人工流产胚胎中分离和培养的胚胎干细胞,可以看作等同于捐献器官用于器官移植,因此也是合乎伦理道德的;去核卵母细胞移植技术创造人类胚胎,因要取卵母细胞,须认真对待,避免滥用。

(三)辅助生殖多余胚胎研究的道德规范

使用自愿捐献辅助生殖多余的胚泡,应向捐献者说明胚胎将在研究过程中被损毁,胚胎在体外的发育不能超过14天,不允许将捐献胚胎重新植入妇女子宫。医疗机构在提供胚胎组织材料时,必须提供该材料的病原菌鉴定为阴性的书面证据。

(四)用体细胞核移植术创造胚胎的道德规范

卵母细胞必须是辅助生殖多余的,并由不孕夫妇自愿提供;用体细胞核移植所创造的胚胎,只能在体外培养,并不能超过14天,禁止将体细胞核移植术所形成的胚胎植入妇女子宫或其他任何动物的子宫。"人体—动物"细胞融合术,在非临床应用的基础研究,如满足上述要求可以进行。

(五)建立胚胎干细胞临床治疗的行为准则

将干细胞应用于临床的研究人员必须是经过专业训练、技术熟练、有执业资格的医务人员。要完善人类胚胎干细胞研究的专利保护和相关法规,反对在胚胎干细胞研究和应用中的商业炒作和牟取暴利行为。

(六)建立和健全干细胞研究的审查、监控和评估机制

干细胞研究的审查、监控单位应严格审查人类胚胎干细胞研究的计划,并对研究的进程和成果进行伦理评估,务必使人类胚胎干细胞研究符合国际上有关的章程、宣言和准则,符合我国的有关法律、法规或政策,有利于为人类健康服务。

学习任务 5.3　高科技在医学应用中的护理道德原则

各种高科技在医学应用中的任何环节,均离不开护理人员的参与,护理人员在不断学习提高自身业务素质,紧密配合医生完成各种高科技工作的同时,也要不断加强自身伦理学的修养,并应遵守以下护理伦理道德原则。

一、恪守职业道德

护理人员在工作中应时刻把救死扶伤、实行革命人道主义放在首位,尊重每一位接受治疗的患者,满足患者的正当合理的生理、心理需求。护理人员应以高度的同情心、责任心去护理每一位患者,严守医密,使患者放心;耐心做好心理护理,满足患者知情同意权,解除思想顾虑;细心做好各项护理工作,预防并发症,争取手术的最大成功。

二、业务精益求精

高科技的应用,需要护理人员不断加强学习,才能满足护理工作的需要,保证医护的密切配合,保证各种高难度手术的成功。从事高科技的护理人员,要翻阅大量国内外医学文献,了解该技术应用中的并发症、禁忌症,以及术前术后的护理要求,并对每一位接受治疗的患者认真做好护理评估,制订出切实可行的护理计划,并严格执行。认真观察病情变化,预防各种并发症的发生。认真做好各种护理工作,严格无菌操作。以高度的责任心、事业心,为人类的健康事业做出贡献。

三、遵从最佳选择

遵从最佳选择,即为择优的原则,是护理工作者必须遵守的护理原则。即在护理每位患者时,要选择最佳方案,即最有效原则,包括给患者造成痛苦最小、经济费用最低、效果最好、副作用最小等。

四、宣传适度得当

护理人员在与患者的接触或在社区工作过程中,要做好健康宣传教育工作,做好高科技应用的适应证、禁忌症的宣传,使广大群众了解当代各种高科技的适应证、禁忌症,并在其被广大群众了解的基础上,能够有所鉴别地为我所用。另外,还要宣传一些需要群众密切配合的工作,如义务捐献血液、骨髓、器官等,特别是人体器官的捐献,需要民众树立科学思想,破除迷信、奉献爱心。要向群众阐明自愿捐献是高尚的道德行为,是社会文明进步的标志,使整个社会树立"人人为我,我为人人"的道德风尚;使器官移植、遗体捐献作为一种高尚的社会道德体现和社会责任,而为社会所称颂。

 思考与练习

1.高科技在医学应用中的护理道德规范是什么?
2.器官移植有什么道德问题?

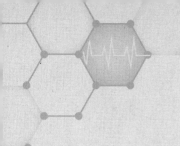

项目6
基础护理、整体护理和心理护理伦理

【学习目标】

1.掌握:基础护理、整体护理和心理护理伦理的含义。

2.熟悉:基础护理、整体护理和心理护理伦理的特点。

3.了解:基础护理、整体护理和心理护理伦理的意义。

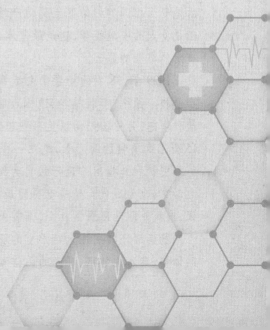

▶▷ 思政育人目标

通过本项目的学习,学生深刻认识护理工作要以人为中心,护士除利用精湛的技术为患者解除病痛外,还要用爱心去体贴和关心他们,使患者感到亲切,产生安全感,从而建立良好的护患关系,以利于治疗、护理的进行,以及病人疾病的康复。

▶▷ 思政育人案例导入

我国助产教育的开拓者——杨崇瑞

杨崇瑞,1891 年出生于北京通州的一个中农家庭,1917 年毕业于北京协和医学院。是中国近现代史上第一位医学女博士。她是中国近代妇幼卫生事业创始人,中国助产教育的开拓者。她创办了中国第一所现代化的助产学校,培养和造就了一支为民族的健康而奋斗的妇幼保健队伍。她以火热的事业心和强烈的责任感,勤奋耕耘 60 年,为我国的公共卫生、妇幼保健事业和助产人才的培养做出了杰出的贡献。

1922 年,杨崇瑞在协和医院妇产科工作,经常亲自到农村调查了解妇幼卫生状况。杨崇瑞致力于预防产褥热和新生儿破伤风工作,降低了我国孕产妇和婴儿死亡率。她利用临床工作以外的空余时间,在北京灯市口慈善工厂专为孕妇及其他女工进行产前检查和疾病诊疗,并在朝阳门外设立孕妇检查所,专门从事孕期检查及妇科治疗。

1925 年,杨崇瑞被选送到美国霍普金斯大学进修,留学经历让她视野大开,她逐渐认定公共卫生"是一条保障民族健康的捷径……对于样样落后、经济贫困的中国是最节约、最易生效的预防疾病、保障健康的方法"。两年后,杨崇瑞学成回国,在上海接受采访时表示,今后她要为祖国的妇幼卫生及助产教育事业奋斗终身。她说:"我是一个女人,我最关切的当然是女人的安危疾苦,这是最基本的一点。"这一句朴实而真诚的话,准确地道出了她选择从事助产事业的原因。

1929 年,38 岁的杨崇瑞主持筹建了中国第一所现代化的助产学校——北平国立第一助产学校。她把"牺牲精神,造福人群"作为这所学校的校训。作为校长的杨崇瑞,当时满怀激情和理想,为中国妇幼卫生事业拟定了一个大胆的 50 年计划。她希望能在 50 年内,培养出15 万名高质量的助产士,建立一个全国性的妇幼卫生保健网,使每一位中国妇女和婴儿都得到呵护。她指出:"助产教育为维护孕妇及婴儿健康之教育,为拯救无数妇女及婴儿生命之教育,也为现代女子最重要而最合宜之一种职业教育。我国妇女如能多具有现代助产常识,或执此职业以服务社会,其贡献于妇女界及我民族前差者,必十倍于其他事业也。"

杨崇瑞还特别注重对学生的职业道德教育。她认为助产士应具备的基本素质包括健康的体格、丰富的学识、高尚的品格和合作的精神。对如何培养合格的助产士,她指出,助产士必须具备的条件为二,学与术是也,二者相辅而行,不可偏废。学生毕业后,在社会服务,固应以学术二字为先,尤要注意于职业道德,始能大有发展。

在前半生中,杨崇瑞马不停蹄、从不懈怠,共参与创办了60余所助产学校,为中国培训接生员、妇幼卫生员40余万名,使我国的妇婴死亡率显著降低。1937年,她受聘成为国际联盟妇婴卫生专家,1947年被世界卫生组织聘为国际妇婴卫生组副组长。中华人民共和国成立后,成为卫生部第一任妇幼卫生司司长。

杨崇瑞生活极其简朴,终身没烫过发,没穿过高跟鞋、华美服饰,一生都过着粗茶淡饭、布衣布鞋的俭朴生活。她一生忙碌,终生未嫁。她曾说:"我和妇幼卫生事业结了婚,全中国的儿童都是我的孩子。"

思政延伸:

杨崇瑞热爱祖国、热爱人民、热爱她终生为之奋斗的妇幼卫生事业,像拓荒的老黄牛,勤奋耕耘,默默无私奉献。她主持助产教育,既教学生做学问,也教学生做人。她率先垂范,为人师表,以自己的实际行动实践"牺牲精神,造福人群"的校训,启迪青年觉醒,培养爱国为民的新人。她心里只有事业和人民,唯独没有自己。她一生未婚,生活简朴,廉洁奉公。她身居要职,却始终粗茶淡饭,过着俭朴的生活,把积攒下来的钱用于助产教育和地方妇幼卫生事业。她数十年滴滴心血倾注在事业上,克勤克俭,将节省下来的钱帮助地方开办妇幼卫生事业,资助生活困难的学生。1983年她逝世后,亲属根据她的遗嘱,把她积蓄的69万元人民币和书籍杂志全部捐赠给国家。

 育人名言

知识是从刻苦劳动中得来的,任何成就都是刻苦劳动的结果——宋庆龄

学习任务 6.1 基础护理、整体护理和心理护理伦理

一、基础护理的含义、特点和意义

(一)基础护理的含义

基础护理是指充分运用护理基本理论和知识,以护理基本技能为基础,结合人的心理、生理特点和患者康复的需求,满足患者最基本需要的护理。

(二)基础护理的特点

基础护理学是护理学的一门基础课程,是各专科护理的基础与保障。其宗旨是为患者创造一个接受治疗的最佳身心状态。其特点如下。

1.常规性 基础护理是最基本、最经常进行的护理工作,它包括最基本的护理操作项目和内容,按照一定的程序和规范,定时、定量地进行。基础护理有一整套常规的护理管理制度,如消毒隔离制度、护士交接班制度、探视制度、医嘱查对制度等。

2.协调性 基础护理在为患者提供护理和治疗康复环境的同时,还承担着为基本的诊疗工作提供必要的物质准备、技术协作的工作。如落实医嘱、领取和保管物品、消毒相关器械等都需要护士办理。这就要求医护之间要相互配合并协调一致,只有相互支持、相互监督才能完成医疗康复任务。同时,基础护理工作还起着协调护理人际关系的作用。

3.科学性 基础护理工作既繁杂、琐碎,又具有极强的科学性,因为人在患病过程中,身体机能、代谢以及形态都有可能发生某种程度的病变,由于个体的差异和生命的复杂性,这种病变或变化都是由不同的致病因素引起的,从而导致人体生理需要和生活上的变化。因此,护士在基础护理过程中就必须运用所学的医学理论和基础护理知识来应对这种疾病,随时观察和捕捉患者心理、生理上的不同需要,并满足患者心理上和生理上的需要,促进患者身体早日康复。

4.服务性 为患者提供治疗所需的生活服务和技术服务是基础护理工作最基本的任务和内容,如观察患者病情、监测生命体征、采集标本等。事实上,基础护理工作自始至终都是为患者、为医生进行全程服务的。

5.时序性 基础护理工作是一项长期例行性工作,在时间和顺序上都有具体要求。例如,晨间护理、晚间护理、定时测量体温和血压、患者按时午休等护理工作都有一定的时间要求和顺序规定。

6.信息性 完成任何一项工作都离不开信息支持,对患者进行有效诊疗更离不开医生、护士对其病情信息的掌握。基础护理因其具有常规性,护士在进行基础护理工作时接触患者,可以通过对患者生命体征的监测和身体与精神状况的观察,了解患者症状,并可获取某些体征。了解和掌握患者的病情变化,可为患者的治疗提供详尽的动态病情信息。

(三)基础护理的意义

基础护理是临床护理的基础和前提是临床各科护理的基础,是护理学的一个重要组成部分。

基础护理在临床上具有如下重要意义。

1.基础护理是一门综合性学问　基础护理是一门融科学知识和技能操作为一体的学问,护士只有将知识和技能完美结合,才能完成高质量的护理,通过对患者病情观察,深入了解患者需求,为临床治疗提出预见性护理措施,促进患者的康复,减少并发症,降低死亡率,进一步提高整体护理水平。

2.基础护理可融洽护患关系　基础护理可以协调和融洽护患关系,为患者提供良好的就医环境、生活服务,提高全程护理质量,促进护理工作更加贴近患者,得到患者的认可,使护理工作更完善,促进患者早日康复,提高危重病救治的成功率,降低病死率,并完成常规治疗。

3.基础护理是各专科护理的基础　基础护理是各专科护理的基础,也是患者诊疗中必不可少的环节。护理要做到贴近患者、贴近临床、贴近社会,要实现这个"三贴近",离不开基础护理。

4.基础护理是反映护士能力医院护理水平的标杆　基础护理是提高护士实践能力的前提和基础,是现代护理观的重要内容,体现了护士形象和护理工作的服务性,反映了医院护理水平,是医院管理质量的标杆。

5.基础护理是患者的根本需要　基础护理是患者的根本需要,是治疗的保证。基础护理是一项长期的不间断的工作。无论科学发展到什么程度,社会进步到什么程度患者需要的基础护理是不会改变的。

二、基础护理伦理

基础护理是各专科护理的基础,直接关系到临床护理的质量高低。基础护理伦理是护理工作人员在进行基础护理过程中,必须遵循的行为准则和规范。因此,护理人员在进行基础护理时,要不断地提高护理道德修养,为基础护理工作的顺利完成奠定道德基础。

(一)热爱专业,忠于职守

护士每天都要面对患有各种疾病的人,每天都为患者付出艰辛的劳动和汗水,护理工作是保证人类健康必不可少的崇高职业,每位患者治愈疾病都包含有基础护理的成果和价值。然而,人们对护理职业还存在偏见和不理解。有的人认为,护理工作是"伺候"人的工作,就是为患者端茶、递水、发药、打针,护理人员从事的工作技术含量低,地位低下。

(二)认真负责,一丝不苟

基础护理工作项目多,任务重,要求高,责任重大。护理人员要经常深入病房观察患者病情,严格地执行"三查七对"制度,防止出现任何差错,要严格执行各项规章制度和操作规程,要时刻把患者的安全放在心上。这就要求护理人员要有认真负责的精神和一丝不苟的工作态度。护理人员只有具有严格的工作作风、科学的工作方法、严谨认真的工作态度,注意观察周围环境和患者的病情变化,不放过任何异常现象,才能避免出现护理差错。

(三)团结协作,彼此监督

基础护理工作是一项综合性和协调性比较强的工作,不是哪一个人就能完成的工作,需要其他医务人员的支持和参与,特别是需要护护、医护之间的通力协作,共同完成各项医疗护理任务。护护之间的协作是互助互利的,每个人都要采取积极主动的态度,采取持久紧密的合作。医护之间应该相互尊重、密切配合、协调一致,彼此监督。

(四)刻苦学习,技术精湛

基础护理是护理工作中最基本和常规的工作,是护理人员基本的工作任务。要做好基础护理工作,必须刻苦学习,熟练掌握基础护理基本知识和技能,练好基本功,还要掌握丰富的具有前瞻性的护理知识、护理操作技术,不断提高业务水平,逐渐达到精通的程度,只有这样才能出色地完成护理任务。

(五)严密观察,谨慎处置

严密观察患者病情发展,特别是对一些细微变化,包括患者生理和心理上的变化要进行细致入微地观察,这对于诊断和治疗具有重要的参考价值,有时甚至会起到决定性作用。发现问题、谨慎处置是护理人员的道德责任和义务。实践证明,护士如果缺乏护理科学知识和临床经验,就不能及时准确地发现病情真相。临床经验和教训告诉我们,严密观察、谨慎处置是提高医护质量、保证患者安全的重要方法。

学习任务 6.2　整体护理伦理

随着社会的文明进步和护理学科的发展,一种以护理程序为基础的现代护理工作模式——整体护理随之产生,成为我国现代护理发展研究的一个崭新课题。

一、整体护理的含义

整体护理是指在现代护理观的指导下,以患者为中心,以护理程序为基础,将护理临床业务和护理管理的各个环节系统化的护理工作模式。它的内容包括护理管理,标准护理计划,护士职责与评价标准教育计划,各种护理文件的书写及护理品质保证等,这些内容皆以护理程序为框架,整体协调一致,从而确保护理服务水平的全面提高。

二、整体护理的特点

1.以现代护理观念为指导　现代护理观念包括以下内容:①护理学的框架结构是由人、环境、健康、护理四个基本概念组成的,现代护理观念把人看作一个整体,根据患者身心、社会、文化需求,提供最佳的整体化护理。②人的一切均需要护理,护士要关心人的生命过程的整体;护理具有连续性,护士不仅要照顾患者,而且要关心其康复,使之达到个人健康最佳水平;整体护理工作促使护理从个人向家庭和社区延伸。③护理具有发展的阶段性,从以疾病为中心发展到以患者为中心,再发展到以健康为中心。④护士的职能与角色在不断地扩大和改变,护士不再只是单纯地照顾患者,其职能还包括管理、协调、沟通、教育、促进康复等。

2.以护理程序为核心　护理程序是指为增进或维持患者健康所制订的护理活动序列或计划。护理程序本身就是护士的基本行为方式,是经过临床实践检验了的能够解决健康问题的科学方法,是充分体现护士运用评估、诊断、计划、实施、评价的工作程序来实施整体护理的科学方法。

3.护理环节系统化和全面性　整体护理是一个系统化体系,这个体系以患者为中心,视患者为一个具有生理、心理、社会、文化及发展的多层面需要的综合体,并把对一个患者的整个护理过程分为若干环节,各个环节相互衔接,环环相扣,整体协调一致,共同达到护理目的。

三、整体护理的意义

以人为中心,使护理工作更具人性化:整体护理运用护理程序为患者解决问题。从根本上改变了护理工作过去只靠医嘱加常规护理的被动局面。整体护理变被动为主动,真正体现以人为中心的现代护理理念,真正运用了护士所学的护理专业知识。同时,促使护士不断学习新知识、新技术、新观念,实现护士的自身价值,强化了护理队伍建设。

1.促进护理人员自觉学习　整体护理观念强调的是护理程序,护士只有自觉学习护理专业知识,严格按照护理程序进行护理工作,她们的智慧和才能充分发挥,才能更好地解决好整体护理操作过程中出现的新问题,不断提高自身素质和水平。

2.提高护理质量　整体护理中患者的治疗是由固定的护士进行操作的,因此护士对患者基本情况极其熟悉,能够熟练地、有计划地执行疾病治疗的护理方案。整体护理操作改变了护士机械地执行医嘱的状况,护士对她们所护理的患者全程负责。护士取得患者及家属的认同,解除患者、家属的后顾之忧。

3.改善护患关系　整体护理的操作不仅要完成对患者疾病的治疗、护理,而且要对患者全身心地进行跟踪治疗、护理。如对患者的疑惑进行解释,解决患者提出的问题,扫除患者的心理障碍,满足患者生活的需要,及时发现潜在的问题等。在整个护理过程中,护士除利用精湛的技术为患者解除病痛外,还要用爱心去体贴和关心他们,使患者感到亲切,产生安全感,从而建立良好的护患关系,以利于治疗、护理的进行,以及病人疾病的康复。

学习任务 6.3　心理护理伦理

思政育人案例

某大学教授,男,45 岁,博士生导师,国家重点学科带头人,国家重大科研攻关项目首席科学家,平时身体健康,婚姻美满,家庭和睦,孩子年幼。他在一次例行健康体检中,被确诊为晚期肝癌。一向事业顺风、家庭和美的他无法接受残酷的现实,陷入了极度绝望。此时,面对这位患者,护士通常有以下几种典型的做法。

护士甲:十分同情,关注该患者的处境,想用满腔热情帮助患者,减轻意外打击造成的巨大心理压力,她侧重为患者采用了“树立共产主义人生观”的宣教。

护士乙:凭借丰富的临床经验,引用心理治疗的基本技术,用“解释、安慰、保证”等方法,苦口婆心地劝慰患者,用"早期可以治愈"的话语给患者增添生存的希望等。

护士丙:了解此类患者面对突然打击时的强烈情绪反应大多比较短暂,因此她守候在患者身边,一边观察患者的情绪反应,一边适时地、有分寸地与患者沟通,并打算在适当时机,进一步通过临床观察和必要的心理测验,对其人格特征做更深入地了解,以便对该患者的心理危机进行干预。

讨论:

请你比较以上三种做法,运用护理心理学知识,谈谈你的看法。

随着市场经济日新月异的发展,社会竞争日益激烈,人们的生活节奏逐渐加速,心理应激反应也逐渐增多。现代医学研究成果认为,防治身心疾病,只依靠有限的手术和药物治疗是不够的,无法解决实际问题,如果辅以积极有效的行为干预和心理护理,就能提高患者的自我抗病能力,避免不良心理反应和刺激,从而改善病情、提高疗效。在心理护理过程中也必然涉及许多伦理问题。

一、心理护理的含义

心理护理是指在护理过程中护士充分运用心理学知识,以诚恳的态度通过多种形式和方法,对患者的精神痛苦、心理顾虑、思想负担、疑难问题进行疏导,从而影响患者的心理状态,最终达到较理想的护理目的的过程。

二、心理护理的特点

患病之后,患者必然产生各种各样的心理问题以及与之相应的心理诉求。心理护理就是运用心理和护理知识、技能和情感,帮助患者解决心理问题,满足患者的心理需求,促进患者疾病的康复。心理护理的特点具体表现在以下五个方面。

1.程序性 心理护理是一个综合的治疗过程,只有遵循一定的程序,才能达到预期效果。心理护理的程序包括:了解患者基本需求,观察患者心理反应,收集患者的心理信息,分析患者的心理信息,制订心理护理措施,进行心理护理效果评价。这个程序的各个环节必须是连续的、循环往复进行的。最终使患者的心理状态趋于改善,心理问题得到解决。心理护理是一门集科学性、艺术性、严格性为一体的工作,对护士工作要求非常严格:一是要具有相当高的心理健康水平和技能;二是要具有丰富的综合知识和能力;三是要具有高尚的道德情感。

2.复杂性 心理护理就是为了消除或缓解护理对象存在的或潜在的心理问题。要想达到心理干预的目的,必须对患者的心理系统进行综合分析,利用适宜的心理学技术,开展心理护理程序。这个程序本身就是一个复杂的、极具个体差异的过程。

3.艰巨性 心理护理的艰巨性是由患者所存在的心理问题和心理需求的复杂性所决定的。心理护理的范围非常广泛,在护士与患者接触过程中的每一个环节、每一个阶段、每一件事物以及护士的任何操作都包含着心理护理的内容。人患病后,由于心理问题的产生和心理需求的存在,人们就必须重新认识患者,重新接纳患者并建立友好关系。这就需要深入了解患者的各种信息,为患者提供合适的环境,解决患者的心理问题。

4.身心统一性　身心健康是指身体和心理的统一,人是身心统一的有机整体,身体健康状况必然会影响心理健康状况,而心理健康状态又会反作用于身体健康状态。良好的心理护理与生理护理相结合时,患者疾病就会加速康复。由此可见,心理护理有助于患者在疾病的治疗和康复过程中更好地发挥心理能动性,促进患者早日康复。及时了解患者心理状况,对患者进行心理疏导,既可以稳定患者的情绪,又能培养患者自信乐观、积极向上的心理情绪,从而能对疾病的治愈起至关重要的作用。

5.社会性　一个人的生存离不开社会环境,个体的身心状态随着社会环境的变化也在动态地变化中。心理护理在临床护理中起到桥梁和纽带作用,通过心理护理,既可以帮助个体获取家人、朋友、社会人士的关心和支持,建立一个良好的社会大环境,又可以帮助个体自我调整,找到自我价值,树立生活信心,培养适应社会的能力,主动适应环境的变化,为恢复身体健康搭建平台。

三、心理护理的意义

长期以来,我国医疗工作都是基于生物医学模式开展的,护理工作的主要内容是协助医生诊断和治疗疾病,护理工作局限在医院,并按医疗操作、生活料理、体征观测等不同的功能分工进行操作。护理人员在护理过程中忽视了护理对象是一个身心相互作用的统一整体,只重视局部疾病的护理,而轻视对人的全面照顾。随着生物—心理—社会医学模式的建立,心理护理作为一门实践性很强的应用学科,已得到医学界广大同人的普遍认可,心理护理作为现代护理模式的重要组成部分,已经广泛地应用于临床护理实践。心理护理的作用日益受到重视。

1.心理护理是整体护理的重要组成部分　医学心理学的研究成果表明,患者心理活动以及护士在治疗过程中对患者施加的心理因素直接影响治疗效果,因此,在临床实践中,很多医院在患者入院的同时即对其进行心理护理,作为整体护理的一个重要环节。整体护理理论认为:人是一个集生理、心理、精神、社会、文化的有机统一体,心理护理是贯穿于整体护理全过程的一个重要内容,心理护理是开展整体护理的前提和基础,是护理程序不可缺少的一项内容和要求。

2.心理护理可提升护士的道德情感　心理护理是基础护理和专科护理的主要内容之一,是运用医学和心理学的理论知识,采用如语言、态度、表情、行为等一系列良好的心理护理方式、方法最大限度地影响患者的感受和认识,促使患者的心理状态和行为正常化,并按照道德规范约束自己行为,进而促进患者疾病的转归和康复。因此,心理护理就是护理道德化的一种具体形式,而护理道德则是通过心理护理体现出来的。一个具有良好护理道德修养的护士必然会对患者产生高度的同情心和职业责任感,她会有意地关心患者,注重对患者的心理护理。一个能对患者做好各种心理护理的护士,必定是一个护理道德水准较高的护士。因此,加强心理护理对护士提出了更高的道德要求,提升了护士的道德情感。

3.心理护理有助于个体调整心理社会状态　不良的心理社会因素可导致躯体产生不适症状和病态感觉,而生物医学模式指导下的护理无法解除或缓解这些症状和病态感觉,只有在生物—心理—社会医学模式指导下,通过心理护理,摸清病态感觉的性质和不适症状的具体原因,帮助个体调整心理社会状态。

4.心理护理是人们健康观、疾病观、医学观转变的必然要求 人们对医学发展、疾病防治以及健康观念有了突破性的认识和研究,促进了护理事业从功能护理向整体护理的根本转变。特别是第二次世界大战以后,自然科学和社会科学都取得了突破性的发展,为人类重新认识疾病的发生、发展以及对健康概念的重新定义提供了新的学说。美国医学家 Engel 提出的"生物—心理—社会"医学新模式是一个完整意义上的医学概念,它包括科学、人文两个方面。这一观点得到人类社会的广泛认可。世界卫生组织(WHO)在 1948 年就明确指出:"健康不仅是没有疾病,而且是生理上、心理上和社会适应上的完好状态。"这个定义扩大了疾病概念的外延,充实了疾病的内涵,让人们对疾病有了全新认识。人们健康观、疾病观、医学观的转变,要求护理工作必须从单纯的疾病护理向疾病、心理、社会整体护理转变,其中对患者心理需求和心理健康的高度关注是护理工作的重点之一。

5 心理护理有助于提高手术疗效 个体躯体产生疾病之后会引起各种不同的心理反应,特别是在外科手术前后,患者对手术存在认知和理解上的错误,进行手术之前,有的患者极度紧张,有的患者焦急难耐,有的患者心存疑虑(对手术成功与否持怀疑甚至否定态度,或者不看好疾病的预后)。因此,手术患者必须进行心理护理,消除心理影响。通过心理护理,患者对手术形成良好的认知,其情绪、状态就会自然地调整到最佳水平,这是保证手术成功的重要因素之一。

6.心理护理有利于维护身心健康 一个人的心理特点是随着他的生命周期而发生变化的。处于不同生命周期的个体,其心理特点往往具有很大的差异。如人到中年时,他的人生几乎达到了顶峰:对社会的认识深入而到位,经验丰富,事业如日中天;但是,其生理功能却开始走下坡路。同时,他们肩负为社会做贡献、养家糊口的双重责任,工作经常加班加点,放弃休息日节假日,长期承受高强度的压力,他们的身心健康时刻都会遇到威胁,而一旦患有疾病,他们很难放弃原有的责任和义务,不想成为一个"名副其实"的患者,心理更是难以接受这种现实。因此在患者角色转变过程中就会出现角色冲突等适应不良状态。在这种情况下,解决他们的心理问题至关重要,可通过心理护理,逐步促进个体角色适应,促进疾病康复。

7.心理护理可满足人类多层次需要 马斯洛需要层次理论认为,人类的需要从低到高依次为生理需要、安全需要、爱的需要、自尊的需要、自我实现的需要。这一理论同样适用于临床实践活动。随着医疗技术的快速发展,人们对医学的要求越来越高,近年来,医疗纠纷数量不降反升,究其原因,就是人们生活水平的提高、经济状况的改善,促使人们更加重视对自我权利和自身价值的体现,人们的愿望从原来单纯的治病逐步走向预防、康复和保健,人们的需要层次和消费能力提高了。

8.心理护理有利于提升护士的专业能力 心理护理工作要求护士必须具备敏锐的思考能力和观察能力、具备良好的护患沟通技巧、具备丰富完备的心理护理知识,以及积极主动、认真负责的工作态度和科学、灵活的工作方法。因此,在心理护理工作过程中,护士的专业能力得到了提升。

9.心理护理可促进护患关系的良性发展 开展临床心理护理工作意义重大,不但有助于调动患者的积极性、主动性,而且能提高患者的心理对压力的承载能力,帮助患者从心理低谷走向光明,促进患者建立完善的积极的心理防御机制;另一方面,护士充满人性化的心理护理必然使患者感受到人间温暖,进一步增强患者对护士的信任和支持,从而会更加积极地配合护士做好治疗工作,进而促进护患关系的良性发展。

思考与练习

1.基础护理、整体护理和心理护理的含义各是什么?

2.基础护理、整体护理和心理护理的特点各是什么?

3.基础护理、整体护理和心理护理的伦理要求有哪些?

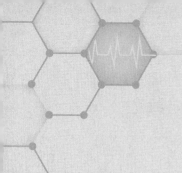

项目7
特定部门和特殊患者的护理伦理

【学习目标】

1. 掌握:妇产科护理伦理要求;精神病患者的护理伦理要求;老年患者的护理伦理;普通手术护理伦理要求。
2. 熟悉:急诊患者、危重患者抢救护理的特点及伦理要求。
3. 了解:门诊护理特点;儿科护理特点;妇产科护理的一般特点;老年患者的生理特点;艾滋病在我国的发展情况及其护理伦理;手术护理特点。

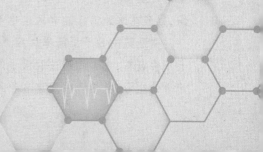

▶▷ **思政育人目标**

通过本项目的学习,学生树立"时间就是生命""抢救就是命令"的观念。做到急患者所急,争分夺秒,有条不紊,全力以赴,救人于危机中。

▶▷ **思政育人案例导入**

"最美医生"——周南

周南,1982 年 12 月出生于浙江宁波。周南高考时数学满分,自学掌握了多门语言,是名副其实的"学霸"。她执意学医,报考了北京协和医学院。从协和医学院博士毕业后,周南出乎许多人意料,选择了西藏自治区人民医院作为职业的起点。在周南的努力下,2014 年,西藏首个风湿免疫血液专科建成,填补了西藏风湿免疫病治疗的空白。她扎根西藏行医 10年,被中央文明办、国家卫生和计划生育委员会评为"中国好医生",也曾获央视"全国最美医生"称号。2019 年 8 月 2 日,周南在四川苍溪县遭遇车祸不幸去世,年仅 37 岁。

出生于经济发达的浙江,就读于首都北京,博士毕业后却选择了去西藏工作,是什么让周南做出了这样的决定?2007 年,爱旅游的周南来到西藏。在这一次旅途中,周南发现,在西藏的一些偏远地区还没有医生。"那一次旅行,我坚定了毕业后去西藏的决心。"在西藏阿里地区南部,我国与印度、尼泊尔交界的普兰县科迦村,周南和当地村民聊天时得知,村里一位大爷患有肺炎,生命垂危,不知如何用药。她了解情况后给老大爷做了诊断,并在当地药店买到对症药,让老大爷转危为安。当时,周南颇得导师、国内著名肺癌研究专家李龙芸教授的青睐。李龙芸得知周南的决定后,曾极力反对。"如果不是亲眼看到,不敢相信西藏很多地方医疗条件那么差,肺炎、胃肠炎就可能让当地老百姓失去生命。"周南跟导师解释,"北京有 50 多家三甲医院,多一个医生少一个医生差别不大,但在西藏,很多生命会因为我的存在得到挽救。"

2009 年毕业后,27 岁的周南辞别北京,赴西藏自治区人民医院工作,成为一名内科医生。她住的房子就在医院的院子里,紧邻布达拉宫。因为朝南,屋子里整天都是阳光灿烂的,冬天没有暖气也很暖和。刚去拉萨时,周南眼中的每一天都是明媚的。在一封给导师的邮件里,她诉说着兴奋与满意:"这里吸引我的地方太多了,不论是生活上的舒适,还是事业上的发展,还是藏族同胞的纯朴……藏民对医生非常非常的尊重,几乎从没有发生过医疗纠纷,很多在这边工作的老医生也十分喜欢这里。"

刚进藏的日子里高原反应严重,周南硬是挺了过来。每天,她都会去病房查房,"如果一天不去查看,患者的病被耽误了怎么办?"她从死神手里抢回了许多狼疮脑病、血管炎危重症患者的生命,年接诊住院患者千人,门诊患者数千人,实现了"零差错""零投诉"。她的身影还常常出现在那曲、当雄、山南等许多偏远地区牧民的帐篷里。那曲一名患有白血病的 16 岁男孩经周南治疗后,病情得到缓解。孩子父亲不会说汉语,提来一大袋草原黄金菇,一直追到了周南家门口,非要送给她。日喀则一个 24 岁小伙患血栓性血小板减少性紫癜,病情危重昏迷一周后,被周南从鬼门关拽了回来。得知周南被评为"全国最美医生"时,小伙子发了条朋友圈:"所有的感谢无以言表,今天她获奖了,实至名归!"

2014 年,通过周南的努力,一个设施完备、诊疗技术齐全的风湿免疫血液科在西藏建成,填补了西藏对风湿免疫病的治疗空白。"以前我是个特别低调的人,但在创建风湿免疫血液专科时我感到,为了更多的患者,我要站出来。"周南说,这个病发病率特别高,60 岁以上 50% 的人都容易得。她还特意每年举办一次论坛,这不仅是为了让其他医生了解这个病,也是希望老百姓知道西藏有专门治疗风湿病的科室。

2016 年,作为全国住院医师规范化培训基地的西藏自治区人民医院,接受全国教学查房的检查,周南作为住院医师规范化培训的带教老师被要求进行教学查房示范。"讲完之后,中国医师协会的检查老师跟我们说,没想到能在西藏看到如此规范的教学查房。"这让周南和团队非常高兴:"我把在协和受过的训练都教给了医院里的医生,我按照协和标准要求自己,也按照协和标准要求我们科室。"

思政延伸:

2018 年 7 月,周南在演讲中对协和医学院的毕业生们说:"当医生,我们所从事的这个职业,是非常有成就感的,医生可以在患者最绝望、最无助的时候给予他们最直接的帮助。在未来的职业生涯中,一定要有底气、有自信,以我们的职业为荣。"她说自己工作 9 年,工作还算顺利,得益于三个习惯:自律、勇敢和谦卑。这些习惯可以帮助大家做成一些事。"但只会做事,是远远不够的,还要考虑到做事的出发点。""在西藏,人们最重视的一个品质就是善良,所谓的善良就是你做事的出发点,不只是考虑自己,而是考虑更多的人,你做事的出发点是为了帮助更多的人,所以善良是一个特别重要的品质。"周南说,"我知道现在的年轻人生存压力很大,有很多现实问题要考虑,但是想一下,人生其实很短暂,只有这么短短几十年,所以不要轻易地向现实妥协,做一个让你自己骄傲,对这个世界有益的人,其实是更好的。"

育人名言

可能刚开始你只是一根微弱的火柴,但可以通过自己的燃烧照亮更多的人。——周南

学习任务 7.1 特定部门护理伦理

门诊、急诊是医疗工作的第一线,是医院面向社会服务的窗口,患者对医院的认识往往从门诊、急诊的工作开始,门诊、急诊工作的好坏直接影响疾病的诊断、治疗,影响患者的生命安全、医院的声誉和护士形象。因此,提高护士的道德修养,做好门诊、急诊工作具有重大意义。

一、门诊护理的特点及其伦理规范

门诊是直接对患者进行诊断、治疗和预防保健的场所,门诊护理又是医院整个门诊工作的重要组成部分。门诊护士分工具体、详细,有明确的职责规范,每个岗位的护理人员都要认真履行其职责。护理人员落实这些职责就要掌握各科室的特点,具备相应的道德素质。

(一)门诊护理特点

1.管理组织任务重 普通门诊是防治常见病、多发病的窗口,是患者就医最集中的地方。为了保证患者有序地就诊,满足患者能及时得到正确的诊断和有效的治疗的需要,为了缩短患者的候诊时间,护理人员既要做好分诊、检诊、巡诊,还要指引患者去化验、功能检查、取药、注射和处置各项具体工作。

2.预防交叉感染难度大 门诊人流量大,患者比较集中,急慢性传染病及其病菌携带者在就诊前难以及时鉴别和隔离,他们在就诊期间往往与其他人混在一起,极易造成交叉感染,因而,预防难度很大。医院感染是一个世界性问题,已引起各国医学界的普遍关注。

3.针对性和服务性强 门诊是各种疾病患者汇集的场所,患者的病情不同,这就要求护理人员提供有针对性的医疗保健服务。从另一个角度看,门诊护理虽然也有治疗工作,但大量的是服务性工作,如初诊患者不熟悉医院的环境和工作,需要医护人员做好就诊指导,对复诊患者需要了解心理状态,做好心理疏导,增强其战胜疾病的信心。

4.护患矛盾多 门诊患者多,流量大,特别是上午患者集中时,经常发生等候就医现象。患者都希望及时就医,候诊人员易产生焦虑、急躁心理、易与护理人员发生矛盾。同时患者较为敏感,如果护理人员语言生硬、态度冷漠、安排就诊不当、服务不周则易产生护患矛盾,从而影响正常的医疗护理工作。因此,对护理人员提出了较高的伦理要求。

(二)门诊护理的伦理规范

1.热情关怀,高度负责 门诊患者因病痛、心理紧张,加上对医院环境和制度的不熟悉及拥挤、嘈杂等情况,心理负担加重。尽管他们的病种、病情不同,但他们都有一个共同心愿,就是希望得到医护人员热情的关怀,尽早解除病痛恢复健康。

2.作风严谨,按章操作 在治疗护理中,门诊护理人员必须尊重科学、实事求是、作风严谨、准确无误,严密观察治疗护理中微小变化,对可疑病情或治疗反应意外,绝不能轻易放过,要让患者留观直到无事。

3.环境优美,安静舒适 保持门诊环境优美、安静和舒适,可使患者心理稳定,提高诊疗护理效果。护理人员应将环境管理作为门诊护理伦理要求,使门诊科室整洁化、门诊秩序规范化,以利于提高门诊医疗护理质量。

二、急诊护理的特点及其伦理规范

急诊是指对病情紧急的患者,及时给予诊治、处理。急诊是医院诊治急症患者的场所,是医院门诊的前线。急诊科护理人员的任务是做好急诊和急救工作。

急诊护士肩负多种角色,需要协调多种关系。护士在医生到达之前是主角,护士首接患者,设法快速通知医生,迅速、主动准备抢救药品,主动实施、及时拟定科学的急救护理程序,从而赢得抢救时间。护士在医生到达之后主要配合医生工作,在患者家属面前要注意用恰当的语言安慰患者家属,使他们有安全感,并以良好的心态积极配合治疗。

案例导入 20

🖋️ 思政育人案例

某日晚,一位老人在路边散步,不幸被一辆超速行驶的摩托车撞倒在地,不省人事,肇事司机逃离了现场。看到老人昏倒在地,好心的路人刘某和妻子拨打了"120"急救电话。救护车很快来到了现场,医护人员将老人抬上救护车,并要求刘某和妻子一同到医院,以便说明具体情况。在医院急诊科,医护人员在给老人做了初步检查后认为老人可能有颅内出血,要做进一步检查,这时,医护人员开具了检查单,要刘某夫妇去交费。刘某夫妇解释说他们不认识这位老人,只是在路上碰巧看到,才拨打的急救电话,况且晚上在路边散步也没有带那么多钱。但是,医务人员坚持要求刘某夫妻为此事负责,并说耽误了治疗时间要他们负责。刘某夫妇非常生气,要离开医院,而医院的保卫人员却拦住他们的去路不让他们走。

讨论:

试用急救护理伦理知识分析医院医护人员的做法是否符合医德要求?

(一)急诊护理的特点

1.随机性强,必须常备不懈　急诊患者虽然发病也有一些规律,但从总体上说急诊患者的就诊时间、人数、病种、病情危重等难以预料,需要急诊护士处于常备不懈的状态。其中包括思想上、业务上、急救设备和抢救药品的保障,随时都能很好应付任何情况下的急救需要。

2.时间性强,必须一心赴救　急诊患者病情紧急,变化快,而且有的患者已神志不清、自我意识模糊或意识障碍,既不能详细提供病史,又不允许按部就班地进行体格检查,需要立刻投入抢救。对此,急诊护理必须突出一个"急"字,争分夺秒,全力以赴。因为赢得了时间,就赢得了生命。

3.病情多变,主动性强　急诊患者发病急,病情变化迅速,往往涉及多系统、多器官、多学科。因此,要求急诊护理人员首先有准确的鉴别力,及时通知有关科室的医生进行诊治与抢救。其次,在医生到达之前,除做好必要的抢救准备工作之外,还要严密监护、细心观察病情的微小变化,为医生诊断、治疗提供可靠依据。

（二）急诊护理的伦理规范

急诊护理人员必须具备救死扶伤的高尚道德品质、熟练的急救技术和丰富的临床经验，养成"急而不燥""忙而不乱"的工作作风。

1.要有时间紧迫感 急诊护士应树立"时间就是生命""抢救就是命令"的观念。做到急患者所急，争分夺秒，有条不紊，全力以赴，尽力缩短接诊时间，救人危难。急诊室护理人员要以冷静、敏捷、稳重的作风，配合医生抢救患者。

2.要富有同情心 急诊多为突发病，患者痛苦不堪，生命垂危、心里紧张。护理人员要理解同情患者的痛苦，尤其对自杀、意外伤害的患者不能埋怨或责怪，以最佳的抢救护理方案进行救治，争取最佳疗效。

3.要有高度的责任感 急诊护士要从患者利益出发，不失时机地处理急症患者。及时给予合理处置，准确地做好抢救记录。对可疑患者要及时报告医院总值班，对因交通事故或打架斗殴致伤患者，护理人员应真实地反映病情，并以正确的态度对待他们。

三、产科护理的特点及伦理规范

妇产科护理包括对妇女和幼儿患者的护理。妇女、儿童占我国人口约 2/3，他们的身心健康关系到每个家庭的和睦、幸福及社会稳定。妇产科护理不仅关系到广大妇女的健康，而且影响子孙后代，从事妇产科护理的人员应重视自己的职业道德及修养。

（一）妇产科护理工作的特点

1.特定的服务对象 妇产科的服务对象主要是妇女，妇女的生理、心理、病理等与男性的不同，她们在社会中的活动与男性也有着一定的差异，她们在人类发展的历史长河中有着特殊的地位。为避免现在或将来对胎儿或新生儿造成不利的影响，对妇产科患者注射和发药等不但要考虑对母亲的治疗作用和不良反应，而且要考虑到对胎儿或婴儿的影响。

2.特殊的心理状态 妇产科患者病变多发生在生殖系统，由于部位特殊，一些患者受封建意识的影响，对自己的病情感到羞涩，出现异常心理活动，表现为如下三点。

（1）害羞心理 青少年女子的月经不正常，女青年未婚先孕，已婚妇女因病引起的性生活异常及不孕症、性病等，患者在就诊时感到难以启齿，尤其在异性医护人员面前表现更为明显，有时甚至不愿吐露病情，甚至拒绝妇科检查、治疗与护理，给正常的医护工作带来很大难度。

（2）压抑心理 妇产科患者多不愿意在众人场合诉说自己的病情，尤其是未婚先孕和诱奸受害的患者，因害怕别人评论讥讽而有意隐瞒实情。有的连自己的亲人也不告诉。这些患者心理常常处于压抑状态，甚至导致心理疾病。

（3）恐惧心理 妇产科患者与其他科患者相比，更担心疾病对健康、家庭带来的不良影响，如担心性生活障碍引起丈夫的不满，担心怀孕后胎儿畸形、胎位异常、难产、分娩时疼痛或发生意外等，这些恐惧心理会严重影响疾病的康复，还可能影响胎儿的发育，合并症出现或加重，分娩时困难，产后出血增多等。

3.护理与咨询并重 对患病的妇女，既要重视疾病诊治和护理，也要重视生理性的护理。在做好日常护理工作时，还要和医生一起积极开展妇女的保健咨询工作，帮助妇女正确认识和对待自身的生理性和病理性问题。对正常妇女、孕妇的护理主要是做好咨询和各期保健，使他们在月经期、更年期、老年期不诱发疾病,正常孕妇在妊娠期不发生合并症,一旦发生病理情况能及时就医,得到恰当的诊治和护理。

(二)妇产科护理的伦理规范

1.热爱本职工作,树立无私献身精神　妇产科工作,特别是产科,产妇分娩时间无明显的规律性,无论是白天、黑夜,还是节假日,随时都会有新生儿降世。而产科病床较其他科病床周转快,护理人员夜班多,常常不能按时就餐和休息。护理人员中绝大多数是女性,有经期、体质弱等特点且肩负着繁重的家务。另外,产妇分娩时羊水、出血、大便以及新生儿窒息时口对口呼吸抢救,产生恶露的观察等,都是护理人员经常接触到并需要做谨慎处理的。因此,护理人员需具备不怕脏、不怕累、不怕苦的献身精神是极为重要的,这是做好妇产科护理工作的先决条件。

2.尊重患者人格,保护隐私,做好心理护理　妇产科患者由于内分泌的变化、疾病、妊娠、手术等,都会出现一些特有的心理变化和心理需要。因此,从某种意义上来说,做好妇产科患者的心理护理,比做好躯体护理更为重要。首先,面对害羞心理的患者,护理人员要深深体谅她们的这种心理,理解和同情其处境,尊重其人格,包括未婚先孕者及性病患者,不能强迫她们做不愿做的检查。必须做的检查项目,要耐心给他们解释、说明,以求得理解与合作,避免伤害性语言。面对压抑心理的患者,护理人员必须对其病史、病情及个人隐私予以严格保密,甚至不泄漏给他们的恋人、丈夫和家属,否则因护理人员不慎,可能造成其夫妻和家庭的不和。据心理学家分析,导致妇产科患者产生压抑心理的因素是多方面的,除患者自身因素外,还有外界条件的影响,如哭叫的临产妇受到护理人员的训斥,不孕妇女受到家庭、社会偏见的歧视等,都可使妇女产生压抑心理。因此,护理人员既要有良好服务态度,使患者感到亲切、体贴,又要多一些交流与沟通,解除其思想顾虑,取得患者的信任,这样也有利于疾病的诊治及护理。总之,护理人员要做好心理护理,关心、体贴患者,有的放矢地进行心理服务。

3.工作严密细致,冷静处理患者　妇科患者往往病情潜隐,变化迅速,特别是产科疾病有变化急剧的特点,如妊娠合并心脏病突然发生心力衰竭,过期妊娠突然胎心异常,前置胎盘和胎盘早剥突然大出血,高龄孕产妇综合征,先兆子痫突然发生抽搐,分娩时突然发生羊水栓塞,臀位突然发生脐带脱垂等。因此,要求护理人员要密切观察病情,本着对患者和社会负责的态度,一旦发生紧急情况,要求护理人员冷静、果断地抢救。切不可怕担风险而犹豫或拖延,以至于造成不可挽回的严重后果。

4.精益求精,提高业务水平　妇产科护理人员必须系统地掌握妇产科疾病的特点,急、危、重症的特点及妇产科患者的心理特点,具有丰富的专业知识、心理学知识、伦理学知识及熟练的操作技能,有应急能力,能够准确及时地处理棘手问题。

四、儿科护理的特点及伦理规范

儿科的服务对象是新生儿至 14 岁的患者。儿科患者与成人患者相比,其生理特征、病理特征和心理特征都有所不同,因而诊疗护理也有差异。儿科患者的特点:语言表达力和理解能力低,自我保护意识差,生活能力低或没有生活能力,不能主动配合医疗护理活动,病情变化快,免疫能力差。因此,对儿科护理人员的职业道德要求更高。

案例导入 21

(一)儿科护理工作的特点

儿科护理的特点是由患儿的特点决定的,包括如下两个方面。

1.护理内容复杂、难度大 儿科护理不仅要为患儿进行技术护理、心理护理,还要进行生活护理。因患儿缺乏自理能力,需要护理人员关心、帮助他们的饮食起居、个人卫生和服药等。患儿因自治能力差,不能控制自己的行为,对护理人员的治疗护理不配合,甚至哭喊,给护理带来很大困难。小儿处于生长发育阶段,他们的中枢神经系统功能、肾功能和免疫功能尚不健全,对疾病的抵抗力低,配合护理操作的耐受力差,致使护理手段的选择范围受限。患儿不能表达或不能准确表达自己的症状,不能及时诉说治疗反应,这也增加了护理的难度。

2.预防交叉感染的任务艰巨 幼儿的免疫系统尚未发育完善,比成人更易感染传染性疾病,尤其是患病后症状更为明显。因此,护理人员必须严格遵守消毒隔离制度,预防交叉感染。在门诊的护理人员必须对患儿进行预诊和分诊,在病房必须对传染病患儿严格进行隔离,要耐心地说服,不让患儿在病房随意走动或与其他患儿来往。还要严格执行探视、陪住制度,严格执行卫生清洁、消毒制度和操作规程等。否则,很容易发生交叉感染,引起医源性疾病。因此,儿科严格消毒隔离制度预防交叉感染的任务艰巨。

(二)儿科护理中的伦理规范

儿科护理人员承担着重大的社会责任,必须遵守以下伦理要求。

1.体贴入微,治病育人 儿童是祖国的未来和希望,爱护儿童是我国的传统美德之一。儿科护理人员应热爱、关心、体贴儿童。患病本身是十分痛苦的,加之生疏的医院环境和陌生的医护人员,更加剧了患儿的痛苦、紧张、恐惧心理,有的患儿大哭大闹,有的患儿抑郁怪僻、不合群,他们与医护人员不合作,甚至拒绝治疗、护理等。因此,要求护理人员态度要和蔼,说话要温和,表情要友善。要像母亲一样亲近他们,关心他们,了解他们的生活习惯和爱好,做好心理护理,使患儿像在家里一样感受到长辈给予的照顾、体贴。要安排时间与孩子一起玩耍,经常抱抱小患儿,以消除生疏感,增加母爱感,使患儿愿意接近护理人员。对已懂事的患儿,要多关心他们的学习、生活和疾病,尊重他们,平等相待,尽量满足他们身体和心理上的合理要求。对生理上有缺陷的患儿,要有同情心,要尊重他们,切不可奚落、取笑他们,避免伤害其自尊心。

2.遵循不伤害及有利原则 同对成人护理一样,儿科护理工作中也应遵循"救死扶伤,防病治病"的有利原则,努力使患儿受益,关心患儿的利益,对患儿及其家长履行有利的道德原则。通过具体解释各项操作的必要性,体现"以患者的利益为中心"的原则。在面临"选择受益最大、伤害最小"治疗方法的情况时,首先考虑的是抢救生命,其次考虑的才是减轻痛苦,避免并发症发生。

3.细致观察,审慎从事 护理人员是病情观察的"哨兵",经常巡视在患者的周围,最易掌握患者的心理和病情变化。儿科患者的特点,给护理观察提出了较高的要求。在巡视病房和护理操作时,要求护理人员观察病情的细微变化,包括患儿的精神状态、体温、脉搏、呼吸、吸吮、大小便及啼哭的声音。因为这些项目的异常往往是病情变化的先兆。同时,对观察结果进行全面分析,作出准确判断后要及时报告医生进行处理,为医生的诊治提供快捷、可靠的依据,为抢救危重患儿赢得时间。对新生儿的观察更要谨慎、仔细,因新生儿完全不能用语言表达自己的喜、怒、哀、乐。在对患儿进行检查、治疗和护理时动作要准确、轻柔,稍有不慎或用力不当,就会误伤组织和器官,导致患者伤残。

4.认真负责,为患儿终身着想　随着我国计划生育工作的开展,一般一对夫妇只生育一个孩子,独生子女成了全家的"重点保护对象",一个患儿牵动几代人的心。因此,护理人员要自觉地意识到自己肩上责任的重大,在治疗和护理过程中,不仅要考虑近期效应,更应考虑远期效果,优质施护,并采取一切防护措施,防止并发症和不良反应的发生。由于患儿对药物敏感,儿科用药剂量要十分精确,当有模糊不清或数量、用法不准等疑问时,要及时核对,绝不能因用药不当给患儿带来终身痛苦,甚至致残、致死,否则会给自己留下终身的职业遗憾。

学习任务 7.2　特殊患者护理伦理

思政育人案例

一位男性老年腹股沟疝患者,住院时患者和家属就满腹牢骚,说:"现在哪一家医院像这里,房间里连卫生间都没有,办住院手续那么慢,检查审批又那么复杂,如果医保定点不在这里,我们死也不会来这里住院。"护理人员一直微笑着耐心地倾听着,等他说完了,问他:"你们觉得哪里不方便,只要我有能力,一定会帮助您。"根据患者的需要,护士给他在床旁放置床边便椅,为他办好审批。术后护理中的一件小事,让患者彻底改变了对医院及护理的看法。术后第3天中午,患者想排大便,用了开塞露,无效,再灌肠,患者由于肛门括约肌松弛无法耐受灌肠液,护士决定用手掏出宿便。当护士耐心轻柔地为患者掏出一粒粒干硬便时,患者感动得流泪了。家属在旁由衷地说:"你们太伟大了,是真正的白衣天使。怪不得条件那么差还会有那么多患者慕名而来。"

讨论:

试用护理伦理学知识分析护理人员这样做的动因。

特殊患者病种众多症状突出,其护理范围广、难度大、专业性要求高。因此,护理人员要熟练地掌握护理技术,遵循护理伦理的行为准则、规范,根据不同专业科室的临床特点,开展全面的护理工作。

一、普通手术患者的护理特点及伦理规范

手术治疗是外科治疗疾病的主要手段。作为诊断直观、疗效迅速、风险大、协作性强的手术工作,对护理人员的道德素质、责任感、专业技术水平的要求非常高。

(一)手术前的护理伦理要求

创造一个良好的待术环境,手术前准备要周密细致。手术对每一个患者都至关重要,充分调动患者的主观能动性,使其配合手术是治疗的关键。从生理、心理和社会角度了解、掌握和考虑患者的需求,充分体现以患者为中心的护理模式。要及时给患者提供有关手术治疗的必要信息,

因为给患者提供手术的真实信息,将会减轻患者的畏惧情绪,缓解患者术前的恐惧心理,增强其忍耐性。收集资料,掌握患者情况.制订护理计划,实施正确的护理。

(二)手术中的护理伦理要求

这一阶段是指手术开始至手术结束的全过程。该阶段患者处于特殊环境和麻醉状态下,也是手术治疗成败的中心环节。

1.环境安全,保持肃静 这是手术顺利进行的前提条件。护士应以端庄的仪表、庄重的神态来影响患者的心理情绪。除严格遵守无菌操作技术规程外,医务人员说话要轻声,不谈与手术无关的话题。

2.关心患者,体贴入微 患者进入手术室后,往往较紧张,护士要理解、关心患者,使患者以良好的情绪配合手术。

3.操作熟练,认真负责 患者进入手术室后对医护人员寄托着生存的希望,护理人员要善于理解,体察患者的希望,即使很小的细节也应关照到。清醒患者尤其是女患者更应注意,不要让患者感到难堪和尴尬。手术过程中如果出现紧急情况,要临危不乱,反应迅速,机智果断,操作敏捷,配合主动。给患者使用约束带时,应向患者及家属解释约束目的,以取得其合作。

4.团结协作,耐心解疑 手术室是医院为患者施行手术和治疗措施的重要场所,因其功能的特殊性而成为发生院内感染的高危区,因此,预防感染的管理是手术成功的重要保证。手术室预防感染的管理是由多个环节、多项措施和多种人员组成的,必须树立"人人管我,我管人人"的预防感染意识,自觉地维护和执行规章制度和操作规程。

(三)手术后的护理伦理要求

手术结束并不意味着手术治疗的终结,护士应遵守以下要求。

1.严密观察,勤于护理 患者回到病房后,护士应迅速了解患者手术经过、观察生命体征、检查伤口有无渗血等,发现异常情况及时与医生联系。

2.减轻痛苦,加速康复 饮食调理和早期下床活动对普通外科手术患者的术后康复影响较大,所以护士应及时帮助患者翻身,早日下床活动等。

无论何种手术,对患者都是一种应激刺激,不仅有身体上的创伤性刺激,而且会产生一定的心理反应。严重的消极心理反应不仅会影响手术效果,而且患者会产生并发症。因此,护士应及时了解手术患者的心理、生理特征,采取相应的心理、身体康复措施,减轻患者的心理应激反应,帮助其顺利度过手术期,并取得最佳康复效果。

二、危重患者抢救护理的特点及伦理规范

危重患者的救护是临床医疗护理工作中的一项重要内容。危重患者病情危重,变化迅速,死亡率高,能否及时有效救治,关系到患者生命的安危和医疗护理质量的优劣。危重患者的特点和抢救工作的特殊性,要求护理人员不但要有精湛的业务技术,还要有高尚的道德情操。

(一)危重患者护理的特点

危重患者是指病情危重、随时有可能发生生命危险的患者。危重患者的护理具有紧迫性、艰巨性、风险性和不可逆转性等特点。紧迫性是指病情紧急、来势凶猛、变化迅速,需要及时救护;

艰巨性是因为病情严重、病因繁多、病理复杂,对危重患者的护理不是一件容易的事;风险性是指病情危险、死亡率高,需要医护人员勇担风险、敢于负责;不可逆性是指病情严重、生命垂危、治理无望,甚至不可逆转。因此,对危重患者要特别注意观察病情变化,及时进行处理,并将观察结果和治疗经过详细记录在护理记录单上,以供医生作诊疗参考和采取相应的抢救措施。

（二）危重患者的护理伦理规范

1.同情、理解患者　危重患者病情严重,心理活动复杂,生活不能自理。例如:脑血管意外、严重心脏病等患者,有时需要日夜不停,甚至长年累月的护理,工作量很大;有些急性病或意外事故造成的病情危重者,对突如其来的打击缺乏心理准备,加上重症病房环境和设备的特殊,患者紧张、恐惧,其家属也惊慌失措,易产生急躁情绪;慢性病患者到了后期,由于长期受疾病的折磨,患者孤僻厌倦、意志消沉,甚至悲观失望、痛苦不堪。护理人员要同情、理解、体谅他们,安慰、鼓励他们,热情、主动地做好患者的护理工作。

2.保持机警与冷静　危重患者病情危重且复杂、突发情况多、危险系数大,意外情况随时可能发生。抢救危重患者时,护理人员要保持清醒的头脑,严密观察病情,及时发现病情变化,即使是经抢救后病情趋于平稳的危重患者,也不能放松警惕,更不能因为现代化设备有自动报警装置而放松对病情的观察。一旦发生危险情况,要临危不乱,及时果断地采取各种应急措施,全力以赴地抢救患者。

3.加强学习提高专业素质　医学知识博大精深,医疗技术的发展日新月异。现代化仪器设备性能复杂、种类众多、更新换代快,重症监护病房是先进医疗仪器和高新技术最集中的地方,加上危重患者病情严重、复杂的特点,要求护理人员不但要熟练掌握常规的抢救护理技术,还要不断学习新理论、新技术;不但要掌握仪器设备的使用方法,还要熟悉其作用机制;不但要学习本专业知识,还要学习多学科的相关知识,不断提高整体素质,提高解决问题的能力。

4.尊重科学,尊重患者　限于当前的医学水平,有些疾病是无法治愈的。不可逆转的危重患者,要千方百计地减轻他们的痛苦,尊重患者的人格,保护患者的尊严。

5.具有慎独与协作的精神　护士必须具有"慎独"的品德修养,在单独面对失去监督能力的危重患者时,也绝不降低护理标准。

三、老年患者的护理特点及伦理规范

（一）老年患者的护理特点

老年人疾病增多,病情复杂多变,加上老年患者心理上紧张、机体结构与功能上的衰退,因而在护理上显得尤为特殊.具体表现在如下三个方面。

1.病情复杂,护理任务重　人的一生都要经过幼年、青年、中年及老年的过程,每个阶段各有其生理、心理特点。老年患者在生理、心理诸方面都处于衰退阶段,发病率高,并发症多,恢复缓慢,容易留下后遗症。老年患者常见病依次为高血压、冠心病、肺炎、慢性支气管炎、胆石症、前列腺肥大、急性胆囊炎、胃癌、股骨颈骨折、糖尿病等。死亡率最高的是脑出血、肺心病、肺炎、心肌梗死和动脉血栓形成。对老年人健康威胁最大的是肿瘤、心血管疾病和肺炎。老年人反应迟钝、病态性痴呆、忧郁症、躁狂症、性格行为异常等较多,严重的还会出现精神分裂症。因此,老年患者病情复杂,病情具有多科疾病的临床表现,护理任务重。从某种意义说,老年患者的护理比治疗任务更繁重、更重要。

2.病情多变,护理难度大 老年人患病后,体质更加虚弱,抵抗力迅速下降,往往一种疾病可能引发多种疾病,复杂多变,确诊难。有些老年人患病后记忆力明显减退,对自己的身体不适主诉不清,甚至对疼痛的感觉不敏感,造成症状和体征不典型,容易误诊。还有些老年患者自理能力差,心理上固执不易合作。这说明老年患者护理难度大。

3.疑虑多,心理护理要求高 老年人大多阅历丰富,经历多坎坷,心理活动复杂。当老年患者来院就诊时,经常表现出精神过度紧张,顾虑重重,忧郁、焦虑,甚至惊恐不安。由于其行动不便,心理上常常处于痛苦不堪的状态。在临床治疗护理过程中,老年患者表现出对自己的身体状况极为关心,时常向医生和护理人员询问自己的病因、病情、治疗、用药、手术的安全性及预后情况等。

(二)老年患者的护理伦理规范

1.真诚尊重,高度关怀 老年患者一般自尊心都较强,患病后,离开了亲人团聚的温暖家庭,住进了陌生的医院。由一个独立自主、自己能支配自己行为的健康人,突然转变为处处受医院、病房规章制度约束及医护人员指挥的患者。这种角色的改变,必然引起心理上的失衡。此时,他们对接触最多的护理人员的态度、言行反应十分敏感。因此,护理人员要同尊重自己的父老和兄长一样尊重、理解他们,对他们提出的各种建议和要求,要耐心倾听,认真对待,能做到的尽可能予以满足,限于条件暂时做不到或根本做不到的也予以诚恳的解释和说明,求得共识或谅解。设法消除患者各种不利的心理因素,使他们对护理产生安全感、舒适感和信任感。

2.明察秋毫,审慎护理 因为老年人组织器官衰老、功能退化、感觉迟钝,所以老年疾病具有非典型性、复合性、多因素性等特点。这给诊治、护理造成了困难,不能简单地进行推断,必须明察秋毫,审慎诊治与护理。要做到这点,护理人员必须勤奋学习、细心分析、独立思考、善于判断,力求护理诊断准确无误,及时解除患者的痛苦,赢得患者的信任。了解老年人病理、生理特点,做到心中有数,就能及早发现病情变化,防止意外事件发生。

3.护教结合,指导养身 老年人患病后,由于自身调节功能差,常引起连锁反应,恶性循环。而患病后,被动地依靠药物改变这种恶性循环是相当困难的。所以治病不如防病。从某种意义上说,防病比治病更重要。因此,护理人员在进行临床诊疗护理的同时,要主动做好预防老年疾病的发生、流行的宣传工作,做到护教结合,让老年人懂得如何自我保健及学会自我保健的重要性,要坚持无病早防、有病早治的原则,要勤检查、遵医嘱与护嘱、慎用药、细调养。做到起居有常、饮食有节、生活有律、开朗乐观、适当锻炼。

4.了解家庭背景,共创敬老环境 当老年人从工作岗位上退下来之后,其主要的生活范围是家庭。这时他们会产生失落感和孤独感,尤其是患病后,失落感与孤独感会更加强化,甚至认为自己是无用之人。护理人员一方面要用热情关怀温暖老人的心,给老人安排合适的娱乐、健身活动及社会活动,使他们感到晚年生活有意义、有奔头,感到自身价值所在,以提高身体素质增进健康。另一方面还要了解患者家庭结构、家庭成员彼此之间的关系、老人在家庭中的地位等。

四、精神病患者的护理特点及伦理规范

精神病是大脑功能紊乱所导致的以认知、情感、抑制和行为等精神活动不同程度障碍为主要

表现的一类疾病。精神病患者的病因、症状、体征与其他疾病患者的不尽相同,有其自身的特殊性。精神病以患者精神活动的失调或紊乱为主要表现,最大特征就是患者丧失自知力和自控力。患者由于自知力、自制力和自理能力减退或丧失,否认有病,拒绝治疗,而且多数患者病因不明,护理工作难度加大,因此,对护理工作也提出了更高的要求。

(一)精神病患者的护理特点

1.重要性　由于社会竞争加剧,人们生活节奏加快,精神压力加大,加上开放社会不同价值观的冲撞带给人们的不适应等,致使精神病的发病率增高。根据有关资料统计,全世界有精神病患者 4 000 多万人,我国有 160 多万人。一人患病往往累及家庭和社会,不仅影响生活和工作,而且影响个人乃至周围人的生命安全。因此,精神病患者的护理非常重要。

2.艰巨性　精神病患者表现为思维紊乱,精神失常,特别是精神分裂症、躁狂症,常常有精神运动症状。随时都有可能冲动伤人、毁物或自伤,严重的会危及个人安全及社会安宁,给家庭和社会造成严重后果。精神科疾病病程一般较长,难以治愈,且易复发,是治疗护理的难题。多数精神病患者性格极端、情绪反常:有时拒食,有时暴饮暴食;有时静坐不语,有时暴跳如雷。多数患者妄想偏执,否认有病。就医者多是被诱导、哄骗,甚至被强行入院,故抵触情绪大,治疗不合作,甚至拒绝治疗。

(二)精神病患者的护理伦理规范

1.尊重患者　长期以来,由于感知、思维、情感等方面的异常,患者会做出许多影响家庭生活安宁和社会正常秩序的行为,因此,经常遭到社会的歧视和人们的疏远,甚至被愚弄和凌辱。精神病患者社会地位低下,合法权益常被侵犯,加上社会对此尚未引起足够的重视,导致在他们的护理中存在着许多道德和法律问题。首先要明确的是精神病也是病,应当像其他疾病一样,需要进行治疗和护理。其次,精神病患者也是人,应当享受人的尊严,所以要尊重患者、爱护患者。

医护人员在某些特殊情况下享有特殊干涉权,甚至可实行强迫治疗或保护性约束,但不要轻易进行,更不能作为威胁、恐吓、报复患者的手段。即使者病情和治疗需要也要慎用,以不伤害患者、有利于治疗或康复为原则。绝对保护精神病患者的利益,尊重患者的权利。

2.保护患者的安全　一方面创造良好的住院环境,改变管理模式,使者产生安全感。良好的氛围和富有道德意义的管理模式,加速患者的康复,提高了患者出院后适应社会的能力,充分体现了对待精神病患者的人道主义精神。另一方面护理人员要加强巡视,密切观察,保证患者安全。精神科病房常有意外情况发生,值班护士要坚守工作岗位,按时巡视病房,严格履行岗位职责,了解患者的病情和心理变化,特别是对那些有自伤、自杀企图以及有伤人毁物倾向的患者,要加强监护,严格病房管理制度,检查病房内有无刀、剪、绳等危险物品,避免不安全因素的存在,杜绝隐患,以防意外。

3.保守秘密　保密是临床医学中的一条古老道德准则。早在 2 000 多年前,古希腊名医希波克拉底在《希波克拉底誓言》中就指出:"凡我所见所闻,无论有无业务关系,我认为应守秘密者,我愿保守秘密。"到了现代,人们对保密有了更加明确的认识和阐述。《世界医学会国际医德守则》明确规定:一个医生必须绝对保守患者的隐私。国家卫生和计划生育委员会 1988 年颁布的《中华人民共和国医务人员医德规范》要求:为患者保守秘密,不泄露患者隐私。

保守患者的秘密是保护性医疗制度的一项具体措施,是形成和谐的护患关系、赢得患者信任与配合的基本条件。它体现了对患者权利、人格的尊重和维护,是护理道德的基本内容,在精神病患者的护理中尤为重要。在诊疗护理工作中,常常需要详细地了解精神病患者所处的社会环境、家庭情况,其生活经历、兴趣爱好、婚姻状况以及患病后的各种病态观念和行为。这往往涉及患者的隐私,护理人员要为其保守秘密,因为病态表现暴露后,可使一些事后痊愈的患者产生严重的心理伤害。如躁狂症患者在发病期间可能有不正常的性行为,若护士将其隐私暴露出去,当患者清醒后知道此事,就可能产生难以面对他人的想法,甚至可能导致轻生等严重后果。对某些并不危害社会的轻度精神病患者,在一段时间内为其保密,也是对其人格的尊重和保护。

4.正确对待异性患者 精神科护理人员在和患者接触、相处的过程中态度要自然、端庄、稳重、亲疏适度,以免患者产生幻觉或误解,导致钟情妄想。为此,护理人员不能浓妆艳抹、过分打扮,以免招致患者的性冲动。也不要与异性患者单独在小房间里进行过长时间的谈话。

5.恪守慎独 精神病患者思维紊乱,不能正确反映客观事物,不能对自己的行为负责,也不能对护理人员的行为给予恰当的评价。甚至有人错误地认为,护理少做点或者多做点,甚至做错了也没关系,反正患者不知道,即使患者真的知道了,也没有人会相信他们。护理工作者要严格要求自己,恪守慎独,凭自己的道德良心和责任感对待每一位患者和每一项护理工作,无论有无监督,都要表里如一、认真做好。护理人员不管白天或黑夜都要按时巡视病房,观察病情,以防意外。

五、传染病患者的护理特点及伦理规范

传染病是由细菌、病毒、立克次氏体、原虫等各种致病性病原体通过各种途径侵入人体所引起的传染性疾病。因为其具有传播性,在一定外界条件下能使很多人在同一时期或先后患病,严重危害人们的健康。传染病具有传染性、流行性、季节性、地方性等特点,这决定了传染科工作的特殊性。因此,传染病的护理道德在临床护理伦理中占有很重要的地位。

(一)传染病患者护理的特点

1.心理护理任务重 一个人感染上某种传染性疾病时,由于他们对所患疾病的性质不了解和对其预后难以预测,易产生焦虑、不安的情绪,患者心理问题多,对其进行心理护理的任务也相应加重。

2.消毒隔离要求严 传染病科是各种传染性疾病集中的场所。每个传染病患者都是一个传染源。护理人员如果忽视消毒隔离制度,很容易发生交叉感染,患者旧病未愈又会染上新病。此外,疾病还可以通过护理人员、探视的家属或病房的污物、污水传播到社会。因此,严格执行消毒隔离制度是传染病患者护理的重要内容。

3.时间观念强 传染病具有传染性、暴发性、流行性的特点,尤其是急性传染病,来势凶,发展快,如果不能早期发现、及时进行治疗和隔离,患者病情会发展恶化,甚至导致死亡,同时疫情会迅速蔓延。如流行性乙型脑炎,起病急骤,发展迅速,而且尚无特效疗法,主要是依靠及时有效的对症治疗和护理,使患者度过高热、抽搐、窒息、感染、呼吸功能衰竭等关口。否则死亡率很高。

(二)传染病患者护理的护理伦理规范

因为传染病具有传染性、患者心理问题多,由此引起的社会问题也较多,这给传染病患者的护理工作提出了特殊的护理伦理要求。

1.爱岗敬业,具有奉献精神 传染病护理工作人员在护理过程中与传染病患者朝夕相处,随

时都有感染疾病的危险。患者日常生活护理及一切治疗、抢救等工作都离不开护士。长年累月的工作和被感染的风险是对护理人员有无无私奉献精神的严峻考验,也是对从事传染病护理的工作人员首要的伦理要求。

2.预防为主,对社会负责　"预防为主"是我国卫生事业的既定政策,更是传染病防治工作的基本方针,也是广大传染病护理工作者的社会责任。预防传染病发生,控制其发展、流行,具有重大的社会意义,也是传染病的护理伦理要求。护士除了要做好传染病的治疗和护理工作外,还要与社会有关部门和人员配合,做好传染病的预防工作,这是对社会乃至整个人类的道德责任。

3.做好心理护理,帮助患者树立战胜疾病的信心　护理人员要针对传染病患者的心理特点,加强心理护理,使患者处于良好的状态,进而消除患者的忧虑感、被限制感、孤独感、自卑感及不安全感等。通过娴熟的护理操作技术和高尚的道德情感去医治患者的身心创伤,既要治愈其身体上的疾病,又要愈合其心灵上的创口,帮助患者振作精神,树立信心,增强抗病能力。

4.严格执行消毒隔离制度　消毒隔离是传染病护理工作的重要内容。护理人员既有治疗、护理传染病患者的义务,又有控制传染源、切断传染途径和保护易感人群的责任。护理人员应严格执行消毒隔离制度,防止交叉感染。

5.履行职责,认真执行疫情报告制度　国家卫生和计划生育委员会颁布的《中华人民共和国传染病防治法》等一系列法规,使传染病的防治工作有章可循、有法可依,各级人员应该认真贯彻执行。特别是对法定的 35 种传染病进行监测,一旦发现传染病患者、疑似患者或者病原体携带者,除根据患者的具体情况采取防治和护理措施外,还必须迅速、准确地填写传染病报告卡,及时向医疗保健和防疫机构进行疫情报告。防止迟报、漏报、错报,绝不允许隐瞒和谎报疫情。

6.加强宣教,普及卫生知识　传染病具有传播性,对社会、人类危害极大。传染病科的护理人员要从患者的利益、社会公共利益出发,采取各种形式,积极开展传染病防治的宣传教育,让传染病患者自觉接受消毒隔离措施,如不要与其他患者交换日常用品,到其他科室检查、治疗时要戴口罩等,以预防交叉感染。向广大群众普及卫生知识,积极倡导健康的生活方式,以提高预防疾病和卫生保健意识,全民动员,自觉参与,为预防、控制传染病而共同努力。

✒ **思政育人案例**

"非典"时期牺牲的叶欣在广东省中医院当了 23 年的急诊科护士长,无论是现场急救跳楼的垂危民工,带头护理艾滋病吸毒者,还是冒死抢救非典型肺炎患者,叶欣从来没有"瞻前顾后,自虑吉凶"。她用自己的生命书写了中国大医之"精诚"。

学习任务 7.3　优生技术及人类辅助生殖技术护理伦理

优生是提高人口素质的重要环节,也是人口控制的重要组成部分,我国计划生育国策中就明确倡导优生。优生的落实,对人类后代健康和人类素质提高具有重要意义,也关系到千家万户的幸福。作为优生技术的重要提供者,护理人员不仅要了解有关优生的具体内容,更要明确并掌握优生技术护理伦理,才能更好地履行自己的工作职责。

一、优生学和优生技术服务及其社会价值

(一)优生学概述

优生学是一门以生物医学,特别是人类遗传学和医学遗传学为基础,研究和改善人类遗传素质的科学。目的在于探索影响后代的各种因素,从体力和智力等方面改善遗传素质,从而达到提高人种质量的目的。优生学可分为预防性优生学和进取性优生学。预防性优生学指研究降低人群中产生不利表现型的基因频率,以减少后代遗传病发生的方法。其目的是研究怎样排除和降低人群中已经存在的有害基因,设法降低或防止有身心残疾或严重智能低下者出生,也称为负优生学(消极优生学);进取性优生学指研究维持和增加人群中产生有利表现型的基因频率,以促进体力和智力上优秀的个体有更多的生育机会的方法。其目的是促进人体素质和智力优秀个体的繁衍,改善和提高生命质量,扩展人口中优质个体的比例,也称为正优生学(积极优生学)。优生的思想自古有之,原始部落的原始禁忌、斯巴达人的"去劣存优"习俗。优生学的发展是近100多年来的事。1883年,英国人高尔顿提出"优生学"的概念后,大力在西方倡导和推广优生,优生学逐渐在西方各国得到发展。各国相继成立优生组织,颁布优生的法规条例:1905年,德国、瑞典、瑞士、奥地利等国学者组成了第一个国际性优生组织——国际民族卫生学会;1907年,人类第一部优生单行法在美国印第安纳州通过;1910年,美国纽约冷泉建立了优生学纪念馆;1912年,英国伦敦召开了第一届国际优生会议,并成立了国际永久优生委员会。

(二)优生技术服务及其社会价值

1.优生技术服务基本内容 通过婚前体检、遗传咨询、围生期(妊娠28周产后1周分娩前后的重要时期)保健等具体手段,从预防的角度研究和阻止有严重遗传缺陷和先天性疾病的胎儿出生,向社会提供优生优育的技术性指导。

2.推行优生的重要措施 在综合性措施中的社会措施包括:优生政策和优生立法、优生教育和宣传、健全优生机构和改善社会与自然环境等内容。个人及医疗技术方面的措施有:对不应结婚或不宜生育者,申明利害结果,禁止结婚或生育,或按规定出具婚检说明报告;指导选择合适的生育年龄,一般应在25~29岁生育为宜;进行产前诊断,在妊娠早期发现时遗传病的胎儿,应终止妊娠,开展孕期及围生期保健活动;开展优生咨询,对遗传病、先天性疾病患者及其家属提出的问题进行科学解释,并给予指导。

3.优生的社会价值

(1)有利于提高国家人口素质 在这个充满大量知识信息的社会中,人口素质是决定国家竞争力的重要筹码,国家近年来的人口调查结果多次表明,我国目前人口素质情况总体还处于较低水平,我国人口素质亟待提高。以出生缺陷及智残人口状况为例,我国新生儿出生缺陷发生率约为1.38%,每年约有20万出生缺陷新生儿的诞生,每年病残儿童出生数目达到75万,智力低下者人口为1 300万~2 600万。如果不采取优生措施,这些已存在的不利基因将会在我国未来人口中得到传播,势必加重我国人口素质低的不利形势。但是,如果能通过产前诊断、遗传咨询、新生儿疾病预防等一系列优生措施,就可以有效减少这些不利基因遗传的路径,提高我国人群中有

利基因的比例,增进我国人口素质。

(2)有利于减轻家庭和社会负担　出生缺陷胎儿及严重智残人口会占据国家大量的医疗和生活资源,影响社会和家庭资金的积累。以智残人口为例,当前我国严重智残人口已超过2 000万,每年占用资源总值超过200亿美元,按人均寿命50岁计算,这部分人口累计占用资源量将高达10 000亿美元,相当于我国2000年的GDP总值,而严重智残人口的家庭承受的精神压力以及花费的时间和精力更是难以以金钱计算。优生思想的提出和贯彻执行,有利于人们转变传统生育观,推动计划生育工作的顺利实行。

二、优生技术护理伦理规范

(一)做好优生咨询,疏导孕产妇心理

在我国,要使优生成为社会群众婚育中的道德行为,护理人员必须配合计划生育工作者通过多种有效的途径,进行广泛的宣传,积极开展优生咨询,用优生优育的知识和技术指导群众的婚育行为,用计划生育的法律法规规范群众的婚育行为,解答患者及其亲属提出的各种问题,并提出建议供其参考。

在优生技术服务中,护理人员要注意孕产妇的心理状态,主动关心她们的疾苦。孕产妇不同于临床上的患者,与其他病人相比有不同特点。她们对孩子的出生感到不安、恐惧和焦虑。由于精神过度紧张,往往导致妊娠中毒症、早产、自发性流产、滞产等。这就要求医护人员要积极疏导孕产妇心理,对她们关心体贴,理解她们,帮助其创造良好的心理环境,使她们消除恐惧、焦虑等心理障碍,解除其思想负担。

(二)做好产前诊断,履行知情同意

产前诊断是在遗传咨询的基础上,主要通过遗传学监测和影像学检查,对高风险胎儿进行明确诊断,通过对胎儿的选择性流产选择胎儿。目前,产前诊断已成为世界各国应用最广泛,实用价值最为显著的预防性优生措施。

为保障母婴健康,保证产前诊断技术的安全、有效,护理人员必须配合医生履行知情同意原则。进行产前诊断检查前,护医人员应向孕妇或家属告知技术的安全性、有效性和风险性,使孕妇或家属理解技术可能存在的风险及结果的不确定性;检查时一定要认真仔细;检查后要如实做出结论,特别是在发现胎儿异常的情况下,医护人员必须将继续妊娠或终止妊娠可能出现的结果以及进一步处理意见,以书面形式明确告知孕妇,由孕妇夫妻双方自行选择处理方案,并签署知情同意书。

(三)做好围生期保健,保障母婴安全

围生期是指妊娠28周到产后1周分娩前后的重要时期。围生期无论对孕妇还是对胎儿都是一个关键时期。为此,要全面落实保护性措施,做好围生期保健工作。护理人员应配合医生以负责的态度进行密切观察,及时掌握孕妇的生理、病理变化;严格掌握围生期用药原则,既考虑疗效,又顾及优生,慎重选用安全药物;积极预防不良的环境因素对胎儿生长发育的影响,避免孕妇受到病毒感染;针对产妇临产时的阵痛及其不理智行为,给予理解并进行解释,帮助其做好心理调适,减轻痛苦。

(四)禁止无生育价值父母生育

无生育价值父母包括有严重遗传疾病的人、患精神分裂症的人、近亲婚配者和高龄父母。无生育价值父母之间婚配生育的后代患遗传疾病和畸形较多,死亡率较高,对家庭、社会和国家危害较大。护理人员必须以对社会高度负责的态度,大力宣传无生育价值父母生育的危害,根据国家有关法律和政策,采用特殊的手段,禁止那些直接危害婚配、危害后代的疾病患者结婚生育。

(五)严控胎儿性别鉴定

随着医学科技的发展,胎儿性别的产前诊断已用于临床并取得有效成果,在查出与性别连锁遗传有关的某些严重遗传疾病方面是有意义的,其科学价值是值得肯定的。但是这项诊断技术往往被错误利用,用来确定胎儿的去留,从而导致人类性别比的自然平衡失调。我国有关法律对此都做了详细规定。

三、严重缺陷新生儿处置伦理

(一)出生缺陷概述

出生缺陷是一种胎儿在母亲子宫内便已发生的发育异常,即出生时就存在的结构、功能和代谢方面的异常,但不包含产伤性缺陷。目前,出生缺陷已成为全球性的重要人口健康问题,我国的出生缺陷发展情况尤其令人担忧,出生缺陷发生率的逐年增加,给个人、家庭和社会造成了严重的健康和经济损失。有资料表明,目前我国每年因出生缺陷造成的经济损失约为 10 亿元人民币,如果要对所有的存活出生缺陷儿提供手术、康复、治疗和福利,则每年国家要投入约 300 亿元人民币,出生缺陷已成为重要的公共卫生问题和社会问题。我国政府十分重视减少出生缺陷工作,将减少出生缺陷列为儿童健康发展的优先领域,以全面提高出生人口素质和生命早期的健康潜能。

(二)严重缺陷新生儿的认定尺度

如何处理有严重缺陷的新生儿才符合伦理规范,关键还在于应有一个明确的认识尺度。也就是说,新生儿的缺陷严重到哪种程度方能放弃治疗?这就需要制定标准和进行分类,并建立一个大家可以接受的决策程序。综合生命伦理学的研究成果和国内外专家的意见,医学界对出生的缺陷新生儿的处理标准分为以下三种。

1.舍弃标准　因为严重缺陷不能活过婴儿期,处于濒死状态。

不能发育至成人阶段,如任其生命延续,将使之生活于不可救治的痛苦中,长期治疗都不能缓解。可发育至成人阶段,但因智力因素严重低下等原因,不具有最低限度的人类经验,对别人的照料无感情和认识的反应能力。例如,无脑儿、严重脑积水、先天痴呆、严重心血管畸形、食道闭锁、肺或肾发育不良等患儿符合上述舍弃标准,应作为舍弃对象。

2.选择舍弃标准　新生儿缺陷对今后的生理机能、未来体力智力发展有严重影响,但达到一定年龄后可以矫正或部分矫正。有一定劳动能力和一般智力,但其缺陷对后代有不良遗传影响。如严重唇腭裂、肢体缺损、某些先天性心脏病、染色体异常、严重两性畸形的患儿,此种情况应根据新生儿父母及亲属的抉择予以保留或舍弃。

3.不应舍弃标准　新生儿缺陷对今后的生理机能、未来体力智力发展没有或仅有轻度的影响。如小血管瘤、并指、单纯唇裂等孩子应给予出生的权利。所谓严重缺陷新生儿是指符合舍弃标准的缺陷新生儿。

（三）处置严重缺陷新生儿的伦理原则

1.严格把握处理对象的标准　通过预期寿命、治疗可能性、医学发展需要、救护代价等方面考虑生命质量的高低,决定是否予以处置,生命质量低下者方能允许作为处理对象。

2.认真遵循处理程序　在明确新生儿具有严重缺陷和畸形前,必须有权威机构的认证和医疗检查结果的支持。医护人员根据分类标准向家长进行解释,由被舍弃儿的家长做出决定,医护人员根据父母的决定实施处置。诊断和处置意见应有医务人员签名并经组织审批,所有资料证明均应存档。

3.选择恰当的处理方式　一般应在非公开场所进行,而且所用方式必须是人道的、无痛苦的,应尽可能减少或缩短其痛苦和死亡时间,处置完后,尸体应严肃慎重处理。

 思考与练习

1.门诊护理的特点及其伦理规范是什么?

2.急诊护理的特点及其伦理规范是什么?

3.普通手术患者的护理特点及其伦理规范是什么?

4.老年护理伦理规范是什么?

项目8
护士与社会的伦理关系

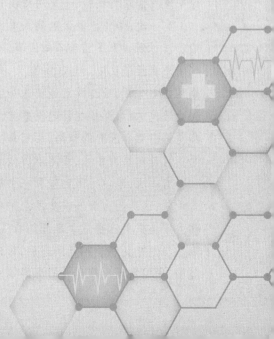

【学习目标】

1.掌握:社区卫生护理及其道德。

2.了解:家庭病床及其护理道德。

▶▷ 思政育人目标

通过本项目的学习,学生应了解从事社区保健的护理人员,应具备较高的道德修养水平,对待任何人,无论职位高低,贫富与否,仪表美丑,关系远近,都应一视同仁,热情服务。无论对方态度举止如何,都应文明礼貌,做好宣传和指导工作,尊重社区每一个人的卫生保健权利,全心全意为社区群众服务。

▶▷ 思政育人案例导入

中医外科的鼻祖——华佗

华佗是中医外科的鼻祖,他发明了麻沸散,开创了世界麻醉药物临床应用的先例。

清代敧蹻道人所编著的《元汇医镜》专门记载了华佗的这一功绩,其云:"佗字元化,沛国谯郡人也,精方药。若疾结于内,针药所不能及者,先以酒服麻沸散,遂刳破腹背,一月之间皆平复。"西方直至18世纪初才有全身麻醉外科手术的记录,距离华佗发明并使用麻沸散足足晚了1 600余年。

关于麻沸散的发明,民间传说颇多,现摘录一则。

东汉末年,魏、蜀、吴三国各称霸一方,战争不断,再加上天灾,士兵和老百姓受伤得病的很多。在行医的过程中,有个问题一直非常困扰着华佗,那个时代没有麻醉药,每当为受伤士兵进行剖腹、截肢等大手术时,伤员们大多忍受不了手术的痛苦,晕厥甚至死亡时常发生。为了减轻伤员的痛苦,华佗尝试了许多办法,可总是达不到预期的效果。他并不灰心,在治疗中继续摸索和试验,下定决心要找到减轻伤者痛楚的办法。

有一次,华佗把候诊的病人看完,由于病人太多,感到十分疲乏,为了缓解疲劳喝了不少酒。没想到一下子醉得不知人事。家人急忙在他的人中、百会、足三里等穴位扎针,可是华佗仍没有丝毫反应。过了一整天,华佗醒来后,家人把他醉酒后扎针的经过说了一遍,华佗感到非常惊奇,难道醉酒能使人失去知觉吗?为了验证,华佗又做了几次醉酒实验,让家人再次给他施针,开始扎针时没知觉,针刺多了导致肌肉颤抖,才感觉有点痛。反复试验多次,华佗悟出酒有麻醉的作用,后来每次给伤病员做手术时,华佗就让病人先喝酒以达到麻醉效果。可是对有的手术,酒的麻醉效果并不是十分理想。

有一次,华佗行医时碰到一个病人牙关紧闭、口吐白沫、毫无知觉。华佗甚是奇怪,家属告诉他,这是因为病人误食了几朵臭麻子花(又名洋金花),才会出现这种情况。华佗赶紧找病人家属将臭麻子花拿来仔细看了看,又把花放在嘴里尝了尝,顿时觉得头晕目眩,满嘴发麻。华佗把臭麻子花背回家后,亲自尝试了臭麻子花的花、叶、果,还把根嚼了嚼。经过亲身体验,华佗发现臭麻子果的麻醉效力最佳。华佗又到处走访了许多医生同行,收集各家行医经验,得到了一些有麻醉性的药物,经过多种不同配方的尝试,终于将麻醉药试制成功了,这种麻醉药被称为麻沸散。为了取得更好的临床麻醉效果,华佗常以酒送服此药。

自从华佗制成麻沸散以后,手术时大大减轻了病人的痛苦。直到现在,人们都很怀念华佗,称他是中医外科的鼻祖。只可惜,麻沸散配方没有流传下来。

思政延伸:

本案例介绍了外科鼻祖华佗发明麻沸散的故事。从华佗发现酒具有麻醉作用,再到发现洋金花能麻醉,最后发明麻沸散的过程,诠释了不断探索的科学精神。探索是做到理论与实践的统一。实践和理论是相辅相成的,理论指导实践,实践检验并不断丰富理论。探索是面对困难做出的主动出击,是对未知世界的揭示。探索必然包含着创新,创新不仅是理论的创新,更是实践的创新。因为探索的对象本是未知的,这就注定了探索之路必定是曲折的,需要经过一个辩证的过程。每一次否定看似挫败,但都是对以往经验的丰富,都是在探索中的前进。因此,华佗最初给病人动手术时,让病人先喝酒来减轻痛苦。但发现由于手术时间长,刀口大,流血多,仅用酒来麻醉并不能解决问题。这就是一个辩证的不断否定的过程,华佗在探索中不断前进,最终发明了麻沸散。

通过本案例,从华佗发明麻沸散的故事中诠释了不断探索的科学精神。我们的日常学习和临床、科研工作都是处于探索、碰壁、回馈、修改方案的不断循环,最终形成经验的过程,往往伴随着出现各种各样的问题,因此要有克服困难、善于发现、勇于创新、不断探索的科学精神。

 育人名言

观察、试验、分析是科学工作常用的方法。——李四光

　　社区护士小王初次到某社区对一特殊家庭进行家庭访视。这个家庭共有两人,为老陈和其儿子小陈。老陈,78岁,文盲,老伴去世已二十余年;体形消瘦,明显驼背,双下肢膝关节轻微内翻,行动迟缓;因白内障几近失明,牙齿脱落,只剩两颗门牙;有慢性支气管炎和萎缩性胃炎病史多年。小陈,43岁,本科学历,工厂技工,未婚;体型肥胖,有近20年的吸烟史;不善言辞和交际,对自己目前情况很不满意,常借酒消愁。

讨论:

1.护士小王的主要护理对象是老陈还是小陈?

2.护士小王应从哪些方面对老陈进行社区保健护理服务?

3.请分析小陈的身心状况并为其制订社区保健计划。

　　随着社会的发展和人们生活水平的提高,人类寿命越来越长,社会人口老龄化日趋明显,加上疾病谱和死亡谱的改变,人们对生活质量和卫生保健的需求越来越高。当今社会,医学模式已从生物医学模式转变为生物—心理—社会医学模式;医疗卫生服务已从以疾病为中心、医疗为重点向以人的健康为中心、预防为重点转移。为满足社会及新的医学模式的要求,护理工作范围也逐渐由医院扩展到社会的各个领域和各个阶层,从而担负起预防、保健、增进人类健康的重任。只有护理的社会化,才能适应新的医学模式要求,才能最大限度地为社会提供良好的服务,承担起护理的社会责任,体现出护士的社会价值。因此,探讨护士与社会之间的关系及其护理道德是护理伦理学研究的重要课题。

学习任务8.1　社区卫生护理及其道德

　　社区卫生护理是从全人群多维健康着眼,对人的生命周期采取从促进健康、预防保健、合理治疗、社区护理到康复的全面综合保健措施。社区的医护人员不但要具有全科的知识,而且要具有较高的道德修养。

一、社区卫生护理的概念及特点

(一)社区卫生护理的概念

　　社区卫生护理是在政府领导、社区参与、上级卫生机构指导下,以基层卫生机构为主体,合理使用社区卫生资源,以妇女、儿童、老年人、慢性患者、残疾人低收入居民等为重点,负责居民的护理、预防保健,以满足其基本卫生服务需求为目的的基层卫生护理。社区卫生护理主要包括家庭病床、健康教育、社会重大灾害急救、妇幼保健、老年病护理等,它融护理、预防、医疗、保健、康复、健康教育、计划生育技术指导为一体,提供有效、经济、方便、综合、连续的基本卫生服务。

社区卫生护理工作的开展,为社区居民提供方便、及时、经济的各种护理服务,满足了社会的需求,丰富了护理服务的内容,为社区护理服务的深入发展起到了极其重要的促进作用。

(二)社区卫生护理的特点

社区卫生护理将公共卫生学与护理学有效地结合在一起,既要求强调疾病的预防,又需要强调疾病的护理。与公共卫生学和护理学相比较,社区卫生护理在以下四个方面更为突出:

1.群众性　社区卫生护理是维护居民健康的第一道防线,对居民、家庭、社会进行全程卫生服务。它是以居民群众为对象,居民充分参与、支持与合作为基础的,因而具有广泛的群众性。

2.预防性　社区卫生护理重点在预防,通过开展健康教育、预防接种、计划免疫、妇幼保健、爱国卫生和改善环境等,贯彻预防方针,提高社区居民的健康意识,改变其不良生活习惯,降低发病率,具有预防性的特点。

3.经济性　社区卫生护理的实践表明,门诊患者和住院的慢性患者中多数可以在社区得到医治和护理,实现患者的合理分流转诊,节省大量的医疗费用,具有经济性的特点。

4.全程性　人由出生到死亡的全过程都需要得到科学护理,社区卫生服务是对社区人群提供终生保健服务,旨在提高居民的身心素质,因而社区卫生护理具有全程性的特点。

二、社区医疗保健中的护理道德规范

(一)更新观念,明确责任

社区卫生护理服务涉及面宽,服务内容多,同时对护理人员来说也是一种新的尝试。护理人员要想做好工作,必须转变观念,由疾病护理为中心转变到以人的健康为中心的护理;由医院护理转变到社会护理;树立预防为主、防治结合的思想,树立大卫生观。开阔眼界,在工作中体现新的医学模式,实现世界卫生组织提出的人人享有卫生保健的目标。

(二)热情服务,礼貌待人

社区内的居民由于文化、年龄、道德修养的差异,对社区保健的认识不同,对接受卫生保健工作的态度也不一样。为此,从事社区保健的护理人员,应具备较高的道德修养水平,对待任何人,无论职位高低,贫富与否,仪表美丑,关系远近,都应一视同仁,热情服务。无论对方态度举止如何,都应文明礼貌,做好宣传和指导工作,尊重社区每一个人的卫生保健权利,全心全意为社区群众服务。

(三)钻研业务,不断提高

社区医疗卫生保健是综合性的服务,护理人员面临的保健服务对象,不像在病房工作那样过细分科,要求必须具备多学科的理论知识和技能,采取多种预防措施,才能做好工作。例如,对脑血管病患者的护理,不但要做好预防宣传,还要做好患病后护理、康复指导、并发症的护理;也要指导家属做好家庭护理。从事社区医疗保健的护理人员只有拓宽知识面,刻苦钻研业务,才能做好这一工作。

(四)任劳任怨,真诚奉献

由于预防工作效益滞后性的特点,社区医疗保健工作长期辛苦却成效缓慢,因其效益的周期长,医疗保健工作不容易被理解和支持,有时甚至会有阻力。社区医疗保健的护理人员在工作中可能会遇到冷言冷语冷面孔和不配合的情况,这要求护理人员应具备任劳任怨、真诚奉献的品德,在工作中要坚持以"预防为主"的方针,不为名利,不图回报,坚守岗位,尽力奉献。

(五)严以律己,认真负责

社区护士经常独立工作,需要在各项工作和具体操作中,恪守操作规程和各项规章制度,以科学的态度认真对待每一件细小的事情。如疫苗接种要及时、不遗漏;技术操作要符合规程;对危重患者及时做好转诊工作;暴发疫情的处理要及时、果断;卫生保健宣传要科学且生动活泼,注意实效等。参与卫生监督、卫生执法任务的护士要秉公执法,遵守纪律。

(六)防治结合,做好宣教

随着人们生活水平的提高,我国居民逐渐向小康社会迈进。社区护理人员的重要职责之一,就是做好健康宣传教育。"小康"不仅指物质生活的富足,而且指健康的身体、健康的心理、科学的生活方式及良好的行为习惯。

(七)团结互助,真诚合作

预防保健工作需要全社会成员的共同参与,护理人员不但要明确自己肩负的重任,还要和当地政府、居委会、群众密切合作,共同探讨健康问题。社区护理人员之间更应相互协作、相互鼓励、互帮互助、真诚合作。

学习任务 8.2　家庭病床及其护理道德

家庭病床是为了解决群众看病难、住院难的矛盾,所创建的适合中国国情的新型医疗服务模式,该模式深受社区居民和患者的好评,在开展这项工作时,对从事这项工作的医护人员提出了更高的道德要求。

一、家庭病床的护理内容及特点

(一)家庭病床的护理内容

家庭病床是医院为适合在家庭进行治疗护理的患者而就地建立的病床。家庭病床把医、护、患、家庭联成一体,融预防、保健、医疗、康复为一体,为行动不便和连续就医有困难的患者提供了一个较为理想的护理服务模式。其内容包括:认真执行医嘱,及时到患者家中进行注射、输液、导尿、灌肠等各种治疗护理;细心观察患者的病情变化,发现问题及时报告有关医师;宣传防治疾病知识、护理知识;指导家属做好日常生活护理及简易的技术护理,培养、指导患者的自我护理;当患者病情发生突变时,协助患者转院治疗;遇有紧急情况,护士可以进行对症处理,并做好记录,及时向医师汇报;做好患者及其家属的心理护理,指导患者饮食、起居、用药护理。发现传染病及时登记,做好疫情报告,指导家属参与消毒隔离等工作。

(二)家庭病床护理的特点

1.工作内容广泛　家庭病床不像在医院临床工作那样过细分科,各科患者都有,护理内容广泛。除疾病治疗护理外,还要了解病情,与患者及家属谈心;进行心理护理;协助家属改善环境;合理安排患者生活;宣传卫生预防保健、康复知识,向患者家属做护理示教。提高家庭互助保健和自我护理能力,以促进患者的康复。

2.护患关系密切　家庭病床医护人员"上门送医",体现了医护人员全心全意为患者服务的优良作风,深受患者及其家属的欢迎,从而奠定了良好的医患关系基础。在与患者的密切接触中,护理人员可以对患者的生活环境及心理问题进行深入的了解,患者及其家属均可主动地提供临床表现、自我感觉、治疗效果等情况及意见和要求,使护理人员的工作更及时有效。可见,家庭病床护理有利于护患之间建立起"指导-合作型"或"共同参与型"的关系模式,有利于患者康复。

3.宜于开展健康教育及心理护理　家庭病床使护理人员经常深入患者家庭,对患者家庭环境、经济状况、心理问题都有比较深入的了解,从而为做好健康教育和心理护理提供条件。护士可以针对患者健康问题和心理问题,有的放矢地进行健康指导和心理护理,并创造宜于患者治疗护理的舒适环境和富有亲情的气氛,使患者处于最佳的心理状态接受治疗和护理。

4.道德要求更高　护理人员需要深入各个不同层次的家庭,服务对象因年龄、文化程度、病情、道德水平的不同而对护理工作的认识、支持配合程度也不一样。怎样对待不同层次的患者以及能否为患者保密,这既是对护理人员的道德考验,也是对护理人员提出的更高的道德要求。

二、家庭病床护理中的道德要求

(一)一视同仁,热情服务

患者的健康利益是护理工作的出发点和最终归宿。在家庭病床护理中,护士不应以患者的职业、社会地位、经济条件、风俗习惯、居住条件和距离远近而有所区别,均应根据病情而一视同仁地热情服务。护理人员应热情地对待每一位患者,尊重患者的人格,使其享受平等的医疗保健权;要理解患者的疾苦,给每位患者提供周到的护理服务,为患者解除痛苦。

(二)勤奋学习,不断进取

家庭病床护理工作内容较为广泛,要求护理人员具有多学科的知识及较强的沟通能力,需要护理人员在实践中不断学习,钻研业务,更新知识,满足不同层次患者的需要,工作方法上体现出一切以患者健康为中心的整体护理思想。

(三)工作有规律,方便患者

建立家庭病床应制定严格的工作制度及流程,使每位患者了解从事家庭病床工作人员的工作特点和规律,以配合工作。护理人员应随时为患者着想,严格要求自己,严格执行护理计划。在工作中,应遵守时间、遵守诺言。无论是遇上坏天气,还是与自己个人的事发生冲突,都应以患者利益为重,按时上门服务,准时为患者治疗与护理。

(四)廉洁自律,保守秘密

从事家庭病床护理的护士深入患者家中服务,廉洁自律是一项重要的行为原则。在为患者服务中,要忠于职守、遵守纪律、秉公办事,尤其要加强自我约束,自觉恪守各项规章制度和操作规程,不以职谋私,努力达到"慎独"的境界。患者家庭情况、经济情况、个人隐私等护理人员应保守秘密,不能随意乱讲,更不能参与患者家庭内部纠纷,这是护理人员应具有的品质。患者及家庭人员提出的问题,答复应准确、简明扼要、通俗易懂,防止言语不慎而造成不必要的误解和纠葛,给患者带来不必要的伤害。

(五)密切协作,目标一致

家庭病床的患者病种复杂,需要各科医护人员的互相支持、共同协作与配合,达到使患者尽快恢复的目标;也要加强与患者及其家属的密切协作、相互支持,形成一致的目标。形成规范有序的医疗护理秩序,按时上门服务,遇到患者临时有事外出,应另约时间,及时补上治疗和护理,做完护理工作后,应给家属留言沟通,有事及时与医护人员联系。医护患家属之间应团结一致,共同协作,以利患者康复。

学习任务 8.3　突发公共卫生事件应急处理护理伦理

一、突发公共卫生事件的含义

突发公共卫生事件是指突然发生,造成或者可能造成社会公众健康严重损害的重大传染疫情、群体性不明原因疾病,重大食物和职业中毒以及其他严重影响公众健康的突发公共事件。

二、突发公共卫生事件应急护理的特点

(一)社会性广

突发公共卫生事件影响面广,往往造成人们心理恐慌。如果处置不当,有可能使范围扩大,甚至对日常生活、工作秩序和社会稳定带来深远的负面影响。如"非典""新冠肺炎"危机从一开始就是一场突如其来的公共卫生危机,并带来人员伤亡,严重威胁民众的生命健康,而且危机波及经济、政治、外交等多个领域。突发公共卫生事件受灾遇难的人数往往比较多,呈群体性,涉及面较广。

(二)时间紧

突发公共卫生事件的护理工作具有突击性和随机性的特点。公共卫生突发事件发生急骤,往往在人们毫无防范的情况下发生;事件发生时常常是突发性的,患者发病时间集中,数量大,而且病情、伤情、疫情普遍严重,亟须快速作出决策。有关部门、医疗卫生机构应当做到早发现、早报告、早隔离、早治疗,切断传播途径,防止扩散。

(三)协作性强

突发公共卫生事件的处理是一项复杂的工作,需要在政府的领导下,多部门、多专业相互支持和协作。突发公共卫生事件应急处理的护理,要求护士既要从宏观上统筹全部护理过程的各个环节,又要一专多能,从微观上处理好每个患者。护理工作必须保持良好的连贯性和协同性的

要求,如若在护理某个环节的衔接上出现差错和失误,就会对患者的病情转归和生命安危带来不利影响。

(四)风险性大

突发公共卫生事件的护理具有危险性。突发公共卫生事件往往是突如其来,不可预测,因此,无论是中毒、疫情、安全事故还是群体性不明原因疾病,直接现场接触都是一件危险性的工作。由于突发公共卫生事件环境的严峻和险恶,对突发公共卫生事件的护理瞬息万变,异常复杂。护理工作任务艰巨、责任重大。护士要协助医生对危重患者进行抢救,搞好伤、病、疫情观察,配合各种手术,做好基础护理和专科护理。

三、护理人员的责任与义务

在突发公共卫生事件的应急处理中,护理人员应承担起保护公众健康的职责,承担起治病救人的职业责任,这是职业伦理的底线要求。护理人员的责任与义务应包括以下几方面:

(1)护理人员应当服从突发事件应急处理指挥部的统一指挥,相互配合、团结协作,集中力量开展相关的科研工作。

(2)护理人员应当及时进行医疗救护和现场救援,对就诊患者必须接诊治疗,并书写详细、完整的病历记录,对需要转送的患者,应当按照规定将患者及其病历记录的复印件转送至接诊的或者指定的医疗机构。

(3)护理人员应当对传染病患者密切接触者采取医学观察措施。收治传染病患者、疑似传染病患者,应当依法报告所在地的疾病预防与控制中心。

(4)传染病暴发、流行时,护理人员应当积极组织力量,通力协作,群防群治,协助做好疫情信息的收集和报告、人员的分散隔离、公共卫生措施的落实工作,向居民、村民宣传传染病防治的相关知识。

(5)传染病暴发、流行具有很大的危险性,有时,进入疫区就意味着牺牲生命,如非典时期。此时,作为护理人员应把患者利益和社会利益放在第一位如果要应无条件地奔赴现场,治病救人,这是医务工作者应尽的责任和义务。

四、突发公共卫生事件应急处理的护理伦理规范

(一)救死扶伤,敬业奉献

突发公共卫生事件发生后,护理人员经常身处危险和艰苦的工作和生活环境,有时甚至受到生命威胁。即使在自己的安全受到威胁,个人身体遭受磨难的情况下,也不能忘记自己肩负的救死扶伤的神圣使命,要始终把患者和广大人民群众的生命安危和伤痛折磨放在首位。只要伤情、疫情出现,就必须将生死置之度外,奋不顾身地紧急救护,在疫情暴发时,也不能有丝亮的退缩不前。在任何情况下,都要敢于承担风险,勇于承担责任,富有自我牺牲的献身精神。

(二)密切配合,团结协作

突发公共卫生事件的应对处理是一项复杂的社会工程,需要各部门的相互支持、协调和共同

处理。护士应与各部门及其他人员密切配合,团结协作,共同应对。各级护士要有高度的责任心和科学态度,整个救治和护理过程的每一个环节,都不能有任何的松懈、怠慢和不负责的现象发生。

(三)医患利益兼顾、患者利益第一

突发公共卫生事件发生后,为更好地减少人员的伤亡和疫情的扩散,需要医务人员以最快的速度进行救治,最大限度地保障患者的身体健康和生命安全。但是,在保障患者利益时,我们也应最大限度地保障医务人员的利益,只有这样才能更好地调动医务人员的积极性、主动性。

 思考与练习

1.通过分析社区护理的特点,阐述其在现代卫生体系中的重要性。

2.分析家庭病床护理伦理。

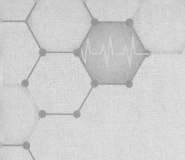

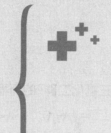

项目9
死亡护理伦理

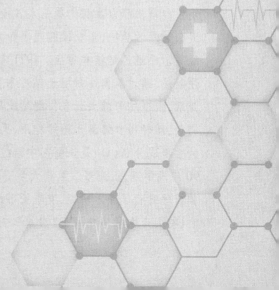

【学习目标】

1. 掌握:死亡的标准、临终患者的特点和要求、临终护理伦理规范;尸体料理伦理规范。

2. 理解:确定脑死亡标准的伦理意义,实施临终关怀的重要意义。

3. 了解:安乐死的伦理争议,安乐死的立法现状,护士在死亡教育中的作用。

▶▷ **思政育人目标**

通过本项目的学习,学生能真正理解生命,理解死亡。了解临终关怀体现了人道主义在医学领域的深化和升华,体现生命神圣、生命质量和价值的统一。

▶▷ **思政育人案例导入**

从砒霜到"三氧化二砷"的历程

砒霜,又称信石,其主要成分为三氧化二砷(As_2O_3)。As_2O_3 的纯品为白色结晶性粉末,易升华;微溶于水,较难溶于酸中,但又能溶于盐酸,生成三氯化砷或其他砷化合物,易溶于碱。不纯的砒霜往往带有红色或红黄色的块状结晶或颗粒,其中含有少量的硫化砷,俗称红砷。砒霜属传统中药的一种,具有祛痰止哮、截疟、蚀腐、杀虫等功效,主治寒痰哮喘、疟疾、休息痢、梅毒、痔疮、走马牙疳、癣疮、溃疡腐肉不脱等症。《本草纲目》记载,砒霜有剧毒,是被我国列入严格管理的 36 种毒性中药之一。砒霜的毒性很强,进入人体后能破坏某些细胞呼吸酶,使组织细胞因缺氧而死亡;对胃肠黏膜具有强烈刺激作用,可使黏膜溃烂、出血;也可破坏血管,诱发出血,损坏肝脏,严重者会因呼吸和循环衰竭而死。As_2O_3 中毒量为 0.005~0.05 g,致死量为 0.1~0.2 g。由于毒性强烈,砒霜被人们视为一种杀人的武器。2000 多年来,砒霜常与"中毒""暴死"这样的词汇联系在一起,因而"声名狼藉"。虽然砒霜毒性很强,但利用好了却是良药。在西方,砒霜入药可以追溯到古希腊名医希波克拉底(医药之父,公元前 460—前 370)时代。在我国古代有应用砒霜等砷类药物以毒攻毒,治疗包括肿瘤在内的恶疾的记载。1972 年,哈尔滨医科大学率先从中医验方中发现了砒霜的主要成分亚砷酸对急性早幼粒细胞白血病(APL)的疗效。哈尔滨医科大学附属第一医院张亭栋教授是使用砒霜治疗白血病的奠基人。张教授主要从事白血病中西医结合治疗及其机理研究。在巡回医疗过程中,张教授的同事韩太云药师从民间中医得知可用砒霜、轻粉(氯化亚汞)和蟾酥等治疗淋巴结核和癌症。1971 年 3 月,韩太云将它们改制成水针剂,称为"713"或"癌灵"注射液,通过肌内注射用于某些肿瘤病例治疗,曾在当地风行一时,但因毒性太强而放弃。此后,张亭栋与韩太云合作继续此项工作。在后续抗白血病研究中,他们发现只要有砒霜就有效,而轻粉和蟾酥无治疗作用,反而会带来肾脏毒性和升高血压的副作用。由此确认砒霜的主要成分 As_2O_3 是该制剂中治疗白血病的有效成分,其对 APL 的治疗效果最好。20 世纪 90 年代中期,上海第二医科大学附属瑞金医院的王振义、陈竺、陈赛娟、陈国强等科学家,就其机理进行了深入研究,发现亚砷酸注射液能诱导、分化急性早幼粒细胞,促进肿瘤细胞凋亡,使其走向程序化死亡"自杀"之路,研究结果在国际权威的《血液》杂志上发表了一系列论文,此项发现被认为"在国际血液学上掀起了一场革命"。

APL 曾是一种极为凶险、死亡率很高的恶性血液疾病。陈竺团队应用全反式维甲酸(ATRA)和 As_2O_3,对 APL 进行联合靶向治疗,使得这一疾病的 5 年无病生存率跃升至 90% 以上,达到基本"治愈"标准;并揭示了 ATRA 和砷剂分别作用于 APL 致病分子 PML/RARa,从而将白血病细胞诱导分化和凋亡的分子机制。这是一项真正的结合临床医学与基础生物学的研究,是东方传统医学和西方医学结合的典范。

2016 年 12 月,美国血液学会(ASH)为来自上海交通大学附属瑞金医院上海血液学研究所的陈竺教授和巴黎圣路易医院的 Huguesde The 教授颁发了欧尼斯特·博特勒奖,以表彰他们在急性早幼粒细胞白血病基础和临床研究中所取得的突出成就。砒霜在陈竺教授手中,完成了从毒药到良药的华丽转身,不仅凸显了中医药的现代临床应用价值,更向全世界展示了中国古代文明的伟大智慧。

思政延伸:

毒药砒霜成为抗白血病良药的过程,展示了砒霜具有要人命和救人命的两面性,提示药物具有偏性,但只要善加利用,却可以以偏制偏,发挥其巨大潜能。当代中医药人要善于从传统中医药理论中汲取营养,尊重客观事实(如砒霜有毒但治疗血液病有效),运用现代科学技术,在传承的基础上创新发展,共同协作,不断探索,从而产生原创成果。

 育人名言

药能活人,亦能杀人,生死关头,间不容发,可不慎欤。——清·刘昌祁医学不仅要探索人体生命的奥秘,寻求延年益寿的方法,而且要对人生的最后归宿——死亡进行必要的研究。正确认识死亡,开展死亡教育,宣传新的死亡标准,探讨安乐死、临终关怀等问题,既是医学研究的重要问题,也是伦理学需要重视的问题。特别是现代社会,人类越来越关注自身死亡的质量,广大护理工作者理应尊重患者的权利、价值和尊严,做好临终护理和尸体料理等工作.帮助临终患者安然地走完人生的最后旅程,这是护理人员应负的伦理责任。

有生必有死,死亡是生命之路的终点,从生到死构成完整的生命周期,死亡是生命的正常部分、最后部分,也是生命成长的最后阶段。真正理解生命,必须理解死亡。死亡质量也是衡量生命质量的重要指标,提升死亡的品质就是提升生命的品质。对死亡的理解、尊重和宽容就是对生命的理解、尊重和宽容。作为未来的护理工作者,正确看待死亡、了解死亡的标准,探讨和研究临终关怀、安乐死和开展死亡教育中的伦理问题,对维护人类的健康利益,提高生命的质量和死亡的品质,有十分重要的意义。

学习任务 9.1　死亡的含义和标准

一、死亡的含义

人们对死亡的认识,由于文化背景和研究角度的不同而不相同。生物学上的死亡,是指身体各器官和组织的单纯生命作用停止了;医学上的死亡,是指生命机能的停止;社会学对死亡的认识则是:死亡是人的自我意识以及与他人、社会交往的消失。临床医学的死亡定义是:死亡是人体器官、组织、细胞的整体衰亡,是人的生命活动的终结。总之,死亡是生命运动的一种表现形式,是一个运动的过程,人们对死亡的认识也是一个不断深入的过程。

临床上常把死亡分为濒死、临床死亡和生物学死亡三个时期。

1.濒死期　是死亡的开始,此时心肺等脏器的功能极度衰竭,处于濒临停止其功能的状态,随着意识和反射逐渐消失,呼吸和脉搏逐渐停止,机体就开始进入临床死亡期。

案例导入 22

2.临床死亡期　也称为躯体死亡期,是生物学死亡前一个短暂的阶段。此时,心、脑、肺等生命器官功能已丧失,宏观上人的整体生命活动已停止,微观上组织内的代谢活动还在进行。

3.生物学死亡期　是死亡过程的最后阶段,这时生命活动完全消失,机体细胞和组织死亡,代谢完全停止,生命现象彻底消失,尸体逐渐变冷,发生尸僵,形成尸斑。

二、死亡的标准

死亡标准指人们用以衡量与判断死亡的标准与尺度。随着医学科学的发展和人们观念的改变,死亡标准也在不断改变。目前,人们提出的死亡标准主要有两个:

（一）传统死亡标准

1.传统心肺死亡标准的形成　传统死亡标准把心肺功能作为生命最本质的特征,认为心跳、呼吸功能停止就意味着死亡。这个标准从原始时代开始沿袭数千年之久。自古人们认为心脏是人体的中心器官,我国古代有,"心者,君主之官"的说法。古希腊亚里士多德提出过心脏是灵魂器官的观点,1628 年英国学者哈维发表《心血运动论》,第一次科学解释了心脏在血液循环中的功能和作用,也使心肺死亡标准的权威地位更加稳固。此后,无论东方还是西方,都以呼吸和心跳的停止作为确定死亡的标准。

2.心肺死亡标准的局限性　然而,现代医学的发展已经表明传统的心肺死亡标准有很大的局限性。现代医学已经发现,心脏停搏不能视为最终的死亡,许多心脏一度停止跳动的人被成功地救回了人世。事实上,死亡并非生命的骤然停止,而是一个连续发展的过程,许多临床抢救病例说明,有些心跳、呼吸停止的患者,脑、肝、肾等器官组织的功能并未完全丧失,经抢救治疗不仅可以恢复心跳和呼吸,甚至可以痊愈。另外,脑部功能受损或丧失的患者,在人工呼吸机、心脏起搏器等生命维持装置的帮助下,还能使心跳和呼吸维持很长的一段时间。这些情况反映出心肺死亡标准的不准确和不科学之处,向传统的心肺死亡标准提出了挑战,促使医学专家思考和探索更科学的死亡判定标准。

思政育人知识链接

心肺功能的停止不等于生命的终止

　　南非洲卡拉哈里的干燥沙漠中,布须曼人把心脏不再跳动的死人埋入浅墓,结果多次发生这种"死人"从墓中爬出来。

　　1919 年 10 月 27 日,德国一个女护士因失恋而服毒自杀,经过一系列医疗检查后,医生判断其心跳和呼吸完全停止,看不出生命活动现象被诊断为死亡,随即装殓入棺。14 小时后,警察开棺做例行的尸体照相时,发现死者喉部有微弱的悸动,急送医院抢救,结果复活。

（二）脑死亡标准

1.脑死亡概念的提出　由于心肺死亡标准的局限性,人们开始思考和探讨更科学合理的死亡判定标准。虽然科学上早已得出的结论,大脑是人的意识和自我意识的生物学基础,但一方面由于医学科学的发展有一个过程,另一方面由于死亡认定的社会习惯需要,以脑死亡来判断人死的科学标准迟迟未能提出。20 世纪,随着器官移植技术的产生与发展,心脏移植获得了成功,打破了心肺功能丧失必导致死亡的权威性;由于心肺死亡标准延长了判断死亡的时间,从而降低了器官移植的成功率。为了提高器官移植成功率的需要,也使得人们开始考虑确定一个更为科学的死亡标准。同时由于心肺死亡标准之下的植物状态生命会带来一系列经济和道德问题,动摇着人们对心肺死亡标准的信念。

　　大脑是产生意识和自我意识的生物学基础,而死亡的实质是人的自我意识的消失。人的本质属性是社会属性,生命的本质是具有自我意识和担当社会角色,这些观念逐渐获得更多的认同。在人的生物学生命的死亡和作为社会人的人格生命的死亡相分离的情况下,多数学者认为,应以社会人的人格生命的丧失来选择死亡标准,即个体人与社会关系的不可逆的中断和脱离。

基于以上认识和社会需要,脑死亡概念形成和出现了,促使传统的心肺死亡标准向脑死亡标准过渡。

2.脑死亡判定标准 "脑死亡"是一个已有严格定义的概念,是指"包括脑干功能在内的全脑功能不可逆和永远丧失"。这就是说,脑死亡是指全脑死亡,是大脑、中脑、小脑和脑干的不可逆的死亡(坏死)。它是由某病理原因引起脑组织缺血、缺氧、坏死,致使脑组织功能和呼吸中枢功能达到了不可逆转的消失阶段,最终必然导致的病理死亡。已经不可逆地丧失功能的脑死亡者,即使继续使用人工心肺机进行救治,也不可能使其复活。

脑死亡标准的确立,反映了医学科学的发展和对生命本身认识的深入。尽管认为脑死亡标准是比较科学的,但由于来自传统的观念、科学技术以及家属情感等多方面因素的阻碍,公众还难以接受脑死的概念,脑死亡在临床上广泛推广也是很难做到的,再加上临床实践中,有些患者脑电图平直又得到复苏,这又向脑死亡标准提出了挑战。1983年,美国医学会、律师学会、生物医学会与行为研究伦理委员会等组织向美国各州提出建议:可以采取心肺死亡的医学标准,也可以采取脑死亡的医学标准。我国专家学者也建议目前在临床判断死亡问题上,应将传统的心肺死亡标准和脑死亡标准结合起来。

案例导入 23

3.脑死亡认识上的三个误区

(1)以为"脑死标准"与"心肺死标准"是两个互相排斥、彼此对立的观点。实际情况却并非如此,在绝大多数情况下,脑死与心肺死是基本同步的。大脑是人的全身耗氧量最大、耐缺氧能力最差的器官,心肺功能丧失后,如果不采取措施维持脑部的供氧,脑组织在缺氧6~8分钟,最多不超过15分钟就会彻底坏死,最终结果还是脑死与心死基本上同步而至。目前,在临床实践中,心死与脑死不同步的情况不足5%。

(2)以为脑死亡是人为制造的一种标准,其动机就是为了给器官移植提供更鲜活的器官。事实的真相是:脑死亡是一种比传统"心肺死标准"更准确的死亡标准,它也许还不够完善,却比传统标准要精确得多。脑死亡立法后的确有利于摘取更鲜活的器官供移植,但前提是死者生前有合法的捐献意愿表达。给器官移植提供更鲜活的器官只是脑死亡立法所带来的一个很小的副产品,根本就不是我国推行"脑死标准"的主要动因。

(3)将脑死者与植物人等同。植物人只是部分和暂时的脑功能障碍,脑组织并未彻底死亡,这一点与脑死亡有根本区别。

三、确定脑死亡标准的意义

脑死亡标准的确立,反映了医学科学的发展和对生命本身认识的深入。与传统的心肺死亡标准相比,脑死亡在科学和道德上更具有先进性,表现出更大的道德意义。

(一)有助于科学地认识死亡,尊重生命

传统心肺死亡标准并不能科学准确地判断死亡,以其为判断的检查方法难以鉴别假死状态,比如触电、服毒、溺水、冷冻患者,特别是服用中枢神经抑制剂自杀的假死者。而脑死亡是不可逆的,以脑为中心的中枢神经系统是整个生命赖以维系的根本,由于神经细胞在生理条件下一旦死亡就无法再生,当全脑功能因为神经细胞的死亡而陷入无法逆转的瘫痪时,全部机体功能的丧失就只是时间问题了。采用脑死亡作为判断死亡的标准,就可有效避免用心肺死亡标准来判断假

死状态的人为死亡,从而维护了人的生命和尊严。

(二)有助于减少卫生资源的浪费

脑功能不可逆丧失的患者,即使用人工方法继续维持心跳和呼吸,也只是维持一个生命质量极为有限的"生命",医疗资源总是有限的,维持脑死亡者的医疗资源消耗要比医治普通患者的医疗资源消耗多得多。确定脑死亡标准,为终止这种患者的抢救提供了依据,可以适时终止无效的医疗救治,减少无意义的卫生资源消耗,合理使用有限资源,减轻患者家属与社会的治疗压力。也有助于减轻患者家属等待和无望的痛苦,让患者死得有尊严。虽然拯救每一个可以挽回的生命是医务工作者的职责和共同理想,但当死亡不可避免地降临,应勇敢地承认和面对死亡,这既是对死亡的尊重,也是对生命本身的敬畏。

(三)有助于器官移植的开展

采用脑死亡标准,拓宽了移植器官的来源,为器官移植开辟了广阔的前景。器官移植需要从尸体上摘取活的器官,且摘取越早、越新鲜,移植后的成活率越高。按照传统的死亡标准是难以达到这种要求的,如果在法律上承认脑死亡,就大大提前了确定死亡的阶段,这意味着可以在患者出现脑死亡状态时,终止对患者的抢救,经家属同意,就可以摘取器官进行移植,使他人的生命获得延续,同时也使供体生命的死亡获得不平凡的意义。

学习任务 9.2　临终护理伦理

一、临终关怀及其伦理意义

临终关怀是一种特殊的卫生保健服务。当人的生命走向末途,死亡不可避免要来临的时候,人类常常面临着巨大的痛苦、恐惧和悲伤。如何在生命的最后阶段,减轻病魔带来的痛苦,依然保持人的尊严、价值和从容,是临终关怀事业的宗旨和追求。当临终关怀成为人类医学科学发展的重要议题,临终关怀服务在理论与实践上有着积极推进和长足发展,这标志人类社会文明进入一个崭新阶段。

(一)临终关怀的含义和特点

1.临终关怀的含义　临终关怀是一种特殊服务,指对临终患者及其家属所提供的一种全面照护,包括医疗、护理、心理、伦理和社会等各个方面。其目的是使临终患者的生命质量得到提高,能够在舒适和安宁中走完人生的最后旅程,并使家属得到慰藉的居丧照护。

2.临终关怀的特点　与一般临床医疗服务相比,临终关怀是一种"特殊服务",它的特殊性体现在其服务对象、服务目的、服务方法等各个方面。

(1)临终关怀对象　临终关怀收治的对象是临终患者,特别是晚期肿瘤患者或患有类似疾病身心正遭受折磨的患者。一般的医疗服务重视对可治愈者的救治,对不可治愈者也常常采用艰难又无希望却是延长患者死亡期的"抢救措施"。临终关怀服务专门对终末期患者及其家属提供全面照护,实施包括医疗、护理、心理、伦理和社会等各方面的关怀和护理,使临终患者在生命末路可以得到所需要的关怀。

(2)工作目的 临终关怀不是为了延长患者生命,而是以提高患者生存质量、维护患者的生命尊严和价值为主要目标。它所倡导的是不同于一般医学行为的人性化关怀理念。一般的医疗实践往往立足于"救命",似乎能使患者多存活一天也是尽到了医护职责,患者则被动接受艰难而又无望的治疗,患者的心理和社会需要被忽视。临终关怀从提高患者生存质量出发,了解患者需要,满足患者在生理、心理、社会、安全等方面的需要。

(3)工作方法 临终关怀不是以治疗疾病为主,而是以缓解症状、支持疗法和全面照护为主。临终关怀照护不会不惜代价、不顾患者实际需要和意愿去实施临床诊疗方案,而更多考虑如何尊重这些患者意愿,减轻他们的痛苦和满足他们真正的需要。

(4)工作内容 不仅包括缓解患者的躯体痛苦,还包括心理关怀和社会支持。

(5)工作范围 不但照顾、关怀临终患者,而且涉及对患者亲属给予慰藉、关怀与帮助。

(二)临终关怀的伦理意义

1.体现人道主义在医学领域的升华 长期以来,医院是救死扶伤的场所,但无法救治的终末期患者即使住医院也只是痛苦生命的延长,不能得到更多的关心和照顾。临终关怀事业为临终患者提供多方面的照顾,可使患者临终生活过得有意义、有质量、有尊严,在一个舒适的环境中安详地、无忧无虑地离开人间。同时对死者亲属进行关怀、慰藉和帮助。所以,临终关怀体现的医学人道主义更完善、更有活力,是人道主义在医学领域的深化和升华体现生命神圣、质量和价值的统一。

当人经过一生的创造、奋斗和拼搏后,在生命即将结束的时候,能得到适当的关心和照顾,就体现和维护了生命的神圣;同时,一个人的临终生活能在少痛苦、少牵挂的较舒适的状态中度过,生存质量就得到了提高;临终患者获得临终关怀,能有尊严地离开人世,其生命价值也得以提高。临终关怀体现了生命神圣、质量和价值的统一。

2.有利于树立现代医学观,完善卫生保健体系 临终关怀理念突破了传统医学重治疗、重存活的倾向,在一定程度上扭转着临床见病不见人的不良现象,有利于医务工作者重新审视医学的本质和思考人类生命的意义,对树立新的医学观和践行现代医学模式是有力的推动。同时临终关怀事业的发展终将使卫生保健体系更完善,形成预防、治疗、康复、临终关怀相互关联的体系,使"无病则防,有病则治,治不了则临终关怀"成为可行的卫生保健服务。

3.有利于提高医学道德水平,促进人类文明进步 临终关怀的特点对医护人员的道德水平和人文素质提出了更高的要求,从事临终关怀的医务人员要有高度的同情心和责任感,有对患者尊严、权利、生命价值的尊重和关切及对患者亲属的同情和关怀,才能做好这项工作。临终关怀工作将会促成医务人员高尚职业精神的养成和提高,并辐射和带动整个医疗卫生行业乃至整个社会,从而提高医德医风水平、改善社会风尚。当临终关怀成为一项广为关注的社会事业,当越来越多的个人和团体都来关心和参与这项事业,那么它会为更多的临终者、家庭和社会所需要,也就会有更多的临终患者在生命尽头享受到温暖和阳光。这会充分展示人类在生命态度上的智慧和文明,彰显人类的文明进步。

思政育人案例

让生命享受最后一缕阳光

对于人来说,死亡是令人恐惧的黑色,临终关怀却给生命末路以人文关怀的阳光。因为它帮助患者解除肉体上的痛苦,克服心灵上的恐惧,能够从容、安详地走完人生的最后一程。2010年开始,北京、天津、上海、大连等地20所重点医院设立免费的临终关怀服务。受资助的大连医科大学附属医院建立了大连第一家宁养院,为收住的患者提供足够剂量的、免费的止痛药物,并对患者进行心理疏导,开展临终关怀。这给那些备受病痛与贫穷折磨的人带来福音,他们在离开人世之际多了一些坦然、安详和从容。宁养院一个患者去世以后,其女儿和生前好友遵循遗嘱送来感谢信,当场诵读,泣不成声:"父亲走了,安详、宁静地走了,带着对这个世界的眷恋,带着对人间真情的感激永远地走了。"

二、临终患者的心理特点和需求

临终患者是一群特殊对象,他们需要被人同情、理解和得到社会尊重。任何形式的临终关怀都需要了解患者的特点和需求,并增强患者对临终生理、心理状态的适应能力。满足患者的需要,维护患者的尊严,才能为临终者安宁地走完生命的最后旅程提供正确的满意的服务。

(一)临终患者的心理特点和行为反应

1.临终患者的心理变化过程

(1)否认　患者不承认自己患了绝症,认为可能是医生的诊断错误,典型的反应是"不,我不会的,那不可能"。患者表现心神不定,企图逃避现实。

(2)愤怒　患者知悉病情或预后不佳,但愤怒命运为何捉弄自己,典型的反应是"为什么是我"。

(3)祈求　患者知道自己疾病的严重后果,但期待医务人员能妙手回春或延长生命,以完成未来的心愿或活动。

(4)抑郁　已承认死亡即将来临,深感自己将离开人世而伤感、消沉、焦虑。

(5)接受　患者已面对死亡的现实,对后事有所准备,反而表现出安宁和平静。上述五个阶段并非在所有患者身上都会有典型表现,也不一定相互衔接。

医护人员在认识这些心理反应的基础上,对患者的某些情绪失常和行为变化要予以理解。

2.临终患者的行为反应

(1)易发怒　临终患者常无端向亲人和医护人员发脾气,不配合治疗和护理,甚至个别患者还可能有破坏性行为。

(2)易恐惧　临终患者常常对亲属和医护人员的言语和神情非常敏感,精神紧张,或表现为不思饮食、不睡觉,甚至夜间不愿熄灯或频频呼叫家属和护士。

(3)易焦虑　临终患者常处于失望与期望的矛盾中,既想了解情况,又怕"濒死"获得证实,情绪波动激烈,处于期望中时能够主动积极与医护合作,处于失望中时,会充满焦虑,甚至感到绝望而拒绝合作。

（4）易悲伤　临终患者常沉浸于事业、家庭、人生的回忆中，想到即将诀别人世，难免悲观伤感。有的患者还希望多与亲人、朋友相聚，希望留下遗愿、遗言。有的患者不愿让别人看到自己痛苦憔悴的样子，采取自杀行为或要求安乐死以维护自己的尊严。

综上所述，医护人员应掌握不同患者的心理和行为反应，并针对临终患者的心理和行为反应特点，做好心理治疗和护理，帮助患者在舒坦的心境中度过最后人生。

（二）临终患者的需要

临终患者是一群特殊对象，他们更加需要同情、理解和社会尊重。因此，无论什么形式的临终关怀，都必须了解患者的需要，满足患者的合理需求，增强患者对临终生理、心理状态的适应能力。

1.生理需要　生理需要是临终患者最基本、最应该满足的需要。

（1）疼痛控制的需要　许多患者在生命末期已不惧怕死亡，而是惧怕难忍的疼痛和疼痛带来的心理痛苦。疼痛不仅影响睡眠、饮食和情绪，还会令人绝望。医护人员应针对疼痛提供支持措施，如给予镇痛或镇静剂，以减轻或免除疼痛及由此带来的心理痛苦。

（2）基本生理需要　包括：保持身体清洁，做好皮肤、头发、口腔、鼻孔、眼睛及指甲的护理，预防褥疮的发生；供给营养，保持排泄通畅。

（3）环境舒适的需要　病房环境安静、清洁、整齐、色调温暖给予舒适、安全的体位。

2.心理需要　临终患者同样需要获得心理与情感上的关怀和满足。

（1）保持人格尊严和维护自身权利的需要　希望保持作为人的尊严和权利，如生活习惯和方式得到尊重和保留，能知悉和参与治疗护理方案，有否定和拒绝治疗的权利和选择死亡的权利等。

（2）得到关怀和慰藉的需要　临终患者有很强烈的心理情感需要，如望与人接触、交谈，希望获得安慰和鼓励，希望亲朋好友细心守护，希望医护人员真诚照料。

总之，临终患者精神和肉体均经受着痛苦和折磨，他们需要人间的温暖、真挚的友情和爱。

3.社会需要　临终也是生活，只不过是特殊的生活状态。临终生活也需要实现其价值。

（1）知情的需要　患者希望了解自身疾病状况，获知检验检查结果和诊断结果，希望与亲人和医生沟通以了解有关疾病与治疗的全部信息，希望对方能对自己开诚布公。

（2）工作安排的需要　担负工作且责任心强烈的患者，不希望因自己缺位而影响工作，他们希望能交代和安排好自己正从事的工作，使之后继有人。

（3）解决医疗费用和家庭问题和自身需要　许多临终患者担心医疗费用过高增加家庭负担，影响和拖累家人，希望尽量降低医疗费用。有的患者顾虑家庭的责任，年迈的父母谁来赡养、未成年的子女谁来抚育，他们强烈希望得到单位或社会的帮助。还有的患者有自身后事安排的愿望。他们希望立遗嘱，对自己的后事进行交代，提出一些要求等。

三、临终关怀护理的伦理原则

（一）尊重和保护临终患者的权利

临终患者仍有自己的个人利益和权利，医护人员及家庭和社会都应尊重和保护他们应享有的权利。如尊重患者在医疗护理决定上的自主权,当患者尚未进入昏迷状态,有能力做出决定时,应尊重患者的选择和决定;当患者已昏迷或无能力做决定时,应尊重他健康、清醒时的意愿或遗嘱,或尊重家属的意见。

(二)理解临终患者的心理和行为,帮助临终患者解除痛苦

临终阶段是人生的特殊阶段,患者不得不面对即将到来的死亡问题,在心理和行为上会有特殊表现,如忧郁、沮丧、悲观、失望等,还会有愤怒、不讲道理、不配合等令周围人难以接受的行为表现。护理人员不仅要把握临终患者的心理和行为特点,还要善于应对其情绪、心理和行为反应,并充分理解某些患者的失常情绪变化和不理智行为,以宽容大度的胸怀和谦让、容忍的品质善待患者,坦诚地与之沟通,尽量满足患者的合理要求,帮助患者实现其临终生活的意义和价值。

临终阶段患者由于长期受病痛的折磨,身心都遭受极大的痛苦。对其身体上的痛苦和生理上的疼痛,医护人员应坚持以控制症状、减轻疼痛为主要任务,提供足够有效的镇静药物,包括采取心理的方法,尽最大努力帮患者解除肉体上的痛苦。临终患者也承受着极大的精神痛苦,如死亡的恐惧、人世的牵挂、亲人的哀伤等给患者带来巨大的心理压力和精神痛苦,对此,医护人员应主动热情与患者接触、沟通,鼓励患者表露其内心感受,用心理疗法帮助其排解不良情绪,给患者以精神上的鼓励和支持,满足患者的心理需要,帮助患者以平静、乐观的态度度过生命的最后阶段。

在临终关怀中要提高临终者的死亡品质,帮助临终患者理智冷静地认识和承认自己面临死亡的事实,坦然、平静地面对死亡,这离不开死亡教育。医护人员首先应接受死亡教育,能以理智、科学的态度对待死亡,继而具备死亡教育的能力,通过各种方式向临终患者实施死亡教育。

(三)关心并帮助临终患者的亲属

患者处于临终状态时,家属同样会遭受沮丧、抑郁和悲伤等心理困扰。同时,较长时间的陪护照料造成家属精神和体力的疲劳。患者离世后,家属的悲伤和为照料患者所承担的身体和心理方面的透支使患者家属的心理、行为多处于应激状态。对此医护人员要能够设身处地地给予理解和同情,帮他们缓和伤感情绪,真心实意地帮他们解决一些实际问题。如积极做好患者的身心护理,尽力满足亲属提出的合理要求。经常与亲属交谈、沟通、交换意见,增加相互间信任和合作,支持并指导家属为患者做些力所能及的护理工作,让其心灵得到安慰,同时患者也能享受到天伦之乐。

(四)做好临终患者的尸体料理

1.尸体料理的目的　使尸体清洁无味、五官端详、肢体舒展、位置良好、易于鉴别。对死者进行良好的尸体料理,既体现对死者的负责、同情和尊重,又是对亲属和其他即将离开人世的患者的极大安慰。

2.尸体料理中应遵循一定的道德要求

(1)严肃认真,一丝不苟　要以始终尊重死者的态度料理尸体,不随便摆弄,不随意暴露,无论家属是否在场,都严肃认真地按操纵规程进行料理。动作敏捷果断,不拖延时间,以防尸体僵硬造成料理上的困难。

(2)对他人,对社会负责　为避免惊扰其他患者和避免恶性刺激,在条件许可情况下,患者临终前应移至抢救间或单人病房;没有条件的应设置屏风遮挡其他患者的视线;如是传染病患者

死亡,尸体料理必须严格按照隔离消毒常规进行,病室及死者用物给予彻底消毒以防传染。

3.妥善处理遗嘱和遗物 护理人员应尽心尽责地保管和处理好死者的遗嘱和遗物。死者留下的遗嘱应及时移交死者家属或单位领导,要尊重死者的"隐私",不随便传播遗嘱内容。死者的遗物应清点交给家属,如家属不在,应由两名护士共同清点、记录,并通知家属前来认领。无家属认领应转交有关人员代为保管。

学习任务 9.3　安乐死

 思政育人案例

患者田某,女,60岁。3年前患甲状腺癌行根治术,一年后局部复发再次手术。自此,两年后颈部又出现肿物并逐渐出现憋气,确诊为甲状腺癌复发,收入某医院肿瘤外科。

本次癌复发的特点:

1.以呼吸困难为主要症状,住院10天后即出现严重的上呼吸道梗阻情况。

2.CT片显示:气管内肿物于喉下6 cm,气管间隙仅为0.3~0.5 cm,增加了气管切开的难度。

3.患者本人神志清楚,因呼吸困难极度痛苦,强烈要求实施安乐死并写下了遗嘱。对此患者,医院组织了耳鼻喉科及肿瘤科专家进行讨论,绝大多数专家认为该患者为肿瘤晚期、即往有两次手术史,目前不宜再次手术,其他治疗也并非适宜,仅极个别专家表示如果家属同意,可以试行急诊喉全切术,但要承担极大风险。

此时医务人员有以下选择:

1.急诊手术;

2.被动安乐死;

3.主动安乐死;

4.等待疾病自然的转归。

请从伦理的角度分析,哪种选择是最佳的,为什么?

伦理分析:

1.从医学人道主义出发,对患者应积极治疗,但多数专家认为救治无望,本人在极度痛苦、神志清楚状态下要求安乐死,家属也表示同意,为尊重病人的选择权,减少痛苦实施主动安乐死是适宜的,也是符合人道主义精神的,但目前缺乏法律的保护,难以实施。

2.被动安乐死或待疾病的自然转归,可使病人在痛苦中死去,这是不符合人道主义的。

3.个别专家提出行急诊喉切除术,可以使病人有一线生机,从伦理上是最佳选择,其理由:

(1)医生不怕担风险,表现了医生的高度责任感。

(2)手术有成功的可能,这样既可以解除病人的痛苦,也使病人有一线生机。

一、安乐死的含义和类型

（一）安乐死的概念

安乐死原意是指"快乐的死亡"或"无痛苦的死亡"，这个词的本意是人们希冀在身心安泰中走完人生最后一段路程，从容告别人生，就类似中国人所说的寿终正寝、无疾而终，表达的是"优死"之意。而现代意义上的安乐死已与本意相去甚远，从医学伦理学角度可以对安乐死做如下定义：身患绝症的患者在危重濒死状态时，由于精神和躯体的极端痛苦，在患者和家属的强烈要求下，经过医生、权威机构鉴定确认，按照法律程序，符合法律规定，由医务人员用药物或其他方式所实施的保持人的尊严与安详的死亡处置方式。由此可见，安乐死的三个前提要素是：①患者患有不治之症；②患者极端痛苦；③患者或家属有真诚的愿望和明确的意思表示。

（二）安乐死的分类

1.按照安乐死的执行方式　可分为主动安乐死和被动安乐死。

（1）主动安乐死　根据垂死者或其家属的要求，有意识地对垂死者采取某种措施，通过医生或其他人之手用药物等

手段加速结束患者的生命，让其安宁、没有痛苦地死去，也称"积极安乐死"或"仁慈助死"。

（2）被动安乐死　对确实无法挽救其生命的绝症患者，终止使用维持其生命、拖延时日的治疗措施（体外循环装置、人工呼吸装置及其他辅助设施）或放弃必要的医疗措施，任其自然死亡，又称为消极安乐死或"听任死亡"。

被动安乐死较主动安乐死在道德上容易被接受，而主动安乐死则更多地引起争议。

2.按照患者同意方式　分为自愿安乐死和非自愿安乐死。

（1）自愿安乐死　患者有过或表达过同意安乐死的愿望，患者本人要求安乐死。对有行为能力或意识清醒的患者来说，安乐死必须以自愿为前提，否则在道德上是绝对不允许的。

（2）非自愿安乐死　患者没有表达过同意安乐死，这种情况主要针对那些无行为能力的患者，如婴儿、昏迷不醒的患者、精神疾病患者和认知能力严重低下者。这些患者无法表示自己的要求、愿望和同意，而是家属或其他人员提出了建议，要对其实施安乐死。这是一种伦理和法律问题较多的安乐死方式。

（三）安乐死的实施对象与条件

实施安乐死的对象范围是个复杂的问题。根据上面对安乐死的定义，安乐死的实施仅限于患有不治之症并处于危重濒死状态的患者。然而，都有哪些疾病属于不治之症？危重濒死状态的患者又如

案例导入24　案例导入25

何界定？即究竟哪些患者属于安乐死的实施范围呢？业界在这个问题上一直争论不休。例如对植物人、严重缺陷新生儿等进行安乐死处置，学者们的看法一直有分歧。目前，归纳起来，我国学者认为，大体有以下几类患者可以考虑属于安乐死的实施范围：①晚期恶性肿瘤失去治愈机会者；②重要生命脏器严重衰竭并不可逆转者；③因各种疾病或伤残致使大脑功能丧失的"植物人"状态的患者；④有严重缺陷的新生儿；⑤先天性智力丧失，没有独立生活能力，并不可能恢复正常者；⑥患有严重精神疾病，又长期无正常感觉、知觉和认识等，经长期治疗也不可能恢复正常者。

二、安乐死的伦理争议

由于安乐死包含了许多复杂的心理、社会、伦理等方面的因素,至今仍是学术界探讨和争论的焦点问题。安乐死是否道德,赞成与反对的意见都存在。赞成者从生命价值论、患者自主和资源公正的角度出发,认为安乐死符合道德,是对生命尊严尊重和人类文明进步的表现。

(一)支持安乐死的观点

1.安乐死符合患者自身利益 对死亡不可避免而又遭受极大痛苦的患者来说,选择体面而舒适的死亡方式以求善终,是他们应有的权利,安乐死充分赋予了患者死亡方式的选择权;安乐死能终结患者疾苦,人最大的愿望是活得好,活得有质量,而安乐死的对象在肉体与精神上极端痛苦,他们生命的延长实际上是痛苦的延长和死亡过程的延长,以自身难以忍受的痛苦和花费大量人力、物力、财力为代价去换取低质量生命,是人所不愿,实行安乐死是他们解除痛苦的需要,符合患者的切身利益。

2.安乐死可以避免卫生资源的浪费 卫生资源总是有限的,但又必须尽可能照顾到更多的人。为了延长临终患者几天或几十天的生命,需要消耗大量的人力、物力、财力,如果将这有限的资源合理使用于急需之处,有利于卫生资源的合理、公正分配。从家庭的角度来看,濒死者家庭在经济和精神上都承受很大压力,安乐死可减轻其亲属的经济和精神负担,使他们逐渐从沉重的压力下解脱出来。

3.安乐死强调生命质量,体现了生命价值原则 濒死患者的生命质量很低,若不惜一切代价维持,等于在拖延其死亡时间和死亡过程,而采取安乐死的方式结束这种生命,是符合生命价值原则的。

(二)反对安乐死的观点

1.安乐死违反人道主义原则,也违背现行法律 人有生的权利,在任何情况下都不能促其死亡。生命是神圣的,患者有一线生的希望,医生就不应该放弃治疗。医护人员对患者施以致死术,实际上是变相杀人,违背了人道主义原则。同时违背了我国现行法律,在我国,只有司法部门才有权对构成死刑罪的人剥夺生命,其他任何人、任何部门无此权力,而安乐死在我国尚未立法允许,由医务人员或患者亲属来执行安乐死是非法的,无异于杀人。

2.安乐死可能丧失救治的机会 安乐死的实行,可能错过三个机会:患者机体可能慢慢自行改善的机会;继续治疗可能好转的机会;新技术、新方法可能使该病继续好转的机会。

3.安乐死会引发一些社会问题 尽管国际上对安乐死有严格的规定,但实际操作不好掌握。比如,拒绝赡养义务或谋取财产继承而对患者进行安乐死,就会造成严重的社会危害。

4.安乐死遵守的自愿原则有时可能难以确定 一个人在疼痛发作或因服用药物而精神恍惚或抑郁时,他所表现的安乐死心愿能算数吗? 因为一旦痛苦相对缓解,他就不一定真想死去。还有患者智力低下或意识丧失,不能表示或来不及表示,如何做到自愿等。

安乐死问题之所以引起争议,是因为安乐死的"致死他人"在道德与法律上的评价存在着某种程度的冲突性。赞成与反对安乐死的双方对安乐死有着全然不同的行为认定。反对者认为主动安乐死是运用某种措施促使患者死亡,属于法律上的"谋杀"应该按照"故意杀人罪"处置。支持安乐死者则坚决反对这种看法,他们认为安乐死的目的是为患者争取最大利益,因此,把安乐死理解为"杀死"患者,是过分简化而不恰当的行为认定。

三、死亡教育伦理

无论临终关怀还是安乐死,都不可避免地涉及一个主题:死亡。现实生活中,每个人都会经历死亡,死亡是谁都不可回避的事实。人们如何认识死亡,医务人员、临终关怀工作者自己如何认识死亡,怎样帮助临终者及其家属接受死亡,这里起决定作用的是死亡观问题。而树立科学死亡观的最有效途径就是实施死亡教育。可以说,死亡教育是实施临终关怀和处理好安乐死问题的先决条件。实质上,死亡教育像其他教育一样,是人人都应当获得的基本教育。医护人员的职业需要决定他们是首先应该接受死亡教育的人。

(一)死亡教育及其作用

死亡教育是关于生与死的认知教育,是旨在引导人们树立科学、合理的生死观,进而科学地、艺术地认识死亡、对待死亡,并将关于生与死的智慧应用于生活以解决有关生与死的种种问题,甚至利用生死学知识服务于医疗实践和社会的教育。死亡教育的作用是多方面的。

1.死亡教育可以帮助人们树立科学的生死观　树立起科学的生死观,人们才有可能对待"优死"像对待"优生""优活"一样,给予同样重视。如果人们极少谈论死亡,也从不为死亡作预备,当死亡突然发生,不论是面对自己生命的终结,或挚爱的离去,都会经历不曾想象的压力和痛苦。死亡教育使每个人从思想观念上能够接受死亡,认识到死亡作为个体存在的终止、作为一种真实,是每个人都必须完成的一生仅有一次的真实,要以科学的态度正视它。

在全社会普及死亡教育,可以打破死亡话题的社会禁忌和神秘性,减轻和消除死亡恐惧。

死亡教育通过对生、死和生死关系的探讨,增进学习者对死亡的认知与了解,帮助他们认识死亡的现象与本质,破除死的禁忌、恐惧和神秘化,帮助人们消除对死亡的恐惧、焦虑等心理现象,教育人们坦然面对自我之死和他人之死。尤其对临终者,死亡教育能缓解其心理压力和精神上的痛苦,减轻、消除其失落感或自我丧失的恐惧,使之在哲学层面醒悟,认识生命质量与生命价值,建立适宜的心理适应机制,从而安然地接受死亡的现实,满意地走完人生旅途。

临终关怀工作者接受死亡教育,既可以端正自身对死亡的认识,又能够提高对临终者及其亲属实施身心整体照护的能力。

护士是与临终者及其亲属接触最多的人,是直接面对死亡、处理死亡的人,不仅自己要有科学的死亡观,还需要帮助临终者及其亲属接受死亡。护士接受死亡教育是具备临终关怀护理的能力、实施临终关怀护理迫切需要的前提条件。

死亡教育能够提高患者接受癌症诊断或病情恶化信息的心理承受能力,是今后医疗工作中进行癌症告知的先决条件。

在欧美国家,告诉癌症患者真实诊断结果是通常的做法。而在我国,常因惧怕患者精神崩溃,病情恶化而隐瞒真实诊断结果。实际上,了解自身状况并决定治疗方法是患者的权利。从发展趋势上讲,癌症告知会逐渐发展成为正常、自然的一律告知。但目前,对患者本人实行癌症告知确有许多困难。而如果对接受过死亡教育的患者实行癌症告知,情况将会有不同,患者的心理承受能力将大大提高,这时直接告知不仅可以减轻因告知诊断结果导致的死亡恐怖、意志丧失或绝望,还可以消除癌症告知前的猜疑和焦虑,帮助患者调动身体的潜能,积极配合治疗,与疾病抗争,帮助其充分利用有限的生存时间,做好死亡准备。

2.死亡教育有助于安乐死等医学伦理学难题的解决 医疗实践中,植物人、人工延长生命、安乐死等问题,都是涉及医学伦理学的难题;如何认识、对待和解决这些问题与人的生死态度和生命价值观密切相关。对这些问题,死亡教育能够促进合理的生死态度的构建,引导人们改变旧观念,树立合理的生死价值观。例如,在人们普遍接受死亡教育的情况下,患者及家属主动提出、并坦然接受优死方式的几率会增多,对不可逆转的极度痛苦的患者,不采用延长生命的特殊措施也可以得到普遍认可。

3.死亡教育能有效地减少和防止自杀 采取自杀方式死亡,既是对自身生命价值的藐视,也是对应负社会责任的逃避,戕害了自己的生命,把痛苦留给了亲人。开展死亡教育,可以使人们珍视生命,更加追求生命的价值和品质,了解自杀定义、自杀的本质、生命的责任及对自杀现象伦理上的批判,可以使有轻生意念的人在正面的死亡知识的学习中,交流探讨死亡问题,审视、澄清、克服轻生意念,培养自助、自救的能力;同时,可以使更多的人以所学的知识帮助身边想自杀的人,当他们处于极度痛苦的精神危急状态时,给予适时、适度的干预,从而有效地防止、减少自杀。

(二)死亡教育的内容和目的

1.死亡教育的基本内容 死亡教育一般包括以下基本内容。

(1)对死亡本质的认识 从哲学的角度认识死亡、从医学角度认识死亡、从法律的角度认识死亡、从生命伦理学角度认识死亡。

(2)人类对死亡及濒死的态度 各年龄段人对死亡的态度、不同文化背景、社会环境的人对死亡的态度、临终者和濒死者的心理状态、与死亡搏斗的运动员、军人及饱受战争残害者对死亡的态度。

(3)对死亡和濒死的调适处理 死亡的准备、接受死亡、与疾病末期的亲人沟通、对不同年龄濒死者及丧亲者的辅导技巧、怎样对儿童解释死亡、语言在降低死亡恐惧上的作用、安乐死问题、尸体处理方式、死别、悲痛与节哀、居丧期调适等。

(4)与死亡相关的知识 当代社会死亡的特点、当代临终关怀的发展、与死亡有关的法律、安乐死咨询、如何对待自杀、器官移植和捐赠、殡葬程序、吊唁方式、丧葬及习俗、临终期照护、居丧期照护、丧葬服务等。

以上为死亡教育的基本内容,在具体实施中,应根据受教育对象的,不同年龄、需求、文化差异,选取不同内容,有针对性地讲授。

2.死亡教育的目的 我国学者提出的死亡教育目的主要有三个:①使人们获得有关死亡的知识;②使人们对死亡有一个正确科学的认识;③提高人们为濒死患者提供帮助的能力。

(三)护士在死亡教育中的作用

1.护理职业是接受死亡的职业 在人类整个生命过程中,护士既是人生第一个迎接者,又是人生最后一个送别者,护理工作贯穿人类由生到死的全过程。也就是说,护士独特的任务之一是帮助患者平静地死亡,在临终阶段,护士要对临终患者实施身心整体护理,解除死亡恐惧,满足其心理、生理需求、帮助其做好死亡准备;在死亡过程中,护士始终看护患者,并对其亲属进行调适;患者死亡后,护士进行尸体料理,安排亲属与死者告别,帮助减轻亲属哀痛、调适悲伤,并帮助其度过居丧期。

可以说,在整个死亡事件中,护士是与临终者及其亲属接触最多的人,是直接面对死亡、处理死亡的人。像接受新的生命一样,护理专业同样接受人类的死亡,这是护理职业区别于其他职业的特点之一。

2.护士是特殊的死亡教育者　这里所说的"教育"是指社会上一切影响人的思想品德、增进人的知识和技能的活动。护士作为一名特殊的死亡教育者,其承担的死亡教育职责,是以自己对死亡的认识、以自己具有的死亡知识和技能,影响、帮助临终者及其亲属,是将死亡教育渗透到护理工作的一言一行、一举一动之中,从而对临终者及其亲属产生教育的作用,获得教育的效果。这意味着护士必须首先接受死亡教育,护士同其他每个人一样,都是死亡教育的接受者,但护理职业的特点和护士在临终关怀中的重要作用决定了护士必须首先接受死亡教育。

3.护士在死亡教育实施中帮助患者平静对待死亡　如前所述,护士实施的死亡教育绝不是指上课式的教育,而是指在临床护理实践中,护士所进行的一切可以影响人的死亡观念、死亡心理、增进人的死亡知识和对死亡的自我调适能力的活动。护士在死亡教育中的角色不是说教者、管理者,而是以一种帮助和鼓励的护理模式,使患者平静地对待死亡,获得良好的临终生存质量。护士实施的死亡教育,不是孤立进行的,而是与护理工作紧密地融为一体;护士进行死亡教育也不是直接正面与患者谈"死",而是根据患者的不同情况,适时进行死亡知识的宣传教育,把知识的传授融入护理工作和交谈,如讲述死亡并不是非常可怕的事情,死亡是整个生命的一部分,是人类不可抗拒的自然规律,当死亡来临的时候,人应该从恐惧、悲伤中解脱出来,平静地接受死亡;引导患者在临终阶段更加珍惜有限的生存时间,注重生存质量,计划安排最需要做的事情,护士实施死亡教育应遵循一定的原则,运用一定的方法和技巧。

 思考与练习

1.临终患者具有哪些心理特点?

2.护士应如何进行针对性临终护理?

3.确定脑死亡标准有何伦理意义?

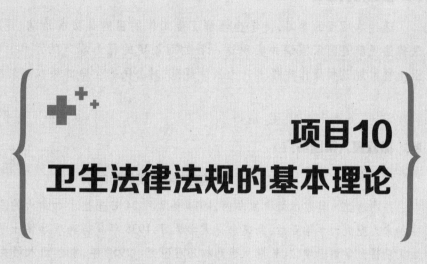

项目10
卫生法律法规的基本理论

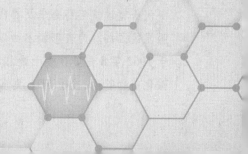

【学习目标】

1. 掌握:卫生行政救济的主要方式;卫生法律责任的概念和种类。
2. 理解:卫生法律关系的概念和构成要素;卫生行政执法行为的概念,掌握主要的卫生行政执法行为。
3. 了解:卫生法律法规的作用和形式;卫生立法的原则和程序;卫生法律适用的基本要求;卫生法律法规的效力。

▶▷ **思政育人目标**

通过本项目的学习,使学生理解卫生工作的目的是防病治病、保护人类健康,卫生法律法规就是国家围绕并实现这一目的而制定的行为规范的总和。特别是卫生标准、卫生技术规范和操作规程上升为法律规范,对公民的生命健康权起到有效的保证作用。

▶▷ **思政育人案例导入**

"反应停"带给我们的启示

弗朗西丝·奥尔德姆·凯尔西,1914年7月24日出生于加拿大的不列颠哥伦比亚省,在加拿大完成大学学业后,到芝加哥大学学习,1938年获得药理学博士学位并留校任教,此后又获得医学博士学位,长期从事药物药理研究。1950年,凯尔西入籍美国,1960年8月加入食品药品管理局,一个月后接到沙利度胺(又称为"反应停")的销售申请。

沙利度胺于1953年首由瑞士CIBA药厂合成,药厂的初步实验表明,此种药物并无确定的临床疗效,便停止了对此药的研发;1954年联邦德国一家公司发现沙利度胺具有一定的镇静安眠效果,对孕妇怀孕早期的妊娠呕吐疗效极佳,于是在1957年10月以商品名"沙利度胺"作为镇静催眠剂上市。此药因疗效好而销售快,很快有14个药厂以"反应停"作为商品名在全球6个国家销售使用,主要在欧洲、非洲、澳大利亚和日本,仅德国1959年每天约有100万妇女服用,每月销售量达1吨之多。1961年1月,德国汉堡大学儿科遗传学家Wdlind Lez首先观察到服用此药与日益增多的海豹肢形儿相关,并将此发现通知了药厂。随后1961年12月,澳大利亚产科医师Willam McBride在《柳叶刀》上第一次报告了海豹肢畸形儿与沙利度胺密切相关。后来的统计发现,1958—1962年间,在全球发生的12 000多例婴儿畸形中,有8 000多例系沙利度胺诱发的海豹肢畸形儿。

1960年,一家公司获得了"反应停"在美国的经销权,拟向美国FDA提出上市销售申请,而接手该申请的正是凯尔西,她怀疑该药会对孕妇有不良作用,影响胎儿发育。该公司答复说,他们已研究了该药对怀孕大鼠和孕妇的影响,未发现有问题。但是凯尔西坚持要有更多、更长时间的研究数据方可能批准,因此,此药一直被拒之门外,美国也因此躲过了一劫。凯尔西的警戒性源自对患者用药安全的高度责任心和高超的专业造诣,她曾于20世纪40年代研究过抗疟药套宁及其代谢物的毒理学,发现有些作用在实验动物与人体的表现有着明显的区别。为表彰凯尔西以一人之力避免成千上万的畸形婴儿在美国诞生,肯尼迪总统于1962年8月2日授予她总统勋章。FDA也因此声望大振。美国国会在1962年通过法案强化药物管理,授予FDA更多的权力,要求新药在获准上市前必须经过严格试验,提供药物不良反应和中长期毒性的数据,必须对至少 2 种怀孕动物进行致畸性试验。2005 年,90 岁的凯尔西从 FDA 退休。2010 年,FDA 以她的名字设立凯尔西奖,每年颁发给在 FDA 工作的优秀员工。2015 年 8 月 7 日,凯尔西在加拿大安大略省伦教市去世,享年 101 岁。她去世前获颁加拿大荣誉勋章,这是加拿大授予平民的最高荣誉。凯尔西避免美国"反应停"灾难的贡献是普通人认真做好本职工作而改变世界的典范。

思政延伸:

发明的化学药物,既给人类带来了极大的益处,但也给自己造成了意想不到的伤害,对化学药物的盲目依赖和溢服药物,已造成了许多本不应有的悲剧,"反应停"事件就是其典型代表。

"反应停"虽然引起了欧洲、日本、非洲和澳大利亚多地的新生儿海豹肢畸形,但是美国却没有受其危害。究其原因,就职于 FDA 的凯尔西在其中发挥了极其重要的作用。她对用药安全的高度责任心和高超的专业水平避免了美国受到"反应停"的危害。凯尔西仅凭一人之力避免了美国受到"反应停"的危害,造成新生儿海豹肢畸形问题严重影响的案例中,我们看到了科学家的敬业精神。我们学习到凯尔西严谨求实、精益求精、爱岗敬业、恪尽职守的特质。同时,扎实的专业知识是未来工作的基础,进入工作岗位后要利用自己的专业知识认真尽责地完成岗位任务。做好自己的本职工作,是对他人负责,是保障人类健康。

育人名言

凡事都要脚踏实地去做,不驰空想,不骛于虚声,而唯以求真的态度做踏实的功夫。

——李大钊

思政育人案例

某年 6 月 25 日,陈某因发热、畏寒请某卫生所医生何某来家诊治。7 月 12 日上午,陈某被送至某中心卫生院(以下简称卫生院)住院治疗。7 月 15 日,陈某被转市级医院治疗,于 7 月 24 日医治无效死亡。经市医学会技术鉴定,结论为本案病例属于一级甲等医疗事故。陈某家属诉请判被告何某、卫生所和卫生院共同赔偿人民币 445 463.72 元(包括死亡赔偿金 75 065.6 元)。县人民法院经审理后,依照《中华人民共和国民法通则》(1987 年 1 月 1 日实施)《医疗事故处理条例》(2002 年 9 月 1 日实施)(下称《条例》)和《最高人民法院关于审理人身损害赔偿案件适用法律若干问题的解释》(2004 年 5 月 1 日实施)的规定,判决卫生所和卫生院对原告的合理损失合计人民币 402 672 元中承担 30%的赔偿责任;被告何某是卫生所的医生,在执业期间履行卫生所职务,所产生的法律后果应由卫生所承担。

一审宣判后,卫生所、卫生院均不服,并向市中级人民法院提起上诉。市中级人民法院经审理认为本案是医疗事故已无争议,因此,根据《最高人民法院关于参照《医疗事故处理条例》审理医疗纠纷民事案件的通知》(2003 年 1 月 6 日实施),认为死亡赔偿金并不是法定的赔偿项目,应扣除,故将赔偿数额调整为 71 538.3 元。

讨论:

1.市中级人民法院为什么调整了赔偿数额?

2.通过本案例,试阐述我国卫生法律法规的效力等级。

学习任务 10.1 卫生法律法规的作用和形式

卫生法是国家意志和利益在卫生领域中的具体体现,它通过对人们在医学发展和保护人体健康的实践中各种权利与义务的规定,调整、确认、保护和发展各种卫生法律关系和医疗卫生秩序,是国家进行卫生管理的重要工具。我国的卫生法是由一系列调整卫生社会关系的法律规范所构成的。

一、卫生法律法规的作用

卫生法律法规的作用是指卫生法律法规对人们的行为和社会生活的发生的影响。按照作用的形式与内容的不同,卫生法律法规的作用可以分为规范作用和社会作用。规范作用是指卫生法律法规作为行为规则直接作用于人们的行为所产生的影响;社会作用是从卫生法律法规的本质和目的意义上而言的,是卫生法律法规作为社会关系调整器对社会所产生的影响。这两种作用是手段和目的的关系,规范作用是实现社会作用的手段,社会作用是规范作用的目的。

（一）卫生法律法规的规范作用

根据作用指向和侧重的不同，卫生法律法规的规范作用分为指引、预测、评价、教育和强制作用。

1.指引作用 指引作用是指卫生法律法规对人们行为的导向作用。卫生法律法规的指引作用主要通过规定人们可以这样行为、应该这样行为或不应该这样行为三种形式来发挥，是运用一般卫生法律法规的规则对同一类人或情况进行规范性指引。

2.预测作用 预测作用是指人们根据卫生法律法规的规定，可以预先知晓相互间的行为方式及后果，从而对自己的行为作出合理的安排和设计。

3.评价作用 评价作用是指卫生法律法规判断、衡量他人的行为是合法的或违法的作用。其作用对象是他人的行为，通过评价影响人们的价值观念和是非标准，从而达到指引人们行为的效果。

4.教育作用 教育作用是指通过卫生法律法规的存在及实施对人们的行为所发生广泛的影响，教育人们实施正当行为的作用。其作用的对象是一般人的行为。

5.强制作用 强制作用是指卫生法律法规以国家暴力惩治违法犯罪行为，以及预防违法犯罪行为的作用。

（二）卫生法律法规的社会作用

作为卫生社会关系的调节器，卫生法律法规的社会作用范围是非常广泛的，不但与其他法律一起使国家的政治、经济、文化、精神文明等各项事业沿着法治的轨道前进，而且在实现国家社会卫生事业管理、保护人的身体健康等方面发挥重要作用。具体来看，卫生法律法规的社会作用主要体现在以下四个方面。

1.实现国家对社会卫生事业的管理 卫生法律法规的制定和实施对发展与完善我国的卫生服务体系，规范与管制医疗卫生服务，实现国家对社会卫生事业的管理具有重要作用。

通过卫生立法，使党和国家的卫生政策具体化、法律化，成为具有相对稳定性、明确规范性和国家强制性的法律条文。通过卫生行政执法，坚持依法行政，规范医疗卫生服务，保护公民、法人和其他社会组织的合法权益。通过卫生司法，对一切危害公共卫生和人体健康的行为进行制裁。通过卫生法律法规的遵守，公民、法人和其他社会组织自觉约束自己的卫生行为，改掉不良习惯。

2.保障公民生命健康 卫生工作的目的是防病治病、保护人类健康，卫生法律法规就是国家围绕并实现这一目的而制定的行为规范的总和。特别是卫生标准、卫生技术规范和操作规程上升为法律规范，对公民的生命健康权起到有效的保证作用。

3.推动医学科学的进步 卫生法律法规的制定和实施是保证医学发展的重要手段。我国颁布的许多卫生法律法规，使医疗卫生事业从行政管理上升为法律管理，从一般的技术规范和医德规范上升为法律规范，为医学科学的进步起到强有力的法律保障作用。

4.促进国际卫生交流和合作 随着世界经济一体化的发展，国与国之间的联系日益增多，交往越来越密切，涉及的医疗卫生事务范围更加广泛，内容更加复杂。为了预防传染病国际传播，保障公民和社会组织的合法权益，加强国家间的医疗卫生交流，我国颁布了《国境卫生检疫法》等涉外的卫生法律法规。我国还缔结或加入了《国际卫生公约》《精神药物公约》等国际公约，积极履行国际义务。以上措施，对促进国际卫生交流与合作，维护我国卫生事业对外开放的发展起到积极的促进作用。

二、卫生法律法规的形式

卫生法律法规的形式是指卫生法律法规的各种具体表现形式,主要有宪法、卫生法律、卫生行政法规、国家卫生和计划生育委员会部门规章、地方性卫生法规、卫生自治条例和单行条例、卫生标准和技术规程、国际卫生条约等。

1.宪法　宪法是国家的根本大法,是国家最高权力机关依照法定程序制定的具有最高法律效力的规范性法律文件。宪法是制定各种法律法规的依据,我国宪法中有关保护公民生命健康的医疗卫生方面的条款,是制定卫生法律法规的依据,并在卫生法律体系中具有最高的法律效力。

2.卫生法律　卫生法律是由全国人民代表大会及其常务委员会依法制定的卫生规范性文件,卫生法律的效力仅次于宪法。

卫生法律可以分为卫生基本法律和基本法律以外的卫生法律。卫生基本法律是由全国人民代表大会制定的有关卫生的法律。目前,我国还没有制定卫生基本法律。全国人民代表大会常务委员会制定的卫生法律被称为基本法律以外的卫生法律,我国现行的卫生法律都属于此类法律。

此外,全国人民代表大会及其常务委员会制定的其他部门法中有关医疗卫生、维护人民健康的规定和条款,都是广义上的卫生法律的组成部分。

3.卫生行政法规　卫生行政法规是由最高国家行政机关国务院根据宪法和卫生法律制定的卫生规范性法律文件。卫生行政法规是我国卫生法律法规的主要形式之一,也是下级卫生行政部门制定各种卫生行政规章的依据。

4.地方性卫生法规　地方性卫生法规是省、自治区、直辖市及省会所在地的市、经国务院批准的较大的市的人大及其常委会,为贯彻保证宪法、法律和行政法规的遵守和执行,结合当地实际,依法制定的卫生规范性文件。地方性卫生法规在促进本地区卫生事业的发展,为全国性卫生立法积累经验等方面具有重要意义。

5.卫生行政规章　卫生行政规章是有关行政机关依法制定的有关卫生行政管理的卫生规范性法律文件,是卫生法律和卫生行政法规的补充。卫生行政规章包括国家卫生和计划生育委员会部门规章和卫生政府规章两种。国家卫生和计划生育委员会部门规章是国务院卫生行政主管部门及其他相关部委制定的卫生规范性文件,其效力低于宪法、法律和行政法规,不得与它们相抵触。卫生政府规章是有权制定地方性卫生法规的地方人民政府制定的卫生规范性文件,除不得与宪法、法律和行政法规相抵触外,还不得与上级和同级地方性法规相抵触。

6.卫生自治条例与单行条例　卫生自治条例与单行条例是民族自治地方的人民代表大会根据宪法和法律规定,依据当地民族的政治、经济和文化特点,在其职权范围内制定的卫生规范性法律文件。

7.卫生标准和技术规程　由于卫生法律法规具有技术控制和法律控制的双重性质,所以经法律法规确认的卫生标准、卫生技术性规范和操作规程是我国卫生法律体系的一个重要组成部分,是卫生法律法规的重要形式。卫生标准和技术规程分为国家和地方两级,前者由国务院卫生行政主管部门制定,后者由地方卫生行政部门制定。这些卫生标准、规范和规程在具体实施过程中具有相当重要的地位。

8.国际卫生条约　国际卫生条约是我国与外国缔结的或我国加入并生效的国际卫生规范性法律文件。国际卫生条约一旦生效,除我国声明保留的条款外,对我国就产生约束力,具有与国内卫生法同等的法律效力,如《国际卫生条例》《麻醉品单一公约》《精神药品公约》。

学习任务 10.2　卫生法律关系

卫生法律关系是指由卫生法律法规所确认和调整的卫生法律关系主体之间在医疗卫生监督管理活动和医疗卫生保健服务过程中所产生的各种权利和义务关系。

一、卫生法律关系的特征

卫生法律关系是一种纵横交错的法律关系,既有国家管理活动中的领导和从属关系,又有法律关系主体间的平等的权利义务关系。

卫生法律关系以卫生法律规范为前提、以卫生法律规范所规定的权利与义务为纽带而形成,以国家强制力作为保障手段,在卫生管理和医疗卫生预防保健服务过程中基于维护人体健康而结成。

卫生法律关系的主体具有特殊性,通常至少一方主体是从事医药卫生工作的组织或个人。

二、卫生法律关系的构成要素

卫生法律关系由主体、客体和内容三个要素构成。

(一)卫生法律关系的主体

卫生法律关系的主体是指参加卫生法律关系而享有权利和承担义务的当事人。

在我国,卫生法律关系的主体主要有自然人和法人两大类。自然人包括中国公民、外国公民和无国籍人。自然人作为卫生法律关系的主体有两种情况,一种情况是以特殊身份成为卫生法律关系的主体,如作为医院的护士;另一种情况是以普通公民的身份参加卫生法律关系成为主体。

法人包括国家机关、企事业单位和社会团体。如国家机关主要作为行政管理人成为卫生法律关系的主体,该主体主要有各级卫生行政部门、各级食品和药品监督管理部门、卫生检疫部门、劳动和社会保障管理部门、计划生育管理部门等。企事业单位是指提供医疗卫生保健预防服务的单位,如各类医疗机构。社会团体可以分为医药卫生社会团体和一般社会团体,前者如中国红十字会、中华医学会等,他们在开展医疗卫生学术交流、医疗事故鉴定等活动中与其他卫生法律关系主体形成法律关系。

(二)卫生法律关系的内容

卫生法律关系的内容是指卫生法律关系主体依法所享有的权利和承担的义务。权利和义务是卫生法律关系内容的两个构成部分,任何法律关系都是权利和义务的有机统一体,没有无权利的义务,也没有无义务的权利。卫生法律关系中,一方当事人享有的权利,必然是另一方所负有的义务,并且权利、义务往往是同时产生、变更和消灭的。

卫生法律关系主体的权利和义务都受到卫生法律法规的保护。当义务人拒不履行义务或不依法履行义务时,权利人可以请求司法机关或卫生行政管理部门采取必要的强制措施保证其权利的实现。

(三)卫生法律关系的客体

卫生法律关系的客体是指卫生法律关系主体的权利和义务共同指向的对象。它是卫生法律关系主体之间发生权利和义务联系的中介或纽带。卫生法律关系的客体多种多样,概括起来主要有以下几种。

1.物 如食品、药品、医疗器械、化妆品、保健用品、中药材,是主体在进行各种医疗和卫生管理工作中所需的生产资料和生活资料。

2.行为 如卫生行政许可、医疗保健服务、疾病防治、突发事件应急管理,是主体行使权利、履行义务所进行的活动,可以分为合法行为和违法行为,也可以分为作为和不作为。

3.智力成果 如医药卫生科技发明、专利、学术著作,是主体从事智力活动所取得的医药卫生科技成果。

4.自然人的人身利益 公民的生命健康权是其中最基本、最重要的客体。

三、卫生法律关系的产生、变更和消灭

1.卫生法律关系的产生、变更和消灭 卫生法律关系的产生,是指因某种事实的存在,卫生法律关系主体之间确立和形成了卫生权利与义务关系。卫生法律关系的变更,是指因某种事实的存在,而使原有卫生法律关系的主体、内容或客体发生了变化。卫生法律关系的消灭,是指卫生法律关系主体间的权利和义务消失或终止。

卫生法律关系产生、变更和消灭不是盲目和随意的,而是有一定的条件和根据的。一定的卫生法律规范是卫生法律关系产生、变更和消灭的前提,但单纯的某一卫生法律规范本身并不能直接产生、变更和消灭法律关系,一定的法律事实是卫生法律关系产生、变更和消灭的根据。

2.卫生法律事实 卫生法律事实是卫生法律法规规定的,社会生活中出现的,能够直接引起卫生法律关系产生、变更和消灭,并且能产生一定法律后果的客观情况。根据法律事实是否与当事人的意志有关,卫生法律事实可以分为卫生事件和卫生行为。

卫生事件是卫生法律法规规定的,不由当事人意志支配,能够引起卫生法律关系产生、变更和消灭的客观事实。事件又分为自然事件和社会事件。

卫生行为是指与当事人的意志有关,由当事人的作为或不作为引起,能够引起卫生法律关系产生、变更和消灭的客观事实。卫生行为是卫生法律关系产生、变更或消灭的最普遍的法律事实。以行为的内容和形式是否合法为标准,卫生行为可以分为合法行为和违法行为。

学习任务 10.3　卫生立法

卫生立法有广义、狭义之称。狭义的卫生立法仅指全国人民代表大会及全国人民代表大会常务委员会制定卫生法律的活动。广义的卫生立法不仅包括全国人民代表大会及全国人民代表大会常务委员会制定卫生法律的活动,还包括国务院制定卫生行政法规,地方人民代表大会及其常委会制定地方性卫生法规、国务院有关部门制定国家卫生和计划生育委员会部门规章、地方人民政府制定地方政府卫生规章、民族自治地方的自治机关制定卫生自治条例和单行条例等活动。

一、卫生立法的特征

卫生立法的特征可以从卫生立法主体、卫生立法职权、卫生立法的程序和技术、卫生立法的方式等方面来进行概括。

(一)卫生立法是有卫生立法权的国家机关以国家名义所进行的活动

在我国,卫生立法是以国家名义进行的一项专门活动,以国家权力为前提,只能由享有卫生立法职权的国家机关进行,其他国家机关、社会组织和公民都不能进行卫生立法活动。

(二)卫生立法是立法主体依法定职权所进行的活动

卫生立法主体只能按法律所赋予的职权来进行立法活动,以自己有权采取的特定形式,就自己应调整的事项进行立法。比如,国务院有权制定卫生行政法规,不能制定卫生法律。享有地方卫生立法权的国家机关,不能制定全国性法律。

(三)卫生立法是立法主体遵从一定的程序,运用一定的技术所进行的活动

卫生立法要依据一定的程序进行。在我国,不仅制定卫生法律要遵循法定程序,制定卫生行政法规、卫生地方性法规和国家卫生和计划生育委员会部门规章、地方政府卫生规章也要遵循一定的程序,这样,才能保证卫生立法具有严肃性、权威性和稳定性。

卫生立法要运用一定的技术进行。立法技术是实现立法目的的手段,如果不重视立法技术,立法就缺乏科学性,就会带来很多弊端。随着立法科学的发展,立法技术越来越受到重视。立法技术在立法活动中表现为法的名称要科学规范,法的规范必须普遍、明确肯定,法的语言文字必须严谨,法的条文应当准确地反映立法的本意,法的概念、行为模式应该周延,法的内容表述不能违反法的基本原则等。

(四)卫生立法是立法主体制定、认可、补充、修改、废止各类规范性卫生法律文件的活动

卫生立法是一项系统工程,不仅包括有关国家机关制定卫生法律法规的活动,还包括认可、补充、修改、废止卫生法律法规的活动。制定卫生法律法规是有权的国家机关进行的直接立法,如全国人大常委会制定卫生法律,国务院制定卫生行政法规。

二、卫生立法的基本原则

卫生立法的基本原则是卫生立法主体进行卫生立法所必须遵循的基本准则,是立法指导思想在立法实践中的重要体现。

(一)合宪性和法制统一原则

合宪性原则是指卫生立法应当遵循宪法的基本原则。宪法是国家的根本大法,具有最高的法律效力,它规定国家的根本制度、根本任务和国家生活中最重要的原则,是一切卫生法律法规的立法基础,宪法的基本原则是一切法的规范必须遵循的基本原则。

法制统一原则是指卫生立法应当依照法定的权限和程序进行,要从国家整体利益出发,维护社会主义法制的统一和尊严。我国《宪法》第五条规定了"国家维护社会主义法制的统一和尊严",《立法法》规定了坚决杜绝超越权限的立法和违反程序的立法。坚持法制统一原则,就要做到法制体系内部和谐统一,一切卫生法律、卫生行政法规、卫生地方性法规、卫生行政规章以及卫生自治条例和单行条例不得同宪法相抵触,下位阶的法不得同上位阶的法相冲突,同位阶的法之间相互衔接和一致。

(二)科学性和民主性原则

科学性原则是指卫生立法应当从实际出发,科学合理地规定公民、法人和其他组织在卫生法律关系中的权利与义务、国家机关的权力与责任。一是立法活动应当从实际出发,实事求是,卫生立法的发展规模和速度与社会对卫生法律法规的需求的实际水平和增长速度相适应。二是正确处理公民、法人和其他组织的权利与义务关系。卫生立法在设定公民、法人和其他组织的权利时,一定要把握权利与义务相统一,一方面保障公民、法人和其他组织所享有的权利得到实现;另一方面,对义务的规定必须符合宪法。三是科学、合理地规定国家机关的权力与责任。

民主性原则是指卫生立法应当体现人民的意志,发扬社会主义民主,保障人民通过多种途径参与立法活动。卫生立法应当充分保障人们依法享有的各种权利,不能任意删减或禁止。一方面完善选举制度,提高立法者水平;另一方面,应当保障人们通过各种途径参与卫生立法活动,如在卫生法律法规的起草过程中,立法机构可以采取座谈会、论证会、听证会等多种形式听取各方面意见。

(三)稳定性、连续性和适时性相结合的原则

稳定性是指卫生法律法规一经公布和生效,就应在一定时期内保持不变。连续性是指卫生法律法规不能随意中断,在依法修改、补充或废止前应保持继续有效,制定、修改、补充新的卫生法律法规时,应注意保持与原有卫生法律法规的承续关系。连续性和稳定性是社会秩序和卫生社会关系稳定和连续的保证,如果卫生法律法规朝令夕改,变动频繁,就会丧失其权威性和严肃性。但是,稳定并非一成不变,稳定性是相对的,当卫生社会关系发生较大变化时,卫生法律法规的内容和形式就要做相应调整。适时性是指卫生法律法规不再适应变化了的社会实践和客观情况时,必须适时进行立、改、废。

卫生法律法规要体现社会发展规律的要求,社会发展自身的相对稳定性和不断变化性,要求我们在进行卫生立法时,做到稳定性、适时性和连续性的辩证统一。要适应社会主义建设和改革

开放的需要,在确保基本路线、方针政策和卫生法律法规稳定的前提下,及时废除过时的卫生法律法规,对部分无效的卫生法律法规进行修改补充,根据新的情况制定新的卫生法律法规,恰当地把稳定性、连续性和适时性结合起来,做到卫生立法符合社会主义建设实际,拥有极大的权威性和强大的生命力。

三、卫生立法程序

卫生立法程序是指有关国家机关在行使卫生立法权的活动中所必须遵循的法定步骤和方法。

立法必须依照法定程序进行。立法程序是立法质量的保证,有助于立法活动的科学化、规范化和民主化,有助于维护社会主义法制的统一性和严肃性。

根据立法法的规定,全国人民代表大会和全国人民代表大会常务委员会制定卫生法律的程序包括提出卫生法律案、审议卫生法律案、表决和通过卫生法律案、公布卫生法律四个阶段;国务院制定卫生行政法规要经过立项、起草、审查、决定、公布五个阶段。根据立法法及相关组织法的规定,制定地方性卫生法规要经过规划和计划、起草、提出、审议、表决、报批、公布几个阶段;国家卫生和计划生育委员会部门规章和卫生地方政府规章要经过提出、审查讨论、处理、公布四个阶段。

卫生法律的制定程序包括以下四个阶段。

1.提出卫生法律案　提出卫生法律案是指享有立法提案权的机构或人员向立法机关提出卫生法律案,立法机关可以把这种卫生法律案列入议事日程,进入讨论的阶段,这是卫生法律制定的第一阶段。

根据《立法法》的规定,有权向全国人民代表大会提出法律案的机构和人员有:全国人民代表大会主席团、全国人民代表大会常务委员会、国务院、中央军委、最高人民法院、最高人民检察院、全国人民代表大会各专门委员会、全国人民代表大会的 1 个代表团或 30 名以上的代表联名。有权向全国人民代表大会常务委员会提出属于该委员会职权内法律案的机构和人员有:委员长会议、国务院、中央军委、最高人民法院、最高人民检察院、全国人民代表大会各专门委员会、全国人民代表大会常务委员会组成人员 10 人以上联名。

具有立法提案权的机构或人员应当遵循一定的程序、原则或要求来行使立法提案权。

向全国人大及其常委会提出的卫生法律案,在列入会议日程前,提案人可随时撤回。若列入会议议程,想撤回法律案必须经过一定程序。

2.审议卫生法律案　审议卫生法律案是指立法机关对卫生法律案进行审查、讨论、辩论并提出修改意见的阶段,审议程序是卫生立法的关键阶段,一项卫生法律草案能否成为法律,取决于审议的结果。

全国人民代表大会常务委员会审议卫生法律案的程序为:①在全国人大常委会全体会议上听取议案说明,然后由常委会举行分组会议进行初步审议。小组审议时,提案人和委员会工作机关应当派人听取意见,回答询问,各小组也可以要求有关机关、组织派人介绍情况。②在全体会议上听取法律委员会关于法律草案修改情况和主要问题的汇报,然后召开分组会议对法律草案进行进一步审议。③在全体会议上听取法律委员会关于法律草案审议结果的报告,然后由分组会议对法律委员会提出的法律草案修改稿进行审议,法律委员会根据常委会组成人员的审议意见,提出法律草案表决稿。

一般情况下,全国人民代表大会常务委员会对列入会议议程的法律案实行"三审制",要经过常委会三次会议审议才能交付表决。但是如果各方面意见比较一致的,可以经两次会议审议后交付表决,法律的部分修正案也可以经一次会议审议后交付表决。

卫生法律案经全国人大常委会三次审议后,仍有重大问题需要进一步研究的,由委员长或委员长会议提出,经联组会议或全体会议同意,可以暂不表决,交法律委员会和有关专业委员会进一步审议。

3.表决和通过卫生法律案 表决卫生法律案是指有表决权的机关和人员对卫生法律案表示赞成或不赞成的最终态度。通过卫生法律案是指卫生法律案经过表决后,获得法定人数以上的有表决权的主体赞成。表决是通过卫生法律案的必经程序,通过卫生法律案表决的结果。一项卫生法律案经过表决后,既有可能被通过,也有可能被否决。因此,从程序上讲,表决程序具有决定意义。

一项卫生法律案经过审议后,由全国人大常务委员会委员长会议提请全国人大常务委员会全体会议进行表决。表决程序遵循绝对多数原则。全国人大常务委员会通过的卫生法律案,必须由常务委员会全体组成人员过半数通过。表决方式为全国人大常务委员会全体会议表决卫生法律案,可以采用无记名投票、举手或其他方式。

4.公布卫生法律 公布卫生法律是指享有卫生法律公布权的机关或人员,在一定时间内按照一定的方式将立法机关通过的卫生法律予以颁布,让全国周知的活动。公布卫生法律是卫生立法程序的必经程序。根据我国现行宪法、法律的规定,享有法律公布权的是国家主席。全国人大常务委员会通过的卫生法律,由国家主席签署主席令予以公布,主席令应当载明该卫生法律的制定机关、通过和施行时间。

法律签署公布后,应当及时在全国人民代表大会常务委员会公报和全国范围内发行的报纸上刊登,在全国人民代表大会常务委员会公报上刊登的卫生法律文本为标准文本。

学习任务 10.4 卫生法律法规的实施

卫生法律法规的实施指卫生法律法规通过一定方式在社会生活中的运用和实现。卫生法律法规的实施包括卫生法律法规的适用和卫生法律法规的遵守两个方面。

一、卫生法律法规的适用

卫生法律法规的适用是卫生法律法规实施主要方式之一。从广义上讲,卫生法律法规的适用是指国家司法机关和国家行政机关及其公职人员,依照法定的职权和形式,将卫生法律法规运用于公民、法人及其他社会组织,解决问题的活动,包括卫生执法和卫生司法;从狭义上讲,卫生法律法规的适用仅指卫生司法活动。我们一般从广义上来理解卫生法律法规的适用。

卫生法律法规适用的基本要求为正确、合法、及时三个方面。

1.正确　①指适用卫生法律法规的事实要清楚、证据要确凿,这是正确适用法律的前提和基础。②定性要准确,必须在查明事实的基础上,实事求是地分清是否违法,以及违法的性质和程度。③处理要适当,正确作出裁决,在分清是非的基础上明确责任。④要有错必纠,一经发现处理错误,就应依法予以纠正。

2.合法　合法是指在适用卫生法律法规时,要符合法律的规定,严格依法办事,做到处理案件本身合法,办案程序合法。

3.及时　及时是指适用法律时,在正确、合法的前提下,要有一定的时间要求,做到按法定的程序和期限及时立案、及时办案、及时结案。

二、卫生法律法规的遵守

(一)卫生法律法规的遵守

卫生法律法规的遵守又称卫生守法,是指一切国家机关和武装力量、政党、社会团体、企事业单位以及全体公民依照卫生法律法规的规定,行使权利和履行义务的活动。

卫生法律法规遵守的内容和范围极其广泛。不仅包括遵守我国的宪法、卫生法律、卫生行政法规、卫生规章及地方性卫生法规、卫生自治条例和单行条例等,还包括了遵守我国参加的世界卫生组织的章程,我国参与缔结或加入的国际卫生条约、协定等;不仅包括遵守国家卫生标准、药品标准等规定,还包括遵守具有法律效力的判决、裁定、调解书等。

(二)卫生违法

卫生违法是指行为主体实施的一切违反卫生法律法规的行为。构成卫生违法必须具备以下四个条件:①违法必须是客观上违反卫生法律法规规定的行为;②违法必须是不同程度上侵犯了卫生法律法规所保护社会关系和社会秩序的行为,具有一定的社会危害性;③违法必须是行为人有主观过错的行为;④违法的主体必须是有法定责任能力的公民、法人或其他组织。

(三)卫生法律责任

卫生法律责任是指行为主体对其卫生违法行为所承担的不利法律后果。根据行为主体违反卫生法律规范的性质及承担法律责任的方式不同,可将卫生法律责任分为卫生行政责任、卫生民事责任和卫生刑事责任。

1.卫生行政责任　卫生行政责任是行为主体违反卫生法律法规所确立的卫生行政管理秩序,尚未构成犯罪,所应承担的不利法律后果。主要包括卫生行政处罚和卫生行政处分两种形式。

2.卫生民事责任　卫生民事责任是行为主体因违反卫生法律规范而侵害了公民、法人或其他组织的合法民事权益所应承担的不利法律后果。

承担民事责任的形式有停止侵害,排除妨碍,消除危险,返还财产,恢复原状,修理、重作、更换,继续履行,赔偿损失,支付违约金,消除影响、恢复名誉,赔礼道歉 11 种,卫生民事责任以赔偿损失为主要形式。

3.卫生刑事责任　卫生刑事责任是行为主体实施了违法行为,严重侵犯了卫生管理秩序及公民的人身健康权而依照刑法应当承担的不利法律后果。卫生刑事责任是一种最严重的卫生法律责任。在我国,承担刑事责任的具体形式(刑罚)包括主刑和附加刑。其中主刑包括管制、拘役、有期徒刑、无期徒刑和死刑,附加刑包括没收财产、罚金和剥夺政治权利。

三、卫生法律法规的效力

卫生法律法规的效力是卫生法律法规适用的前提。

卫生法律法规的效力是指卫生法律法规的生效范围和适用范围,即卫生法律法规在什么时间、什么地方和对哪些人具有法律效力,包括卫生法律法规对人的效力、空间效力和时间效力三个方面。

(一)卫生法律法规对人的效力

卫生法律法规对人的效力是指卫生法律法规适用于哪些人或组织。我国卫生法律法规对人的效力体现在以下几个方面。

我国的卫生法律法规对我国领域内的一切公民和组织适用。

我国公民在我国领域外,原则上适用我国的卫生法律法规,同时要遵守所在国的法律。当我国的卫生法与他国的卫生法规定不同,出现法律冲突时,既要维护我国主权,又要尊重他国主权,按有关的国际法原则协商解决。

在我国领域内的外国人、无国籍人和法人均适用我国的卫生法律法规,一律不享有卫生特权或豁免权。

外国人、无国籍人在我国领域外,如果侵害了我国国家或公民、法人的权益,或者与我国的公民、法人发生卫生法律关系,也可以适用我国的卫生法律法规。

卫生法律法规规定了特定的适用对象,仅对特定对象适用。如《执业医师法》只适用于执业医师。

(二)卫生法律法规的空间效力

卫生法律法规的空间效力是指卫生法律法规在哪些地方、区域有效,也就是卫生法律法规生效的地域范围。

我国从维护国家主权和领土完整及国家统一的原则出发,规定了卫生法律法规的空间效力,主要有以下几方面。

1.在主权管辖的全国范围内生效　全国人民代表大会及其常务委员会制定的卫生法律、国务院制定的卫生行政法规、国家卫生和计划生育委员会等国务院各部门制定的卫生行政规章,在全国范围内有效,适用于我国的全部领域,包括全部陆地、水域和领海、领空,还包括我国的驻外使馆和在境外航行的飞机或航行、停泊在境外的船舶。对领海以外的毗连区、经济专属区和大陆架,按照国际法原则,也有一定的法律效力。

2.在特定的区域范围内生效　①地方人民代表大会及其常委会颁布的地方性卫生法规、民族自治机关颁布的地方性卫生法规、自治条例、单行条例、地方人民政府制定的卫生规章,只在其管辖的行政区域内生效。②某些中央国家机关发布的卫生法律、法规和规章,针对特定区域发布,明文规定在其特定区域内生效。

(三)卫生法律法规的时间效力

卫生法律法规的时间效力是指卫生法律法规何时生效,何时失效及对该法律法规颁布前的行为是否具有溯及力。

1.卫生法律法规的生效　从卫生法律法规公布之日起生效。包括三种情况:①该卫生法律法规没有规定生效时间,而是由其他法律文件宣告生效。②该卫生法律法规明文规定其生效时间。③没有明文规定生效时间时,按照惯例自卫生法律法规公布之日起生效。④明确规定卫生法律法规公布后达到一定期限或满足一定条件后开始生效。

2.卫生法律法规的失效　卫生法律法规的失效是指卫生法律法规被废止,因而其效力被消灭。废止卫生法律法规一般分为明示的废止和默示的废止。明示的废止是指在新卫生法律法规或其他法令中以明文规定对旧法加以废止。默示的废止是指不以明文规定废止原有的卫生法律法规,而是在实践中确认旧法与新法规定相冲突时适用新法的方法,实际上废止原有卫生法律法规的效力。

具体地说,卫生法律法规的失效有以下方式:

(1)新卫生法律法规公布生效时,明文规定原有同类卫生法律法规废止。

(2)新卫生法律法规公布生效时,未明确规定废止原有的同类卫生法律法规,原有的卫生法律法规早已停止执行或在新的卫生法律法规生效时自行失效。

(3)有的卫生法律法规规定了失效的时间,若期满又无延期规定,即失效。

(4)有的卫生法律法规因完成历史任务或调整的社会关系不复存在而自行失效。

(5)有关国家机关发布专门的决议、命令,对某些卫生法律法规明令废止。

(6)根据"不相抵触"原则,旧法与新法抵触,旧法失效;下位法与上位法抵触,下位法失效;一般法与特别法抵触,一般法失效。

(7)卫生立法主体通过法定程序对卫生法律法规的部分条文进行修订,从而使这一部分条文失效。

3.卫生法律法规的溯及力　卫生法律法规的溯及力也叫卫生法律法规溯及既往的效力,指新法颁布后对其生效前的事件和行为是否可以适用。如果适用,该卫生法律法规就有溯及力;如果不适用,该卫生法律法规就没有溯及力。

我国一般采取"法不溯及既往"的原则,卫生法律法规只适用于其生效以后发生的事件和行为,不适用于生效前的行为。因为人们不可能根据尚未颁布实施的卫生法律法规指导自己的行为,处理社会事务。如果卫生法律法规溯及既往,就等于要求人们承担自己从未期望过的义务,是不公正的。但这一原则并不是绝对的,为了维护人民的利益和特定的形势需要,有关国家机关在卫生法律法规中也会作出有条件溯及既往的规定。

学习任务 10.5　卫生行政执法

卫生行政执法是卫生法律法规适用的最主要的途径和手段,对完善卫生法制建设,实现卫生事业管理的民主化和科学化,保证卫生行政权力的正确行使,保障公民、法人和其他组织的合法权益具有重要作用。

一、卫生行政执法

卫生行政执法是指卫生行政主体依法执行、适用卫生法律法规的活动,是按法定权限和程序实施卫生法律法规的具体行政行为。卫生行政执法包括卫生行政许可、卫生行政处罚、卫生行政监督检查、卫生行政强制措施等多种行为方式,其中主要的卫生行政执法行为为卫生行政许可和卫生行政处罚。

(一)卫生行政执法行为

卫生行政执法行为属于具体行政行为,是执法主体行使职权和履行职责的行为。卫生行政执法行为的主体是有卫生行政执法权的行政机关或授权组织;执法的对象是特定、具体的公民、法人或者其他组织,即行政相对人。卫生行政执法行为一般以执法主体的单方意思表示即可成立,无需征得行政相对人的同意。

卫生行政执法行为的生效需要一定的条件,即生效要件。生效要件是指卫生行政执法行为产生法律效力的必要条件,包括实体要件和程序要件。

1.实体要件 卫生行政执法在内容方面所必须具备的条件。包括:①主体合法,卫生行政执法的主体必须是卫生法律法规规定的行政机关或者授权组织;②内容合法,卫生行政执法的内容必须符合卫生法律法规的规定;③必须是执法主体的真实意思表示;④必须在该执法主体的法定权限内;⑤卫生行政执法行为的相对人必须有法定的权利能力和行为能力;⑥卫生行政执法行为有一定的标的物时,该标的物必须是依法作为该行为的标的物的。

2.程序要件 卫生行政执法过程中的步骤、顺序、方式、形式和时限。包括:①卫生行政执法行为必须符合法定程序,也就是依法经历必要步骤,在法定期限内完成,采取合法的方式等;②必须符合法定的形式。

(二)卫生行政执法主体

1.卫生行政执法主体与卫生行政执法主体资格的概念 卫生行政执法主体是指依法享有卫生行政权,能以自己的名义实施行政职权和履行行政职责,并能独立地承担相应法律责任的行政机关或授权组织。

卫生行政执法主体资格是指符合法定条件的行政机关或授权组织,经过法定程序或途径所获得的卫生行政执法主体法律地位。只有具备了卫生行政执法主体资格的行政机关或授权组织,才能具有卫生行政执法主体的地位,才能够具备作出执法行为的权利能力和行为能力,并由此依法行使卫生行政职权,履行卫生行政职责,承担相应的法律责任。

2.卫生行政执法主体资格的构成要件 卫生行政执法主体资格的构成要件是指一定的行政机关或社会组织取得卫生行政执法主体资格所必须具备的条件,包括以下几方面。必须是依法成立的行政机关或社会组织。其中,行政机关必须按照行政组织法的要求,经过法定程序,经有权机关批准成立,并且要有一定的人员编制和组织机构。社会组织必须具有法人条件,依法成立,有必要的财产或经费,有自己的名称、组织机构或活动场所,能够独立承担民事责任。

卫生行政执法主体应为组织而不能为个人,虽然卫生行政执法主体的具体行政执法活动是由其公务人员来完成的,但公务人员实行的卫生行政执法活动不是以自己的名义,而是以行政机关或社会组织的名义进行的,是公务活动,效力和后果归属于行政机关或授权组织。

必须在法律上拥有独立的卫生行政职权与职责。卫生行政执法主体的行政职权与职责是独立的,必须由法律法规明文规定。

(三)卫生行政执法主体的分类

根据卫生行政执法主体性质不同,可以将卫生行政执法主体分为行政机关和法律法规授权组织。

1.行政机关　根据我国现行法律法规的规定,作为卫生行政执法主体的行政机关有:①卫生行政机关。卫生行政机关是依据宪法和行政组织法的规定而设立的履行卫生行政职能的国家行政机关,是最主要的卫生行政执法主体。②食品药品监督管理机关。③人口和计划生育管理机关。④国境卫生检疫机关。

2.法律法规授权组织　作为卫生行政执法主体的授权组织:国家根据卫生行政管理的需要,通过法律法规将处理某一方面卫生行政事务的权力授予除行政机关以外的组织行使,该组织成为法律法规授权的组织,具有卫生行政执法主体资格。

二、主要卫生行政执法行为

(一)卫生行政许可

卫生行政许可是指卫生行政主体根据公民、法人或其他组织的申请,经依法审查,准予其从事特定活动的行为,包括普通许可、认可、批准、登记等。

实施卫生行政许可的原则:①合法原则。实施卫生行政许可,应当按照法定的权限、范围、条件和程序;②公开、公平、公正、非歧视的原则;③便民原则;④权益保障原则;⑤卫生行政许可不得转让的原则。除法律、法规规定可以转让的卫生行政许可外,其他依法取得的卫生行政许可不得转让;⑥监督原则。

(二)卫生行政处罚

1.卫生行政处罚的概念、种类　卫生行政处罚是指卫生行政主体依照法定的权限和程序,对违反卫生行政管理秩序的公民、法人或其他组织所实施的行政法律制裁。

卫生行政处罚是卫生行政过程中实施最多的卫生行政执法行为,《行政处罚法》规定的处罚种类包括:警告、通报批评;罚款、没收违法所得、没收非法财物;限制开展生产经营活动、责令停产停业、责令关闭、限制从业;暂扣许可证件、降低资质等级、吊销许可证件;行政拘留;法律、行政法规规定的其他行政处罚。

2.卫生行政处罚的管辖　卫生行政处罚的管辖是指卫生行政主体实施行政处罚的分工,分为职能管辖、地域管辖、级别管辖和指定管辖。

学习任务 10.6　卫生行政救济

卫生行政救济是指因卫生行政主体行政违法或不当造成公民、法人或者其他组织合法权益受损以及因合法卫生行政行为造成损失时,对公民、法人或者其他组织的合法权益进行行政救济的法律制度的总称。当前,我国卫生行政救济的主要途径是卫生行政复议、卫生行政诉讼和卫生行政赔偿。

一、卫生行政复议

卫生行政复议是指公民、法人或者其他组织认为卫生行政机关等卫生行政主体作出的具体行政行为侵害其合法权益,依法向卫生行政复议机关提出复议申请,卫生行政复议机关依法进行审查并作出复议决定的活动。

(一)卫生行政复议的原则

卫生行政复议的原则是指贯穿于卫生行政复议过程始终并对其具有普遍指导意义的准则。根据我国行政复议法的规定,行政复议的基本原则如下。

1.合法原则 合法原则是指卫生行政复议机关必须按法定的职责权限,依照法定的程序对行政相对人申请复议的具体行政行为进行审查。

2.公正原则 公正原则是指卫生行政复议机关在进行行政复议活动时,应当公正地对待复议当事人,不能有所偏袒,应当正确适用法律法规受理、审议并裁决卫生行政复议案件。

3.公开原则 公开原则是指卫生行政复议除涉及国家秘密、商业秘密和个人隐私的,均应当以公开方式进行,包括卫生行政复议的法律依据公开、审理过程公开和法律救济途径公开。

4.及时原则 及时原则是指卫生行政复议机关应当依照法律规定的时限审结行政复议,这是保证卫生行政复议效率的主要准则,包括受理及时、审查及时、作出决定及时、对不履行决定情况的处理及时。

5.便民原则 便民原则是指卫生行政复议机关在复议过程中创造条件,尽量方便申请人,减轻申请人的负担,并不得向申请人收取任何费用。

6.一级复议原则 是指卫生行政复议案件申请被受理后,除法律特别规定情况外,一旦复议机关作出卫生行政复议决定,申请人不服的只能依法向人民法院提起卫生行政诉讼,不得再提出行政复议申请。

(二)卫生行政复议的受案范围

根据《行政复议法》和我国卫生行政执法的实际,卫生行政复议的受案范围有:①对卫生行政主体作出的警告、罚款、没收违法所得、没收非法财物、责令停产停业、暂扣或者吊销许可证、暂扣或者吊销执照等行政处罚决定不服的;②对卫生行政主体作出的查封、扣押、冻结财产等行政强制措施决定不服的;③对卫生行政主体作出的有关许可证、执照、资质证、资格证等证书变更、中止、撤销的决定不服的;④认为卫生行政主体侵犯合法的经营自主权的;⑤认为卫生行政主体违法集资、征收财物、摊派费用或者违法要求履行其他义务的;⑥认为符合法定条件,申请卫生行政主体颁发许可证、执照、资质证、资格证等证书,或者申请审批、登记有关事项,卫生行政主体没有依法办理的;⑦申请卫生行政主体履行保护人身权利、财产权利的法定职责,卫生行政主体没有依法履行的;⑧认为卫生行政主体的其他具体行政行为侵犯其合法权益的。

公民、法人或者其他组织对下列事项不服,不能申请卫生行政复议:①不服卫生行政主体作出的行政处分或者其他人事处理决定的;②不服卫生行政主体对民事纠纷作出的调解或者其他处理的。

（三）卫生行政复议的管辖

卫生行政复议的管辖是指卫生行政复议应当由哪一类哪一级行政机关进行复议审查并作出决定的权限划分。

卫生行政复议的管辖有以下几种情况：①对县级以上卫生行政机关等行政机关的具体行政行为不服的，由申请人选择，可以向该行政机关的同级人民政府申请卫生行政复议，也可以向上一级主管部门申请卫生行政复议。②对卫生行政机关等行政机关依法设立的派出机构依照法律、法规或者规章规定，以自己的名义作出的具体行政行为不服的，向设立该派出机构的行政机关或者该行政机关的同级地方人民政府申请卫生行政复议。③对国家卫生和计划生育委员会等国务院部门的具体行政行为不服的，向作出该具体行政行为的部门申请行政复议。对行政复议决定不服的，可以向人民法院提起行政诉讼；也可以向国务院申请裁决，国务院依照行政复议法的规定作出最终裁决。④对法律、法规授权的组织的具体行政行为不服的，分别向直接管理该组织的地方人民政府、地方人民政府工作部门或者国务院部门申请卫生行政复议。⑤对两个或者两个以上行政机关以共同的名义作出的具体行政行为不服的，向其共同上一级行政机关申请卫生行政复议。⑥对被撤销的行政机关在撤销前所作出的具体行政行为不服的，向继续行使其职权的行政机关的上一级行政机关申请卫生行政复议。

二、卫生行政诉讼

卫生行政诉讼是指公民、法人或者其他组织认为卫生行政主体的具体行政行为侵犯其合法权益，依法向人民法院提起诉讼，人民法院进行审理并作出裁决的活动。

卫生行政诉讼的法律特征有：①卫生行政诉讼是一项司法活动，要解决的是卫生行政主体与行政相对人之间的卫生行政争议。②卫生行政诉讼的原告是作为行政相对人的公民、法人或其他组织，被告是作出具体行政行为的卫生行政机关等卫生行政主体，其他任何国家机关、组织或个人不具备以卫生行政主体身份进行行政管理活动时，不能成为卫生行政诉讼被告。③卫生行政诉讼的客体是行政诉讼法规定范围内的具体卫生行政行为。④人民法院审理卫生行政案件时，原则上只能审查被诉具体卫生行政行为的合法性，而不能审查其适当性。

（一）卫生行政诉讼的基本原则

卫生行政诉讼的基本原则是指贯穿在卫生行政诉讼过程中，卫生行政诉讼法律关系当事人必须遵守的基本原则。根据适用范围不同，卫生行政诉讼的基本原则可以分为一般原则和特有原则。

1.卫生行政诉讼的一般原则　卫生行政诉讼的一般原则是诉讼制度遵循的共同原则，包括：①人民法院独立行使审判权；②以事实为根据，以法律为准绳；③对行政行为是否合法进行审查；④实行合议、回避、公开审判、两审终制；⑤当事人在诉讼中的法律地位平等；⑥各民族公民都有用本民族语言文字进行诉讼的权利；⑦当事人在行政诉讼中有权进行辩论。

2.卫生行政诉讼的特有原则　人民检察院有权对行政诉讼实行法律监督。

（二）卫生行政诉讼的受案范围

卫生行政诉讼的受案范围是指人民法院受理卫生行政案件的权限范围，根据《行政诉讼法》

的规定,人民法院受理卫生行政案件的范围包括:①卫生行政处罚;②卫生行政强制措施;③颁发许可证和执照行为;④有关履行法定职责行为;⑤有关违法要求履行义务行为;⑥侵犯其他人身权、财产权的行为;⑦其他法律、法规中规定可以提起卫生行政诉讼的行为。

根据《行政诉讼法》的规定,以下行为不是卫生行政诉讼的受案范围:①卫生行政法规、规章或者卫生行政主体制定、发布的具有普遍约束力的决定、命令;②卫生行政主体对行政机关工作人员的奖惩、任免等决定;③法律规定由卫生行政主体最终裁决的行为。

(三)卫生行政诉讼的管辖

卫生行政诉讼的管辖是指人民法院之间受理第一审卫生行政案件的分工与权限,它要解决的是原告向哪个人民法院起诉的问题。

1.级别管辖 级别管辖是各级人民法院在受理第一审卫生行政案件时的分工与权限。①基层人民法院管辖第一审卫生行政案件;②中级人民法院管辖对国务院各部门或者县级以上地方人民政府所做的具体行政行为起诉的卫生行政案件和本辖区内重大、复杂的案件;③高级人民法院管辖本辖区内重大、复杂的第一审卫生行政案件;④最高人民法院管辖全国范围内重大、复杂的第一审卫生行政案件。

2.地域管辖 地域管辖是指同级人民法院之间受理第一审卫生行政案件的分工与权限。

卫生行政诉讼一般采用被告所在地原则,卫生行政案件由最初作出具体行政行为的行政机关所在地的人民法院管辖。经复议的案件,复议机关改变原具体行政行为的,也可由复议机关所在地的人民法院管辖。

3.共同管辖 共同管辖是指对一个卫生行政案件两个以上人民法院都有管辖权的,原告可以选择其中一个人民法院提起诉讼。原告向两个以上有管辖权的人民法院提起诉讼的,由最先立案的人民法院管辖。

4.裁定管辖 裁定管辖是指在某些特定情况下,以人民法院内部的裁定确定卫生行政案件的管辖法院。包括:①移送管辖。人民法院发现受理的卫生行政案件不属于自己管辖时,应当移送有管辖权的人民法院。②指定管辖。有两种情况,一是有管辖权的人民法院由于特殊原因不能行使管辖权的,由上级人民法院指定管辖;二是人民法院对管辖权发生争议,由争议双方协商解决,协商不成时,报它们的共同上一级人民法院指定管辖。

三、卫生行政赔偿

卫生行政赔偿是指卫生行政主体及其工作人员违法行使职权,侵犯公民、法人或者其他组织的合法权益并造成损害,依法向受害人进行赔偿的制度。

(一)卫生行政赔偿的范围

卫生行政赔偿的范围是指由于卫生行政主体及其工作人员在执行公务过程中,违法侵害公民、法人和其他组织的合法权益,国家应给予赔偿的范围。

1.国家承担赔偿责任的范围 卫生行政主体及其工作人员在行使职权时侵犯受害人人身权的赔偿范围:①违法拘留或者违法采取限制公民人身自由的行政强制措施的;②非法拘禁或者以其他方法非法剥夺公民人身自由的;③以殴打等暴力行为或者唆使他人以殴打等暴力行为造成公民身体伤害的;④违法使用武器、警械造成公民身体伤害或死亡的;⑤造成公民身体伤害或者死亡的其他违法行为。

卫生行政主体及其工作人员在行使职权时侵犯受害人财产权的赔偿范围:①违法实施罚款、吊销许可证和执照、责令停产停业、没收财物等行政处罚的;②违法对财产采取查封、扣押、冻结等行政强制措施的;③违法征收、征用财产的;④造成财产损害的其他违法行为。

2.国家不承担赔偿责任的情形　对下列情形,国家不承担赔偿责任:①卫生行政主体工作人员行使与卫生行政职权无关的个人行为;②因公民、法人或者其他组织自己的行为致使损害发生的;③法律规定的其他情形。

(二)卫生行政赔偿程序

卫生行政赔偿程序是卫生行政赔偿请求人向赔偿义务机关请求卫生行政赔偿,赔偿义务机关依法给予赔偿,以及通过人民法院解决卫生行政赔偿争议的方式、方法和步骤的总和。

根据《国家赔偿法》《行政诉讼法》《行政复议法》等法律的有关规定,赔偿请求人可以单独提出卫生行政赔偿请求,也可以在卫生行政复议、卫生行政诉讼中一并提出。

 思考与练习

1.卫生法律法规的规范作用是什么? 卫生法律法规社会作用是什么?

2.卫生法律法规有哪些表现形式?

3.什么是卫生法律关系? 卫生法律关系的构成要素有哪些?

4.卫生立法的原则是什么?

5.卫生法律适用的基本要求是什么?

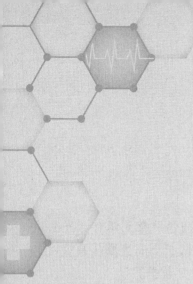

项目11
执业护士管理法律制度

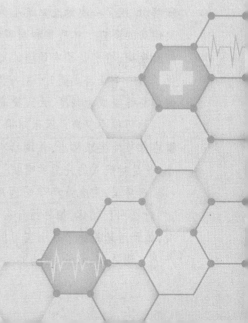

【学习目标】

1.掌握:护士的概念、护士的权利与义务。

2.熟悉:护士执业考试、注册。

3.了解:违反执业护士管理法律制度的相关责任。

▶▷ **思政育人目标**

本项目的学习,使学生了解护士有义务参与公共卫生和疾病预防控制工作。发生自然灾害、公共卫生事件等严重威胁公众生命健康的突发事件时,护士应当服从县级以上人民政府卫生主管部门或者所在医疗卫生机构的安排,参加医疗救护。

▶▷ **思政育人案例导入**

"万婴之母"——林巧稚

林巧稚(1901—1983)是北京协和医院第一位中国籍妇产科主任、首届中国科学院唯一的女学部委员(院士),是中国妇产科学的主要开拓者、奠基人之一。她一生没有结婚,却亲自接生了5万多婴儿,被尊称为"万婴之母""生命天使""中国医学圣母"。

1929年,林巧稚从协和医学院毕业并获得博士学位,刚毕业即被聘为协和医院妇产科医生,成为该院第一位毕业留院的中国女医生。由于表现出色,林巧稚被派往欧美考察深造。她参观了剑桥大学、纽汉姆大学,并参观了蔡尔斯妇科医院、伦敦妇幼医院和伦敦妇婴医院等医院和科研机构。她在马里兰医学院的妇产科进修实习了两个月,最后在英国皇家医学院妇产科学习,在导师的实验室内进行小儿宫内呼吸课题的研究。她把实验室工作之外的所有时间都用在了去图书馆学习上,为了节约时间,午餐往往就用一个夹心面包充饥。

回国以后,林巧稚把自己的一切都奉献给了祖国的妇产科事业。她全面深入地研究了妇产科各种疑难病,确认了妇科肿瘤为危害我国妇女健康的主要疾病。她数十年如一日,始终坚持在医疗第一线工作。二十世纪五六十年代,林巧稚顶着巨大压力和群众思想上的不理解,组织了一次对北京某小区5万人口的普查普治试点,重点开展对妇女的生活卫生习惯及疾病的调查。林巧稚和同事们走门串户逐人检查,收集了大量数据,终于初步摸清了诸多妇女疾病,特别是子宫颈癌的发病规律,为研究这种在女性生殖器官癌瘤中占首位的疾病提供了第一手资料。同时,这一尝试为在妇产科领域贯彻预防为主的方针奠定了基础,并逐渐使妇科普查成为制度,大大提高了妇女的健康水平。

林巧稚不仅自己医术超群,还为祖国的妇产科事业培养了很多优秀的学生。她非常注重在细节处要求学生,强调所有的检查和治疗都不过是方法和过程,它指向的目的只有一个,就是对病人的关爱和呵护。

产房里,常有待产孕妇因疼痛而呼叫、呻吟。一次,一个实习医生不耐烦地呵斥产妇:"叫什么叫!怕疼,怕疼结什么婚!想叫一边儿叫去,叫够了再来生!"林巧稚知道了非常生气,她严厉地批评了这个实习医生,并要她当面向产妇道歉、认错。她对学生说:"英语中助产士一词是obstetric,意为站得很近的妇女。分娩的产妇,把自己和婴儿两条性命都交给了

obstetric 一个站得离她最近的人。你是唯一能给她帮助的人,你怎么能够呵斥她!在这个时候,你甚至没有权利说你饿、你累、你困。"

　　林巧稚像对待亲人一样对待她的病人。当时林巧稚的办公室就在产房对面,产妇一声不寻常的呻吟她都会敏感地听出来。外出开会回来,她不是先回自己的家,而是先到病房看看。她总是下班最晚的那个人,离开医院前还要到病房巡视一遍。在妇产科工作,常常不能按时下班,有时要等候产妇分娩,有时是术后观察病情。林巧稚常在等待的时候做做针线。她买来好多细白棉布,裁剪成小小的开襟衣衫,然后一针一线地缝成圆领的婴儿服。小衣服做好后,再用彩色丝线在衣服的前襟儿绣上花朵。她把这些婴儿服一件件叠好,送给三等病房那些刚做妈妈的年轻女人。

　　终身未婚的林巧稚说自己"唯一的伴侣就是床头那部电话机",而"生平最爱听的声音,就是婴儿出生后的第一声啼哭",这生命的进行曲,胜过人间一切悦耳音乐。

育人名言

　　我随时随地都是值班医生,无论是什么时候,无论在什么地方,救治危重的孕妇,都是我的职责。

——林巧稚

思政育人案例

王某因感冒到医院门诊部输液治疗,输液完毕后即离开医院。结果患者在离开医院的回家途中,发生了输液迟发性反应,王某当即倒在大街上,当急救车赶到时,患者心脏已经停止跳动。对于王某输液后在回家路上发生迟发性反应,家属认为,由于护士没有告知患者在输完液后应该在医院休息半小时左右再离开,导致患者发生输液反应时没有救治条件,责任在护士,从而要求护士承担赔偿责任。

讨论:

结合本章所学的法律知识分析护士的行为。

执业护士管理法律制度的内容主要涉及护士立法的目的、护士执业资格考试制度、护士执业许可制度、护士的权利与义务以及法律责任。为适应我国经济发展需要,促进护理工作可持续发展,我国的护理立法也将不断完善,并逐步与国际接轨。

学习任务 11.1　护士的考试与注册

一、护士管理制度概述

(一)护士的概念

1914 年钟茂芳在中华护士会议中第一次将英文"nurse"译为"护士",大会通过后护士一词沿用至今。根据 2008 年 5 月 12 日正式实施的《护士条例》(以下简称《条例》,于 2020 年修订)规定护士是指经执业注册取得护士执业证书,依照本条例规定从事护理活动,履行保护生命、减轻痛苦、增进健康职责的卫生技术人员。

护士从事护理工作必须满足以下执业条件。

(1)护士必须经过执业注册　护士执业注册是护士管理的一项重要法律制度,未经护士执业注册的一律不得上岗;没有进行护士执业注册而从事护理工作的,视为违法,要追究相应的法律责任。

(2)护士必须依照《条例》从事护理活动　在我国,所有注册过的护士必须按照法律、法规及相关护理技术规范开展护理活动。

(3)护士的职责　是保护生命、减轻痛苦及促进健康。

(二)我国护士执业立法现状及目的

1.护士执业立法现状　护理是直接为人的身心健康提供服务的专业,其基本属性是医疗活动,并具有专业性、服务性的特点。随着我国医疗卫生事业的发展护理事业发展比较迅速。为稳定护理队伍、培养护理人才和提高护理质量,国家先后颁布了护士管理方面的法规、规章和规范性法律文件。护理工作为维护和促进人民群众的健康起了积极作用,但是实际护理工作中存在的一些不容忽视的问题却日益凸显,主要表现在以下三个方面。

(1)护士的合法权益缺乏法律制度保障 目前,在新老人事体制并行的情况下,部分医疗机构存在着正式编制人员和编外聘用合同制人员的双轨管理机制。一些医疗机构聘用的合同制护士不享有参加继续教育、职称晋升的权利,不享有国家规定的节假日待遇。这些问题不仅侵犯了护士的劳动权益,而且严重影响了护士队伍的稳定,不利于护理事业的发展,不利于为患者提供优质的护理服务。

(2)部分护士责任心不够 一些护士不能全面、严格地履行护理职责,忽视基础护理工作,主动服务意识不强,导致护患关系紧张,影响了医疗质量,甚至引发医疗事故。一些医院的护理工作简单化,护士只注重执行医嘱,忽视了主动观察患者病情变化、及时巡视病房等基础护理工作;对患者的生活照顾、心理护理和康复指导等工作,不够重视;缺乏与患者的沟通、交流。

(3)医护比例严重失调 部分医疗卫生机构重医疗、轻护理,随意减少护士数量,导致医护比例严重失调。特别是有些医院只看重经济效益,忽视了护士在整个医疗服务中的重要作用,因此没有把护士队伍建设和护理工作发展纳入医院整体发展规划中。由于病房护士少,患者需要的日常护理不能满足,对危重患者的护理也存在安全隐患,特别是当护工承担部分带有治疗性的护理工作时,本应该由护士履行的观察患者病情变化的职责成为虚有。

为解决以上问题,维护护士的合法权益,规范护理行为,促进护患关系的和谐发展,保障医疗安全和人体健康,2008 年 1 月 23 日国务院第 206 次常务会议通过了《护士条例》(以下简称《条例》),自 2008 年 5 月 12 日起正式实施。

2.《条例》立法的目的体现在以下几个方面

(1)充分保障护士的合法权益 通过明确护士应当享有的权利,规定对优秀护士的表彰、奖励措施,来激发护士的工作积极性;鼓励社会符合条件的人员学习护理知识,从事护理工作。在全社会形成尊重护士、关爱护士的良好氛围。

(2)严格规范护士的执业行为 通过细化护士的法定义务和执业规范,明确护士不履行法定义务、不遵守执业规范的法律责任,促使广大护士尽职尽责,全心全意为人民群众的健康服务。

(3)强化医疗卫生机构的职责 通过规定医疗卫生机构在配备护士、保障护士合法权益和加强在本机构执业护士的管理等方面的职责,促使医疗卫生机构加强护士队伍建设,保障护士的合法权益,规范护士护理行为,为促进护理事业发展发挥应有的积极作用。

二、护士执业资格考试制度

(一)护士执业资格考试的条件

《条例》第七条规定:护士执业应当经执业注册取得护士执业证书,通过国务院卫生主管部门组织的护士执业考试是进行护士执业注册的前提条件之一。因此,护士执业首先要通过国家组织的护士执业资格考试。自 2003 年起护士执业资格考试并入全国卫生专业技术资格考试。

根据人事部、国家卫生和计划生育委员会相关文件规定,参加全国卫生专业技术资格考试(护士)的报名条件如下。

在中等职业学校、高等学校完成国务院教育主管部门和国务院卫生主管部门规定的普通全日制3年以上的护理、助产专业课程学习,包括在教学、综合医院完成8个月以上护理临床实习,并取得相应学历证书的申请参加护士执业资格考试的人员,应当在公告规定的期限内报名,并提交以下材料:①护士执业资格考试报名申请表;②本人身份证明;③近6个月二寸免冠正面半身照片3张;④本人毕业证书;⑤报考所需的其他材料。

申请人为在校应届毕业生的,应当持有所在学校出具的应届毕业生毕业证明,到学校所在地的考点报名。学校可以为本校应届毕业生办理集体报名手续。

(二)护士执业资格考试的内容

护士执业资格考试实行国家统一考试制度,统一考试大纲,统一命题,统一合格标准。护士执业资格考试原则上每年举行一次,具体考试日期在举行考试3个月前向社会公布。

(三)护士执业资格证书的取得

1.注册原则

根据《条例》的规定,2008年5月4日国家卫生和计划生育委员会部委会议通过了《护士执业注册管理办法》(以下简称《办法》),规定护士执业注册必须遵循以下原则。

(1)持证上岗原则 《办法》第二条规定:"未经执业注册取得护士执业证书者,不得从事诊疗技术规范规定的护理活动。"这明确了执业注册是从事护理工作的法定条件,未经注册,视为非法执业。

(2)属地管辖原则 省、自治区、直辖市人民政府卫生行政部门是护士执业注册的主管部门,负责本行政区域的护士执业注册管理工作。这明确了国家卫生和计划生育委员会负责监督管理,管理的重头在省、自治区、直辖市一级,这一规定充分发挥地方政府的积极性,更有利于就地注册就地管理。

(3)申请原则 护士执业注册是指由公民个人向卫生行政机关提出护士执业注册申请并得到受理后,卫生行政机关才能依法审核申请人的相关材料。并必须在规定的时间内给予许可或不许可的答复。未经本人申请,卫生主管部门不得予以注册。

2.护士执业注册条件

(1)注册条件 申请护士执业注册,应当具备下列条件:①具有完全民事行为能力;②在中等职业学校、高等学校完成教育部和国家卫生和计划生育委员会规定的普通全日制3年以上的护理、助产专业课程学习,包括在教学、综合医院完成8个月以上护理临床实习,并取得相应学历证书;③通过国家卫生和计划生育委员会组织的护士执业资格考试;④符合本办法第六条规定的健康标准(具体是指:第一,无精神病史;第二,无色盲、色弱、双耳听力障碍;第三,无影响履行护理职责的疾病、残疾或者功能障碍)。

(2)提交材料 申请护士执业注册,应当提交下列材料:①护士执业注册申请审核表;②申请人身份证明;③申请人学历证书及专业学习中的临床实习证明;④护士执业资格考试成绩合格证明;⑤省、自治区、直辖市人民政府卫生行政部门指定的医疗机构出具的申请人6个月内健康体检证明;⑥医疗卫生机构拟聘用的相关材料。

3.护士执业注册事项

（1）护士执业注册程序　卫生行政部门应当自受理申请之日起 20 个工作日内,对申请人提交的材料进行审核。审核合格的,准予注册,发给《护士执业证书》;对不符合规定条件的,不予注册,并书面说明理由。《护士执业证书》上应当注明护士的姓名、性别、出生日期等个人信息及证书编号、注册日期和执业地点。

护士执业注册申请,应当自通过护士执业资格考试之日起 3 年内提出;逾期提出申请的,除本办法第七条规定的材料外,还应当提交在省、自治区、直辖市人民政府卫生行政部门规定的教学、综合医院接受 3 个月临床护理培训并考核合格的证明。

（2）护士执业注册有效期　护士执业注册有效期为 5 年。护士执业注册有效期届满需要继续执业的,应当在有效期届满前 30 日向原注册部门申请延续注册。

（3）护士执业延续注册　护士申请延续注册,应当提交下列材料:①护士延续注册申请审核表;②申请人的《护士执业证书》;③省、自治区、直辖市人民政府卫生行政部门指定的医疗机构出具的申请人 6 个月内健康体检证明。注册部门自受理延续注册申请之日起 20 日内进行审核。审核合格的,予以延续注册。

有下列情形之一的,不予延续注册:①不符合本办法第六条规定的健康标准的;②被处暂停执业活动处罚期限未满的。

医疗卫生机构可以为本机构聘用的护士集体申请办理护士执业注册和延续注册。

（4）护士执业重新注册　有下列情形之一的,拟在医疗卫生机构执业时,应当重新申请注册:①注册有效期届满未延续注册的;②受吊销《护士执业证书》处罚,自吊销之日起满 2 年的。

重新申请注册的,按照本办法第七条的规定提交材料:中断护理执业活动超过 3 年的,还应当提交在省、自治区、直辖市人民政府卫生行政部门规定的教学、综合医院接受 3 个月临床护理培训并考核合格的证明。

（5）护士执业变更注册　护士在其执业注册有效期内变更执业地点等注册项目时,应当办理变更注册。但是,护士承担卫生行政部门交办或者批准的任务以及履行医疗卫生机构职责的护理活动,包括经医疗卫生机构批准的进修、学术交流等情况除外。

护士在其执业注册有效期内变更执业地点的,应当向拟执业地注册主管部门报告,并提交下列材料:①护士变更注册申请审核表;②申请人的《护士执业证书》。

注册部门应当自受理之日起 7 个工作日内为其办理变更手续。护士跨省、自治区、直辖市变更执业地点的,收到报告的注册部门还应当向其原执业地注册部门通报。

（6）护士执业注销注册　护士执业注册后有下列情形之一的,原注册部门办理注销执业注册:①注册有效期届满未延续注册;②受吊销《护士执业证书》处罚;③护士死亡或者丧失民事行为能力。

学习任务 11.2 护士管理监督与法律责任

思政育人案例

在患者不知情的情况下,医院护士擅自将患者的病历复印给他人带出医院,从而引发新疆第一例患者状告医护人员侵犯隐私权的案件。2004年8月5日,乌鲁木齐市天山区人民法院判决,被告何建、袁玉构成了对患者吴丽的隐私侵权,并判赔付吴丽2万元。2004年4月28日,吴丽因牙龈上火去何建所在诊所就诊,何建为吴丽注射"胸腺肽"后病情未见好转,后吴丽被送往乌鲁木齐市友谊医院,经救治病情好转后出院。5月13日,吴丽住进袁玉所在医院中医科进行治疗,5月25日病情好转出院。6月10日,吴丽到袁玉所在医院病案室复印病历,但打开病历,发现首页上印有何建的身份证复印件,吴丽意识到病历已被何建复印。6月11日,吴丽向袁玉所在医院进行举报,医院调查得知,原来是何建到该院请同学袁玉帮忙复印了吴丽的病历。事发后,医院将复印病历追回。同时,医院对袁玉作出处罚,但吴丽认为,医院只对袁玉进行了处罚,但事件直接责任人是何建,他却一直未受到任何处理。为保护自己的隐私权,2004年6月,吴丽以隐私权被侵犯为由到法院起诉何建、袁玉。8月4日,天山区人民法院经调查认为,病历属于患者所有,医务人员私自复印患者病历,侵犯了患者的隐私权。故判决何建与袁玉赔付吴丽2万元,并当面道歉。

讨论:

结合本节所学内容对护士袁玉的行为进行法律分析。

一、护士执业权利与义务

(一)护士的权利

为了保证护士安心工作,鼓励人们从事护理工作,满足人民群众对护理服务的需求,《条例》强调了政府的职责并规定:国务院有关部门、县级以上地方人民政府及其有关部门以及乡(镇)人民政府应当采取措施,改善护士的工作条件,保障护士待遇,加强护士队伍建设,促进护理事业健康发展。此外,《条例》还着重规定了护士执业应当享有的合法权利和护士的表彰、奖励权。

1.依法获得报酬、享受福利权 《条例》第十二条规定:"护士执业,有按照国家有关规定获取工资报酬、享受福利待遇、参加社会保险的权利。任何单位或者个人不得克扣护士工资,降低或者取消护士福利等待遇。"

2.医疗保障权 《条例》第十三条规定:"护士执业,有获得与其所从事的护理工作相适应的卫生防护、医疗保健服务的权利。从事直接接触有毒有害物质、有感染传染病危险工作的护士,有依照有关法律、行政法规的规定接受职业健康监护的权利;患职业病的,有依照有关法律、行政法规的规定获得赔偿的权利。"

3.护士职业发展权　《条例》规定护理人员要不断接受新知识新技术的学习和培训。同时，《条例》第十四条还规定"护士有按照国家有关规定获得与本人业务能力和学术水平相应的专业技术职务、职称的权利；有参加专业培训、从事学术研究和交流、参加行业协会和专业学术团体的权利。"

4.护士执业知情权　《条例》第十五条规定："护士有获得疾病诊疗、护理相关信息的权利和其他与履行护理职责相关的权利，可以对医疗卫生机构和卫生主管部门的工作提出意见和建议。"

5.护士的表彰、奖励权　《条例》规定国务院有关部门对在护理工作中做出杰出贡献的护士，应当授予全国卫生系统先进工作者荣誉称号或者颁发白求恩奖章，受到表彰、奖励的护士享受省部级劳动模范、先进工作者待遇；对长期从事护理工作的护士应当颁发荣誉证书。县级以上地方人民政府及其有关部门对本行政区域内作出突出贡献的护士，按照省、自治区、直辖市人民政府的有关规定给予表彰、奖励。"

（二）护士的义务

规范护士执业行为、提高护理质量是保障医疗安全、防范医疗事故、改善护患关系的重要方面。据此，《条例》明确规定护士应当承担以下五方面的义务。

1.遵纪守法　遵守法律、法规、规章和诊疗技术规范的规定。这是护士执业的根本准则，即合法性原则。这一原则涵盖护士执业的基本要求，包含护士执业过程中应当遵守的具体规范和应当履行的义务。通过法律、法规、规章和诊疗技术规范的约束，护士履行对患者、患者家属以及社会的义务。

2.灵活机动生命至上　在执业活动中，发现患者病情危急，应当立即通知医师；在紧急情况下为抢救垂危患者生命，应当先行实施必要的紧急救护。

3.报告义务　发现医嘱违反法律、法规、规章或者诊疗技术规范规定的，应当及时向开具医嘱的医师提出；必要时，应当向该医师所在科室的负责人或者医疗卫生机构负责医疗服务管理的人员报告。

4.保护隐私　应当尊重、关心、爱护患者，保护患者的隐私。隐私权是患者依法享有的对自己的病情资料、身体部位、活动空间等信息不予公开的重要人格权利，护士应当充分理解、尊重和维护患者的隐私权。这实质上是对患者人格和权利的尊重，有利于与患者建立相互信任、以诚相待的护患关系。

5.有义务参与公共卫生和疾病预防控制工作　发生自然灾害、公共卫生事件等严重威胁公众生命健康的突发事件时，护士应当服从县级以上人民政府卫生主管部门或者所在医疗卫生机构的安排，参加医疗救护。

此外，为了加强对护士执业行为的监督管理，促进护理行为的规范，《条例》要求县级以上地方人民政府卫生主管部门建立本行政区域的护士执业良好记录和不良记录，并将该记录记入护士执业信息系统；护士执业良好记录包括护士受到的表彰、奖励以及完成政府指令性任务的情况等内容；护士执业不良记录包括护士因违反《条例》以及其他法律、法规、规章或者诊疗技术规范的规定受到行政处罚、处分的情况等内容。

二、护士非法执业的法律责任

依照《条例》中的有关规定,护士非法执业包括以下三种情况:①未取得护士执业证书的人员从事护理活动的;②未及时办理执业地点变更手续的护士在注册地点以外的地方从事护理活动的;③注册期限届满未延续注册而从事护理活动的。

对于以上三种情况的护士非法执业,卫生行政主管部门应依法予以取缔,因护士非法执业活动给患者造成损害的,按照相关法规,承担损害、赔偿等责任,造成严重后果构成犯罪的,依法追究刑事责任。

三、护士执行医嘱法律责任

处理和执行医嘱是护士对患者实施护理的法律依据:在执行医嘱时,护士应熟悉各项医疗护理常规,各种药物的作用、副作用及使用方法。护士拿到医嘱后,经过仔细查对,确保无误后,应准确及时地加以执行。随意篡改或无故不执行医嘱均属违法行为。如护士对医嘱有疑问,应进行核查。护士发现医嘱有明显错误时,应报告护士长或上级主管部门。护士明知医嘱有错误,但不提出质疑,或护士由于疏忽大意而忽视医嘱中的错误,由此造成的严重后果,护士与医生应共同承担法律责任。

1.独立护理规范　独立完成护理活动时,应明确自己的职责范围、工作单位的政策及工作要求,超出自己职能范围或没有遵照规范要求,而对患者造成了伤害的,护士负有不可推卸的法律责任。

2.委托他人护理规范　委托别人实施护理时,必须明确被委托人有无担负此项工作的资格、能力及知识,否则由此产生的后果,委托人负有不可推卸的责任。

3.书写临床护理记录规范　书写临床护理记录时,应及时、准确、无误、完整,其中包括体温单、执行医嘱的记录、患者的监护记录、护理病例、护理计划等。护理记录具有重要的法律意义,发生医疗纠纷时,完整、可靠的护理记录可提供当时诊治的真实经过,是重要的法律证据或线索,丢失、涂改、隐匿、伪造或销毁护理记录都是违法行为。

4.患者死亡及有关问题的处理　患者在死亡前常留下遗嘱。有时护士会被作为遗嘱的见证人。护士在作见证人时应注意以下几点:患者死亡后,护士应填写有关卡片,做好详细、准确的记录,特别是患者的死亡时间。如患者同意尸检,捐献自己的遗体或组织器官时,应有患者或家属签字的书面文件。如患者在紧急情况下住院,死亡时身旁无家属时,其遗物应至少在两人在场的情况下清点、记录,并交病房负责人妥善保管。

四、违反护士管理制度的法律责任

(一)医疗卫生机构违反护士管理法规的法律责任

1.医疗机构的职责　目前,护士都是在一定的医疗卫生机构中执业,护士义务的履行需要医疗卫生机构直接进行监督,护士权利的实现依赖于医疗卫生机构提供物质保障。据此,《条例》

设专章规定了医疗卫生机构三方面的职责。

（1）按照国家卫生和计划生育委员会的要求配备护士　护士配备是否合理，直接关系到医院的工作质量，更直接影响到护理质量、患者安全。《条例》规定：医疗卫生机构配备护士的数量不得低于国家卫生和计划生育委员会规定的护士配备标准。《条例》施行前，尚未达到护士配备标准的医疗卫生机构，应当按照国家卫生和计划生育委员会规定的实施步骤，自《条例》施行之日起 3 年内达到护士配备标准。

（2）保障护士合法权益　①应当为护士提供卫生防护用品，并采取有效的卫生防护措施和医疗保健措施；②应当执行国家有关工资、福利待遇等规定，按照国家有关规定为在本机构从事护理工作的护士足额缴纳社会保险费用；③对在艰苦边远地区工作，或者从事直接接触有毒有害物质、有感染传染病危险工作的护士，所在医疗卫生机构应当按照国家有关规定给予津贴；④应当制定、实施本机构护士在职培训计划，并保证护士接受培训；根据临床专科护理发展和专科护理岗位的需要，开展对护士的专科护理培训。

（3）加强护士管理　①应当按照国家卫生和计划生育委员会的规定，设置专门机构或者配备专（兼）职人员负责护理管理工作；不得允许未取得护士执业证书的人员、未依照条例规定办理执业地点变更手续的护士以及护士执业注册有效期届满未延续执业注册的护士在本机构从事诊疗技术规范规定的护理活动；在综合医院进行护理临床实习的人员应当在护士指导下开展有关工作。②应当建立护士岗位责任制并进行监督检查。护士因不履行职责或者违反职业道德受到投诉的，其所在医疗卫生机构应当进行调查；经查证属实的，医疗卫生机构应当对护士作出处理，并将调查处理情况告知投诉人。

2.医疗机构的法律责任　卫生主管部门的工作人员未依照《条例》规定履行职责，在护士监督管理工作中滥用职权、徇私舞弊，或者有其他失职、渎职行为的，应依法给予处分；构成犯罪的，应依法追究刑事责任。

医疗卫生机构有下列情形之一的，由县级以上地方人民政府卫生主管部门依据职责分工责令限期改正，给予警告；逾期不改正的，暂停其 6 个月以上 1 年以下执业活动；国家举办的医疗卫生机构有下列情形之一、情节严重的，还应当对负有责任的主管人员和其他直接责任人员依法给予处分：①违反本条例规定，护士的配备数量低于国务院卫生主管部门规定的护士配备标准的；②允许未取得护士执业证书的人员或者允许未依照本条例规定办理执业地点变更手续、延续执业注册有效期的护士在本机构从事诊疗技术规范规定的护理活动的。

医疗卫生机构有下列情形之一的，依照有关法律、行政法规的规定给予处罚；国家举办的医疗卫生机构有下列情形之一、情节严重的，还应当对负有责任的主管人员和其他直接责任人员依法给予处分：①未执行国家有关工资、福利待遇等规定的；②对在本机构从事护理工作的护士，未按照国家有关规定足额缴纳社会保险费用的；③未为护士提供卫生防护用品，或者未采取有效的卫生防护措施、医疗保健措施的；④对在艰苦边远地区工作，或者从事直接接触有毒有害物质、有感染传染病危险工作的护士，未按照国家有关规定给予津贴的。

医疗卫生机构有下列情形之一的，由县级以上地方人民政府卫生主管部门依据职责分工责令限期改正，给予警告：①未制定、实施本机构护士在职培训计划或者未保证护士接受培训的；②未依照《条例》规定履行护士管理职责的。

（二）护士执业活动中违反执业规范的法律责任

护士在执业活动中有下列情形之一的，由县级以上地方人民政府卫生主管部门依据职责分工责令改正,给予警告;情节严重的,暂停其6个月以上1年以下执业活动,直至由原发证部门吊销其护士执业证书:①发现患者病情危急未立即通知医师的;②发现医嘱违反法律、法规、规章或者诊疗技术规范的规定,未依照《条例》第十七条的规定提出或者报告的;③泄露患者隐私的;④发生自然灾害、公共卫生事件等严重威胁公众生命健康的突发事件,不服从安排参加医疗救护的。

护士在执业活动中造成医疗事故的,依照医疗事故处理的有关规定承担法律责任。

护士被吊销执业证书的,自执业证书被吊销之日起2年内不得申请执业注册。

此外,《条例》还规定:扰乱医疗秩序,阻碍护士依法开展执业活动,侮辱、威胁、殴打护士,或者有其他侵犯护士合法权益行为的,由公安机关依照治安管理处罚的规定给予处罚;构成犯罪的,依法追究刑事责任。

思考与练习

1.简述护士的概念。

2.护士执业活动中享有的权利和履行的义务有哪些?

3.医疗机构在维护护士合法权益中的职责是什么?

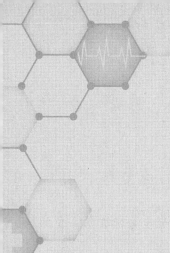

项目12
医疗事故处理法律制度

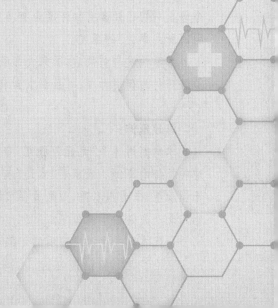

【学习目标】

1. 掌握:医疗事故预防和处理的方法;医疗事故的处理方式和法律责任。

2. 了解:医疗法律关系、医疗损害、医疗纠纷和医疗事故的概念;医疗事故的构成要件、分级和处理法律依据;医疗事故技术鉴定的程序。

▶▷ **思政育人目标**

本项目的学习,使学生了解医疗事故处理法律制度,树立把患者生命放在第一位的道德法律意识。

▶▷ **思政育人案例导入**

龙胆泻肝丸毒性事件调查

2003 年 2 月 24 日,新华社记者朱玉发表了一篇报道《龙胆泻肝丸——清火良药还是"致病"根源》,迅速在社会和医药界引起轩然大波。随后全国各大媒体纷纷转载报道了服用龙胆泻肝丸会造成肾脏损害的不良反应。龙胆泻肝丸处方中包括龙胆、木通、柴胡等 10味中药材,用于肝胆湿热、头晕目赤、耳鸣耳聋、耳肿疼痛、胁痛口苦、尿赤混痛、湿热带下,其致毒原因是处方中的关木通含有马兜铃酸。

2003 年 3 月,龙胆泻肝丸事件的受害者之一李玲向北京市崇文区人民法院提起损害赔偿诉讼,要求某药厂赔偿医药费 89 117.21 元。受害者李玲当年的会诊病历上明确写着:马兜铃酸致肾病。病人因口舌生疮、上火,多年断续口服该药厂生产的龙胆泻肝丸,后因食欲不振、恶心去医院检查,确诊为尿毒症,必须进行肾透析以维持生命。随后百余名龙胆泻肝丸的受害者委托北京炜衡律师事务所起诉该药厂。

关于中药马兜铃酸肾病的最早报道可以追溯到 20 世纪 90 年代。1900—1992 年,比利时的一家减肥诊所给妇女服用一种中药减肥药剂后,出现了接二连三的慢性肾功能衰竭,并确认制剂中的广防己所含的"马兜铃酸"是罪魁祸首。美国权威临床医学杂志发表了一篇《泌尿系统癌症与服用中药(广防己)有关》的研究报告。此后,美国 FDA 及欧洲很多国家下令停止一切已知含有和怀疑含有马兜铃酸的原料和成品的进口、制造和销售,直到国内"龙胆泻肝丸事件"的爆发。

本事件发展到最后,国家食品药品监督管理局取消了关木通、广防己、青木香等含马兜铃酸药材的药用标准,并且要求含有马兜铃酸的药物要谨慎使用。

思政延伸:

本案例讲述了"龙胆泻肝丸"事件的始末,由于中药品种混乱,品种误用对患者造成不可逆转损害的事例。肇事者"木通"有多种来源:一为木通,木通科植物五叶木通、三叶木通的干燥藤茎;二为川木通,为毛茛科植物小木通或绣球藤的干燥藤茎;三为关木通,马兜铃科植物东北马兜铃的干燥藤茎。

历代本草关于木通应用的记载很多。明代以前为木通。清代记载有山木通、小木通、大木通、川木通。在现代《东北药用植物志》首次出现关木通。20 世纪 50 年代,关木通成为主流商品。1963 年《中国药典》收载关木通、木通、川木通。1997—2000 版(药典)收载了关木通、川木通。由于龙胆泻肝丸事件,2005 版《药典》取消了关木通的药用标准,收载木通科植物木通、三叶木通或白木通的藤茎为木通。木通药用历史的变迁反映了人类对自然资源认识、利用的过程,强调我们应具有批判性思维,具有实事求是的科学态度,不断学习,与时俱进。

关木通中马兜铃酸的研究历史:1953 年,发现其有抗炎、抗肿瘤、免疫增强作用;1964 年,发现其有致急性肾小管坏死毒性;1982 年发现有诱变性;1993 年,出现减肥药(含广防己)致慢性肾衰竭,肾脏进行性快速纤维化并伴有肾萎缩病例;1996—2000 年,发现其具有基因致癌毒性。这些都提示我们对事物的认识都有一个不断探索、认识、否定、重新认识的过程。

本案例反映了多个问题,可以从不同角度进行阐述。案例中木通有多种来源,正本清源、澄清混乱品种、保证人民用药的安全与有效是每一个医药学工作者的责任,强调药学从业者的使命感。中药虽然有一定的不良反应案例,但在长期的人类与疾病斗争过程中,必将继续为人类生命健康服务,我们要热爱中医药事业,弘扬中医药文化,熟知中药在"预防,治疗,康复,保健"一体化、大健康医疗模式中的重要地位,不因为现有的不足而持全盘否定态度。案例中的"肇事者"马兜铃酸重新发现具有一定药理作用到其毒性的逐渐被认识,强调我们应具有批判性的理性思维,认识事物不断发展的过程,不断关注学科最新前沿及进展,监测药物的不良反应,了解药性与毒性之间的量的辩证关系。

育人名言

尝思用药如用兵。善用兵者必深知将士之能力,而后可用之以制敌、善用药者亦必深知药性之能力,而后能用之以治病。

——张锡纯

思政育人案例

患者,女,80 岁,2008 年 3 月 16 日晚上因"呼之不应半小时"被送往某医院急诊治疗,当晚患者症状加重。医生安排护士给患者注射盐酸胺碘酮注射液,并嘱咐护士要慢推,推 10 分钟。2008 年 3 月 17 日凌晨 2:05,一名护士开始给患者推药,此时有其他患者叫护士,于是该护士放下注射器离去。随后,另外一名护士拿起注射器继续注射,两名护士注射完液体时间共计 5 分钟。注射完毕后,患者经抢救无效死亡。患者家属认为医院存在过错,遂请求法院判决医院赔偿各类损失共计 25 万元。

讨论:

1.该患者的死亡是否属于医疗事故?

2.在该案例中,护士是否存在过错?

学习任务 12.1 概 述

医疗事故的处理涉及保护医患双方的合法权益,维护医疗秩序,保障医疗安全,促进医学科学的发展,是当前社会热门而沉重的话题,为社会各界所关注。本章将以分析医疗法律行为、医疗法律关系以及医疗事故的概念为切入点,以《医疗事故处理条例》(以下简称《条例》)的规定为主要线索,介绍医疗事故预防与处置、医疗事故技术鉴定、医疗事故处理、医疗事故赔偿等法律制度的内容,并从法理上对我国现行医疗事故处理立法上的不足进行粗浅的分析。另外简要介绍与医疗事故赔偿相关的医疗责任保险制度的构建问题。

医疗事故是医方对医疗法律关系中法律义务的违反,并且与医疗法律行为相联系。医疗事故通常又是发生医疗纠纷的主要原因。正确界定医疗法律关系、医疗法律行为、医疗事故、医疗纠纷等相关术语的内涵,对于正确处理医疗事故和医疗纠纷,具有重要的意义。

一、医疗法律关系与医疗法律行为

(一)医疗法律关系

医疗法律关系,是医方受患方的委托或其他原因,对患方实施诊断、治疗等行为所形成的法律关系。

在医疗法律关系中,既有卫生行政机关与相对人(患方)之间的行政法律关系,又有平等主体之间(即医方与患方)的民事权利义务关系。但就其本质和主流而言,医疗法律关系属于平等主体之间的民事法律关系;只是在某些特殊情况下包含着行政法律关系。具体而言,医疗法律关系有三种类型:

1.医疗合同关系 医方向社会不特定的主体——患方发出愿意接受患者就诊的邀约,邀请患方申请挂号,在医院受理挂号之际,医疗合同即告成立。绝大部分医疗法律关系均属于医疗合同关系。

2.医患无因管理关系　医方在未与患方订有合同约定或法定义务的情况下,为避免患方的人身和财产利益受到损害,自愿为患方提供医疗服务行为而建立的关系。一般有三种情况:一是医务人员在医院外,发现患者而加以治疗;二是对自杀未遂而不愿就医者,予以救治;三是无监护人在场的情况下,医院直接针对无行为能力的"非急危"患者进行的诊疗行为。

3.强制医疗法律关系　医方基于国家法律的授权或行政机关的委托,对患有特定疾病的患者实施强制性治疗而产生的法律关系。由于强制医疗法律关系有国家公权力的介入,完全排除了医患双方当事人意思自治,患者没有选择是否接受治疗的权利,同时医疗机构必须依法承担救治患者的义务,因而强制医疗法律关系本质上是行政机关和患者之间的一种行政法律关系。

(二)医疗法律行为

医疗损害是由医疗法律行为引起的,虽然医疗法律行为并不必然引起医疗损害。但一般而言,如果没有医疗法律行为就不可能有医疗损害的发生。因此在认定和处理医疗事故的时候,必然涉及医疗法律行为的内涵及外延的界定问题。

狭义的医疗法律行为是指凡以治疗、矫正或预防人体疾病、伤害残缺或保健为直接目的所为之诊察、诊断及治疗,或基于诊察、诊断结果,以治疗为目的所为之处方或用药等行为之一部或全部,总称为医疗法律行为。

广义的医疗法律行为除了包含上述"有治疗目的性"的狭义医疗法律行为外,还包括:

1.不具治疗性医疗法律行为　随着医疗技术的发展,许多医疗领域的发展范围已大大超越诊疗目的。例如仅以美容为目的的整形手术、变性手术、非治疗性堕胎手术、安乐死等。这些行为不仅不具诊疗目的,甚至具有破坏目的。

2.实验性医疗法律行为　使用危险与疗效均属未知的新药物或新技术,其目的主要是为了医学进步,而诊疗的目的居于次要地位。

3.侵袭性医疗法律行为　即诊疗对人体造成一定危险或侵害的医疗法律行为。许多过去被用于治疗疾病的药物、检查或手术方法,随着经验及知识的积累,被发现对人体并不都是有利的。医疗本身带有某种程度的侵害性质,已为医学界所接受。如果此侵害性质超过诊疗所能产生的利益,则这种行为就属于侵袭性医疗法律行为。

二、医疗纠纷与医疗事故

(一)医疗纠纷

所谓医疗纠纷,泛指医患双方就医疗法律行为的需求、采取的手段、期望的结果及双方权利义务的认识上产生分歧,并以损害赔偿为主要请求的行为。完整的医疗纠纷概念应具有以下特点:

1.医疗纠纷的主体为医患双方　医疗纠纷是产生于医患之间的纠纷,其他人不能成为医疗纠纷的主体。患者对医疗事故技术鉴定机构的鉴定不服或对卫生行政部门的处理决定不服,是卫生行政机关及鉴定机构与患者的纠纷,矛盾不在医患之间,不属于医疗纠纷的范畴。

2.医疗纠纷的客体不止于生命权或健康权 医疗纠纷的客体主要为生命权或健康权,但不止于生命权或健康权,在实践中,通常表现为经诊疗护理过程,患者出现了不同程度的不良后果,或者感到埋下不良后果的隐患,并且这种不良后果的产生被患方认为是由医方的过错所造成。当上述两点同时具备时,便产生了医疗纠纷。当然,医疗纠纷还包括由于患方认为其在就医期间其他权利(比如人格权、财产权)受到医方的侵害而与医方发生的争议。

3.医疗纠纷基于医疗法律关系 医疗纠纷产生于医患双方已经形成了医疗法律关系后,一种情况是,双方已经达成医疗合同之后产生的纠纷;另一种是患者提出就诊要求而遭遇医方拒绝而产生的纠纷,这种纠纷相当于双方对缔约过失发生的争执——患方认为医方发出要约后,就应当受其要约约束。医方有能力履行诊疗义务而拒绝给患方诊疗,是缔约过失。

4.医疗纠纷可出现于医疗服务结束之后 医疗纠纷的原因发生于医疗服务提供者提供医疗相关服务的过程中,而非局限在诊疗护理过程中;不良后果可以出现在接受医疗相关服务的过程中,也可以出现在接受服务结束之后。

(二)医疗事故

医疗事故的概念根据《条例》的界定,医疗事故是指医疗机构及其医务人员在医疗活动中,违反医疗卫生管理法律、行政法规、部门规章和诊疗护理技术操作规范、常规,过失造成患者人身伤害的事故。《条例》根据对患者人身造成的直接损害程度,医疗事故分为四级:一级医疗事故是指造成患者死亡、重度残疾的;二级医疗事故是指造成患者中度残疾、器官组织损伤导致严重功能障碍的;三级医疗事故是指造成患者轻度残疾、器官组织损伤导致一般功能障碍的;四级医疗事故是指造成患者明显人身损害的其他后果的。

构成医疗事故所需的要件如果仅仅从《条例》对医疗事故的界定来分析,医疗事故的构成要件是:

1.主体必须是医疗机构及其医务人员 医疗事故发生在医疗机构及其医务人员的医疗活动中,这指明了医疗事故发生的场所和活动范围,即依法取得执业许可或者执业资格的医疗机构和医务人员在其合法的医疗活动中发生的事故。凡不具有合法资质而提供医疗服务的所谓"医疗机构和医务人员",过失造成患者人身伤害的,不属于医疗事故,而是"非法行医"的行为。由非法行医行为造成患者人身伤害的,依法追究相应的法律责任,不适用《条例》处理。

2.行为违法性 医疗事故是医疗机构及其医务人员因违反医疗卫生管理法律、行政法规、部门规章和诊疗护理规范、常规而发生的事故。这是导致发生医疗事故的直接原因。目前,我国已经颁布的医疗卫生管理方面的法律、行政法规主要有:《执业医师法》《传染病防治法及其实施办法》《母婴保健法及其实施办法》《献血法》《职业病防治法》等。卫生行政部门以及相关部门还制定了一大批部门规章和诊疗护理规范、常规。这些法律、法规、规章、规范是医疗机构和医务人员的工作依据和指南。医疗机构和医务人员在自己的有关业务活动中应当掌握相应的规定,并遵循规定,以确保其行为的合法性。

3.造成患者人身损害 医疗机构及其医务人员在提供诊疗服务过程中不仅存在违反医疗卫生管理法律、行政法规、部门规章和诊疗护理规范、常规的行为,而且其违法性的诊疗行为会给患者造成法定的人身损害后果。法定损害后果是否发生,是判断是否发生医疗事故的依据之一,损害后果的大小是医疗事故等级的划分标准。这里说的人身损害,既包括人身器质性损害(如死亡、残废、器官缺失、功能障碍、加重病情等),亦包括精神性损害。只不过由于精神损害无法精确衡量,因而《条例》对医疗事故等级的划分仅仅以器质性损害为划分标准。但这并不意味着这里的人身损害不包括精神损害,因为《条例》赔偿项目规定中就有精神损害抚慰金的规定。

4.主观上的过失　医疗事故是医疗机构及其医务人员在提供诊疗服务过程中"过失"造成患者的人身损害。这里的过失包括疏忽大意的过失和过于自信的过失。出于"故意"造成患者人身损害的,不是医疗事故。

5.过失行为和损害后果之间存在因果关系　医方虽然存在医疗过失行为,但是并没有给患方造成损害后果,这种情况不应该被视为医疗事故;虽然存在损害后果,但是医方并没有过失行为,也不能判定为医疗事故。这种因果关系的判定,还关系到追究医疗机构和医务人员的行政责任,确定对患者的具体赔偿数额等。

学习任务 12.2　医疗事故的预防与处置

一、医疗事故的预防

与 1987 年国务院颁布的《医疗事故处理办法》(以下简称《办法》)相比,《条例》特别强调了对医疗事故的预防。《条例》要求各级医疗机构在医疗事故的预防中,必须履行以下义务:遵纪守法和遵守职业道德的义务;对其医务人员培训教育的义务;对医疗服务实行质量监控的义务;及时受理和处理患者投诉的义务;书写并妥善保管病历资料的义务;制定预案、预防医疗事故的发生并减轻医疗事故损害的义务。

二、医疗事故的处置

(一)医疗过失报告制度

《条例》设置医疗过失报告制度的目的,在于及时化解医患矛盾,保全证据,便于医疗机构、卫生行政机关全面掌握医患关系、医疗质量和医疗事故的动态,加强对医疗卫生服务的质量监控,保护双方当事人的利益,维护社会的稳定。综合《条例》有关规定,医疗过失报告制度的内容有:发生或发现医疗过失,医疗机构内部逐级报告制度和医疗机构向卫生行政部门的报告制度;自行协商解决医疗事故情况报告制度;医疗事故争议司法解决结果报告制度;各级卫生行政部门对医疗事故的逐级报告制度。

(二)病历资料的书写、保管、查阅、复制和封存

病历资料是医方对患者的疾病发生、发展情况和医务人员对患者的疾病诊断、检查和治疗情况的客观记录。在医疗事故争议中,病历是医患双方关注的焦点之一。保证病历的完整、真实、

客观对于正确解决医疗事故争议具有重要的证据意义。因此,《条例》就病历资料的书写、保管、查阅、复制和封存进行了详细的规定。

病历资料由医疗机构书写并由其加以保管,医务人员应当及时书写病历,但在抢救急危患者的情况下可以事后据实补记。

保证病历的真实性。严禁医务人员涂改、伪造、隐匿、销毁病历资料,否则将会受到行政处分,严重者将会受到卫生行政部门吊销执业许可证或执业医师资格的行政处罚。与此同时,《条例》亦规定患者及其家属不得抢夺病历。

患者有权复印或者复制其部分病历资料,病历资料分为客观性病历资料和主观性病历资料两种。客观性资料是记录患者的症状、体征、病史、辅助检查结果、医嘱等客观情况的资料,包括门诊病历、住院志、体温单、医嘱单、化验单(检验报告)、医学影像检查报告、特殊检查同意书、手术同意书、手术及麻醉记录单、病理报告单、护理记录以及国务院卫生行政部门规定的其他病历资料。主观性病历资料是指医方在医疗活动中对患者病情发展及治疗过程进行观察、分析、讨论并提出诊治意见等而记录的资料。包括死亡病历讨论记录、疑难病例讨论记录、上级医师查房记录、会诊记录、病程记录等。过去,《办法》规定"患者所在单位、患者、家属、事故当事人及其亲属不予调阅病历",使得患者及其家属在处理医疗纠纷过程中处于相当被动的地位,而医疗机构故意篡改、隐匿甚至销毁病历的现象时有发生,患者或家属为争抢病历资料与医务人员发生激烈冲突也是屡见不鲜。有鉴于此,《条例》规定了患者有权复印客观性病历资料,这被认为是《条例》加大对患者保护力度的亮点之一。当然,对于主观性病历资料,《条例》没有规定患者可以复印,只规定在发生医疗事故争议时,在医患双方在场的情况下封存和启封,并由医疗机构负责保管。这实际上是对患方知情权的不当限制。

主观性病历资料的封存与启封程序在发生医疗事故争议时,主观性病历资料应当在医患双方在场的情况下封存和启封,并由医疗机构负责保管。

(三)现场实物的封存与检验

在医疗事故争议中,现场实物(输液器、注射器、可疑药物、残留药液、血液、器皿、器械等)是重要的物证。因此,《条例》规定在疑似输液、输血、注射、药物等引起不良后果时,医患双方应当共同对现场实物进行封存和启封。对于需要检验的,由双方共同商定或由卫生行政部门指定检验机构进行检验。对于疑似输血引起不良后果的,医疗机构还应当通知提供该血液的采供血机构派员到场。

(四)尸体检查

《条例》规定,在医患双方不能确定患者死因或者对死因有异议时,应当在患者死亡后48小时进行尸检,具备尸体冻存条件的,可以延长至7日。之所以规定尸体检查的时间,主要是因为随着时间的推移,尸体有可能发生自溶或腐败现象,使尸检结果欠缺可靠性。任何一方拒绝或者拖延尸检超过规定时间而影响对死因判定时,由拒绝或者拖延的一方承担责任。为增加尸检的透明度,提高尸检结果的公正性和可信度,保障患者家属对尸检的知情权,医患双方可以聘请法医病理人员参加尸检,也可以委派代表观察尸检过程。

学习任务 12.3　医疗事故技术鉴定

思政育人案例

患者张某,38 岁,因右膝关节半月板损伤待手术,与外伤截肢王某同住某医院骨科病房一房间。张某手术顺利,但与他同室的王某在张某手术的第二天臀部出现疖肿。过两天王某疖肿化脓,细菌培养为凝固酶阳性金黄葡萄球菌。当张某的手术切口拆线时,伤口出现感染,于是,张某提出是主管医生与护士给王某换药后不洗手,又检查他的伤口造成的,并认为是医疗事故。主管医生与护士认为是并发症,不属于医疗事故。医患之间发生了医疗纠纷,反映到医院医务处。医务处出面调解,并对手术切口感染进行细菌培养,结果为凝固酶阳性金黄葡萄球菌。于是,医务处答应减免张某部分医疗费用,并给予一次经济补助,这样医疗纠纷予以平息。此案例哪些属于医学、护理学问题,哪些属于医护伦理问题,医护伦理学与医学、护理学关系是什么?

伦理分析:

1.此案例中两位同住一病房的患者先后受到了细菌感染,这是医学、护理学事实,也就是医学、护理学问题。在事实面前,张某与主管医生、护士看法不一,发生了医疗纠纷,这属医学、护理学问题,即根据医学事实该不该行动和如何行动的理由。医务科对手术切口感染进行了细菌培养,证实两位患者同为金黄色葡萄球菌感染,但未作细菌的基因分型(一般医院此项检查有困难),因此从流行病上既不能认定是交叉感染,又不能完全排除其可能性,这也是医学、护理学事实,也即医学、护理学问题。

2.根据这个医学事实,医务科既没有认定是医疗事故,也没有简单地视为并发症,答应减免张某部分医疗费用,并给予一次经济补助,这样维护了医患的利益,从而平息了这场纠纷,这样处理也属于医护伦理问题。

3.护理伦理学与护理学的关系:护理伦理学旨在解决"护理学中的伦理问题"和"伦理学中的护理学问题"。"护理学中的伦理问题"要求护理伦理学工作者具备一般伦理学知识,"伦理学中的护理学问题"要求护理伦理学工作者必须具备护理学专业知识。一方面,从事护理伦理学专业的人员如果不懂得现代伦理学与高新技术的发展,就不可能真正了解、认识和分析现代护理学与高新技术发展中面临的诸多伦理问题。另一方面,从事护理工作的人员,也离不开伦理学的指导,许多伦理问题的产生是现代护理学与高新技术发展的结果。如果不熟知伦理学理论,就不能站在时代的高度去审视护理学及科技发展给人类未来带来的伦理困难与挑战,就不可能提出解决伦理问题的思路与办法,从而推动现代护理学的发展。可见,两者相互作用、相互影响,即现代护理学的发展和进步直接决定护理伦理观念的更新,反之,护理伦理观念的更新又对现代护理学的发展给予很大影响,但都是以保障人类健康为研究目的。

医疗事故技术鉴定是医疗事故争议处理的核心问题。鉴于原来《办法》的规定存在鉴定程序规范不统一、欠缺监督制约机制、鉴定结论的表述简单不规范、鉴定组织成员来源和结构不合理、鉴定组织由卫生行政部门组织和设立而欠缺公信力等问题,《条例》对医疗事故的技术鉴定制度进行了重大改革。

一、鉴定程序的启动

《条例》规定了两种鉴定启动方式:

一是由卫生行政部门提交医学会组织鉴定;二是医患双方共同委托医学会组织鉴定。

二、鉴定的组织者及分级管理

《条例》对鉴定的组织者及鉴定程序进行了重大修订,也被认为是公众看好的亮点之一。与《办法》相比,鉴定组织与程序的改革有以下几点:

鉴定组织由《办法》规定的卫生行政部门组织改为医学会组织,目的是提高鉴定结果的公正性和公信力。

把《办法》原来规定三级鉴定组织(省级、地市级、县级)改为两级鉴定组织,即除直辖市外,设区的市级地方医学会和省、自治区、直辖市直接管辖的县(市)地方医学会负责组织首次医疗事故技术鉴定工作;省、自治区、直辖市地方医学会负责组织再次鉴定工作。首次鉴定的组织由原来的县级鉴定改为市级鉴定,可以相对保证鉴定质量;必要时,中华医学会可以组织疑难、复杂并在全国有重大影响的医疗事故争议的技术鉴定工作,这可增强鉴定的权威性和可信度。

改变《办法》规定的"省级鉴定委员会的鉴定为最终鉴定"的做法,改为首次鉴定和再次鉴定。由于《办法》规定"省级鉴定委员会的鉴定为最终鉴定,可直接用作定案的依据"有用行政鉴定权取代司法审查权之嫌,因此,《条例》不仅规定了卫生行政机关对医疗事故技术鉴定结论的审核权和要求重新鉴定权,而且规定人民法院如果认为医学会组织的医疗事故鉴定结论不公正,也可以通过医学会直接组织专家鉴定组进行医疗事故重新鉴定。

三、设立专家库

《条例》改变了过去《办法》规定的鉴定成员由当地政府根据卫生行政部门的推荐而批准产生的做法,规定医学会应当组织专家库,从而避免了"部门保护"的嫌疑。同时,《条例》对专家库组成人员的资质,人员结构都作了具体的规定。特别值得一提的是,《条例》规定具有法定资质的法医可以进入专家库,医学会可以聘请异地的医疗卫生专业技术人员和法医进入专家库。这就使得专家库的人员构成更加趋于合理,尽可能排除由于行业原因或地域原因而造成鉴定结论欠缺公正性的问题。

四、鉴定程序和方法

(一)专家鉴定组的产生

医学会只是医疗事故鉴定的组织者,并不负责具体案件的技术鉴定工作。《条例》规定由专家鉴定组负责具体案件的技术鉴定工作。专家组由医患双方在医学会主持下从专家库中随机抽取,包括在异地专家库中抽取鉴定专家。专家鉴定组进行医疗事故技术鉴定,实行合议制。异地的专家可按工作的需要,采取函件咨询的方式参加鉴定工作。鉴定专家组的人数应是单数,涉及的主要学科的专家一般不得少于鉴定组成员的一半,涉及死因、伤残等级鉴定的,应当从专家库中随机抽取法医参加。

专家鉴定组成员有下列情形之一的,应当回避,当事人也可以以口头或者书面的方式申请其回避:①是医疗事故争议当事人或者当事人的近亲属的;②与医疗事故争议有利害关系的;③与医疗事故争议当事人有其他关系,可能影响公正鉴定的。

(二)通知程序和材料的提交

医学会应当在决定受理医疗事故技术鉴定后的法定时间内通知医疗事故争议双方当事人提交进行医疗事故技术鉴定所需的材料。当事人双方应当根据医学会的通知,在法定的时间内,提交有关医疗事故技术鉴定所需的材料、书面陈述及答辩意见。《条例》对哪些材料应当由哪一方提供作出了明确的规定。同时,对医疗机构提供的鉴定材料提出了更为严格的要求,并规定了违反要求的相应法律后果,即医疗机构无正当理由未按规定如实提供相关材料,导致医疗事故技术鉴定不能进行的,应当承担医疗事故责任。

(三)调查取证、审查材料、听取陈述及答辩并进行核实

负责组织医疗事故技术鉴定工作的医学会可以向双方当事人调查取证。专家鉴定组应当认真审查双方当事人提交的材料,听取双方当事人的陈述及答辩并进行核实。双方当事人应当如实提交相关材料,并积极配合调查。不配合调查的一方因不配合调查而影响医疗事故技术鉴定的,应当承担责任。

(四)作出鉴定

1.鉴定的依据和目的　《条例》规定,专家鉴定组进行鉴定时,将依照医疗卫生管理法律、行政法规、部门规章和诊疗护理技术操作规范、常规,运用医学科学原理和专业知识,独立进行鉴定,对医疗事故进行鉴别和判定,为处理医疗事故争议提供医学依据。

2.鉴定的期限　《条例》规定,医学会应当自收到当事人提交的有关医疗事故技术鉴定的材料、书面陈述及答辩之日起45日内组织鉴定并出具医疗事故技术鉴定书。

3.鉴定结论及书写规范　鉴定结论需专家鉴定组成员的过半数通过。鉴于以往鉴定书内容过于简单,《条例》规定鉴定书除应当包括一般事项外,还应包括:①医疗法律行为是否违反医疗卫生管理法律、行政法规、部门规章和诊疗护理技术操作规范、常规;②是否存在医疗过失,医疗过失与患者人身损害后果之间是否存在因果关系;③医疗过失在损害后果中的责任程度;④对认定为医疗事故的患者的诊疗护理医学建议等。

学习任务 12.4　医疗事故的行政处理与监督

一、医疗事故的行政处理申请的提出、管辖与受理

1.申请的提出　发生医疗事故争议,当事人申请卫生行政部门处理的,应当提出书面申请。申请书应当载明申请人的基本情况、相关事实、具体请求及理由。当事人自知道或应当知道其身体受到损害之日起一年内,可以向卫生行政部门提出医疗事故争议处理申请。这与民法规定的特殊诉讼时效是基本一致的。但问题是,有的医疗损害,由于当事人(主要是患方)欠缺医学知识没能及时感知受到损害,加之有的医疗损害要经历好长的时间才显示出来。那么最长的申请时效应当是多长?《条例》也没有明确规定。

2.医疗事故争议行政处理的管辖　医疗事故争议申请卫生行政部门处理的,由医疗机构所在地的县级或直辖市的区、县人民政府卫生行政部门受理。对于可能构成重大医疗事故的争议,应当在法定期限内移送上一级人民政府卫生行政部门处理。如果当事人在申请卫生行政部门处理的同时又向人民法院提起诉讼的,卫生行政部门将不予受理或终止处理。

3.审查与决定是否受理　卫生行政部门应当自收到医疗事故争议处理申请之日起 10 日内进行审查,作出是否受理的决定。对符合《条例》规定的,予以受理,需要进行医疗事故技术鉴定的,应当自作出受理决定之日起 5 日内将有关材料交由负责医疗事故技术鉴定的医学会组织鉴定,并书面通知申请人;对不符合《条例》规定,不予受理的,应当书面通知申请人并说明理由。

二、对医疗事故的监督

1.鉴定结论的审核　卫生行政部门在收到医疗事故鉴定书后,应当对参加鉴定的人员资格和专业类别、鉴定程序进行审核,必要时可以组织调查,听取医疗事故争议双方当事人的意见。

卫生行政部门经审核,对符合《条例》规定而作出的医疗事故技术鉴定结论,应当作为对发生医疗事故的医疗机构和医务人员进行行政处理的依据;发现医疗事故技术鉴定不符合《条例》规定的,应当要求重新鉴定。

2.医疗事故处理情况报告制度　医疗事故争议处理有三种方式:申请行政处理、当事人自行协商解决和向人民法院起诉。为了便于卫生行政机关全面掌握医疗事故情况从而对医疗事故行使行政监管职能,《条例》规定了医疗事故处理情况报告制度。医疗事故经由双方当事人协商解决的,医疗机构应当自协商解决之日起 7 日内向医疗机构所在地的卫生行政部门作出书面报告并附具协议书;医疗事故争议经由诉讼途径由人民法院调解或判决的,医疗机构应当自收到生效的人民法院判决书或调解书之日起 7 日内向医疗机构所在地的卫生行政部门作出书面报告并附具调解书或判决书。另外,县级以上地方人民政府卫生行政部门应当按照规定逐级将当地发生的医疗事故以及依法对发生医疗事故的医疗机构和医务人员作出处理的情况上报国务院卫生行政部门。

三、医疗事故的行政处理

行政处理分为对医疗机构的处理和对医务人员的处理。对于发生医疗事故的医疗机构,可以根据医疗事故的等级和情节,给予警告、罚款、限期停业整顿直至吊销执业许可证的行政处罚。对发生医疗事故的医务人员,可以作出责令暂停执业、吊销执业证书等行政处罚。

学习任务 12.5　医疗损害责任认定及赔偿

一、医疗损害责任性质

什么是医疗损害?医疗损害责任的性质是什么?医学界与法学界众说纷纭,莫衷一是。由于在医疗法律关系性质的理解上存在严重的分歧(有民事合同关系说、行政法律关系说、消费法律关系说、独立医事法律关系说等),与此相适应,在如何界定医疗损害的含义和范围、医疗损害责任性质等问题上亦存在较大分歧。

我们认为,医疗法律关系,就其本质和主流而言是民事法律关系。因此,对医疗损害的含义、医疗损害责任的性质及医疗损害赔偿中如何适用法律等问题,必须从民法和民事法律关系的角度去认识。

广义的医疗损害,是指医方在提供医疗服务的过程中,由于其医疗过错(包括故意和过失)而对患方造成的不当人身伤害、财产损害或其他权益损害后果。从损害的对象来说,主要是直接对患者的损害,但某些损害还包括对患者家属造成的精神损害。这是在民法意义上理解的医疗损害。狭义的医疗损害仅仅是指《条例》中指称的医疗事故损害。

民法意义上的医疗损害,从医方主观心理方面来说,包括医疗过失和医疗故意。具体而言可以分为:

1.医疗故意行为　如医疗机构私自生产、配制未经国家专门检验批准的药物,给患者造成损害的行为;故意购买不合格或废旧的医疗器械给患者造成损害的行为;因患者无钱,医院不予收治抢救,造成急症患者死亡、残废等严重后果的行为;利用医疗技术和自己从事医疗行为的便利对与自己曾有纠纷和意见的患者进行报复,故意侵害患者身体的行为;为经济利益采取本不应进行的医疗行为,而该医疗行为不可避免地会给患者造成人身损害;明知不立即采取措施会造成严重后果,仍不采取措施放任结果发生的;故意泄露、公开、传播与患者病情相关的隐私的;故意污辱患者人格的;等等。

2.医疗过失行为　具体还可以再分为"已经造成"医疗事故的医疗过失行为和"尚未造成"医疗事故但已经造成其他不当损害后果的医疗过失行为。后者如:无明确"人身"损害后果但有其他"非人身"损害后果的医疗过失侵害行为(例如:医疗机构及其工作人员的过失使患者为此多付出医疗费;误诊而使患方失去工作、学习机会……),已经造成不当人身损害后果但没有达到"明显"程度,从而不属于医疗事故的医疗过失行为。由此不难看出,医疗事故损害只是医疗不当损害中的一种。是否构成医疗事故,不是认定医疗损害赔偿责任的必要条件。因而,如果从解决所有的医疗损害赔偿纠纷(而不仅仅是医疗事故赔偿纠纷)的高度去研究医疗损害赔偿的话,就必须从民事责任和民事诉讼的角度探讨医疗损害赔偿问题。

医疗损害责任的性质是民事责任。但究竟是什么性质的民事责任,学理上有三种解释:一是契约责任说,认为医患双方依合意形成契约关系,医方违反义务招致医疗损害发生,应依契约承担赔偿责任。二是侵权责任说,认为导致医疗损害发生的医方有过错的行为为侵权行为,因而是侵权责任。三是责任竞合说,认为医方发生医疗损害是对医疗契约义务的违反,而这种违反的结果又给患方的合法权益造成损害,因此是侵权行为同时又是违约行为,因此产生民事责任的竞合。从《条例》对"医疗事故"的界定、医疗事故赔偿项目中包括"精神损害抚慰金"的规定,以及最高人民法院发布的《关于确定民事侵权精神损害赔偿责任若干问题的解释》明确承认了侵权责任中的精神损害赔偿的司法解释来看,我国立法和司法是把医疗损害赔偿民事责任的性质界定为侵权民事责任的。

二、举证责任倒置

举证责任,是指当事人应就其在诉讼中的主张提供证据加以证明的责任。当事人如果不能就自己的主张提供证据加以证明,将承担对于自己不利的诉讼后果。举证责任的一般分配原则是"谁主张谁举证"。但在某些特殊情况下,法律则规定了举证责任倒置原则。举证责任倒置是指一方当事人提出的主张不由其提供证据加以证明,而是由对方当事人承担举证责任。根据《规定》,因医疗行为引起的侵权诉讼,由医疗机构就其医疗行为与损害后果之间不存在因果关系及不存在医疗过错承担举证责任。

医疗损害赔偿诉讼实行举证责任倒置是基于以下原因:首先,医疗服务具有专业性强、技术性高的特点。在通常情况下,患方不可能具备相应的医疗知对医疗单位制定的规章制度、诊疗护理常规难以了解,因此无法提出证据证明医护人员在诊疗护理中有过失行为。其次,诊疗护理虽都有病历记载,但这些病历都在医方的实际控制和支配之中,患者无法接近或获取,即使《条例》中规定患者有权查阅病历也是仅仅限于客观性病历资料,对于主观性病历资料,患者只有在医方在场的情况下封存和启封。再次,有些情况下,如患者处于无意识状态、死亡等情况,对医疗行为有无过失不可能认知,也就更不可能举证。最后,在医患关系中,患者是相对弱势的群体,医疗机构在举证时,有比患者更多的便利条件,在取得证据的能力上优于患者。所以,法律向弱势的患者倾斜,在很大程度上解决了以往患者自行取证难的问题,更好地保护了患者的知情权。

不过,《规定》实际上过分地加重了医疗机构的举证责任。因为根据过错责任原则,被告只要证明其没有过错即可免责。但是,《规定》却在要求医疗机构证明其没有过错的同时,还要证明其医疗法律行为与损害后果之间无因果关系,这在有些场合是强人所难的。因为在现代医学中,有些目前医学科学上还没有解决的因果关系,强制医方加以证明,如果不能证明就要承担败诉的后果,这是非常不合理的。

三、抗辩事由

所谓抗辩事由,是指针对原告的诉讼请求而提出的证明原告的诉讼请求不成立或不完全成立的事实。根据《条例》规定,在医疗损害赔偿案件中可以适用的抗辩事由,即不属于医疗事故的情形有:

1.在紧急情况下为抢救垂危患者生命而采取紧急医学措施造成不良后果的

在紧急情况下为抢救垂危患者生命而采取紧急医学措施,由于情况紧急,要求医方没有丝毫闪失是勉为其难的。因此,一般情况下紧急医学措施造成不良后果的,当然不应承担医疗事故责任。但如果紧急医学措施属于明显或重大失当的,一律不认定为医疗事故,恐怕还是有失公允的。

2.在医疗活动中由于患者病情异常或患者体质特殊而发生的医疗意外的

患者病情异常或体质特殊而发生的医疗意外,只要医院尽了应有的注意义务,不存在故意或过失,不应承担医疗事故责任。这是由于医学发展的不成熟性及患者的差异性,医方不可能考虑到任何可能发生的情形。但是,对那些常见的特殊体质反应,医方的注意义务是不能免除的。例如针对青霉素过敏,如果医方没有按照规定做皮试,则显然医方仍应承担医疗事故责任。

3.在应用现有医疗科学技术,发生无法预料和难以防范的不良后果的

因患方原因延误诊疗导致不良后果的应当指出,延误诊疗导致不良后果的原因有两种情况:如果完全由于患方原因导致不良后果,而医院能证明自己不存在过错的,不应当认定为医疗事故;如果医患双方都存在过错,由此造成延误诊疗导致不良后果的,仍可以认定为医疗事故。不过由于存在混合过错,应当减轻医方的赔偿责任。

4.因不可抗力造成不良反应的

略。

四、医疗损害赔偿范围与标准

(一)医疗损害赔偿法律适用问题

适用法律是否正确,对医疗损害赔偿原则与范围的确定有着重大的影响。医疗损害本质上是民事侵权行为,医方所承担的责任是民事侵权责任。损害赔偿是侵权人承担民事侵权责任的最主要方式。民事侵权损害赔偿的原则是充分(完全)赔偿原则。

(二)医疗事故赔偿项目和标准

《条例》明确了医疗损害赔偿应考虑的因素及赔偿范围。具体包括:医疗费、误工费、住院伙食补助费、陪护费、残疾生活补助费、残疾用具费、丧葬费、被扶养人生活费、交通费、住宿费、精神损害抚慰金。

思考与练习

1.医疗法律关系的性质是什么？它有哪些类型？

2.医疗纠纷与医疗事故有什么不同？

3.试述医疗事故的含义、构成条件及等级。

4.《条例》对医疗事故的预防作出了哪些规定？

5.医疗事故的处置包括哪些内容？

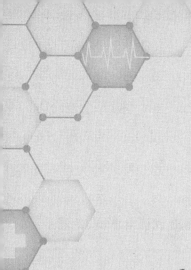

项目13
疾病预防与控制法律制度

 【学习目标】

了解:传染病防治法律制度;职业病与职业病防治法律制度;突发公共卫生事件法律制度。

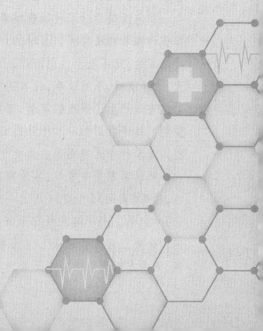

▶▷ **思政育人目标**

通过本项目的学习,使学生了解传染病防治法律制度,并通过我国对非典、新冠肺炎等传染病的有效防控,进行爱国主义教育。

▶▷ **思政育人案例导入**

医圣——张仲景

张仲景(150—219),东汉南阳人,中国古代伟大的医学家,世界医学史伟人。

张仲景出生于一个没落的官僚家庭。其父张宗汉曾在朝为官,也因如此,他从小接触了许多医学典籍,"博通群书,潜乐道术"。自他从史书上看到了扁鹊望诊齐桓公的故事后,对扁鹊产生了敬佩之情,也为他之后成为一代名医奠定了基础。同乡何颙十分赏识他的才智和特长,曾经对他说:"君用思精而韵不高,后将为良医。"(《何颙别龄》)张仲景曾向同乡张伯祖学习医术,经过多年不断刻苦钻研和临床实践,名声大噪,果真成了名医,被称为"医中之圣""方中之相"。这固然和他"用思精"有关,但主要是他热爱医药事业,善于"勤求古训,博采众方"的结果。

张仲景生活的东汉末年,是中国历史上一个极为动荡的时代,战乱频频,瘟疫流行,百姓流离失所,民不聊生。他的家族本是个大族,人口多达200余人,自建安初年以后,不到十年的时间里,有23人因患疫症死亡,其中死于伤寒的竟占7/10。"感往昔之沦丧,伤横天之莫救。"(《伤寒论·序》)于是,他发愤研究医学,立志做个能解脱人民疾苦的医生——"上以疗君亲之疾,下以救贫贱之厄,中以保身长全,以养其生"(《伤寒论·序》)。

相传汉灵帝时张仲景曾举孝廉,做过长沙太守。在长沙任太守期间,疫病流行,许多贫苦百姓慕名前来求医。当时的封建时代有规定:做官的不能随便进入民宅,接近百姓。但不接触百姓,就不能为他们治疗,于是张仲景让衙役贴出安民告示,约定在每月初一和十五两天,大开衙门,不问政事,让有病的百姓进来,他则端坐在大堂上,挨个为群众诊治。他的举动在当地产生了强烈的震动,老百姓无不拍手称快,对张仲景更加拥戴。时间久了便形成了惯例。每逢农历初一和十五的日子,他的衙门前便聚集了来自各方求医看病的群众,甚至有些人带着行李远道而来。为纪念张仲景,后来人们就把医生在药铺里给人看病称为"坐堂"。

当时医家墨守成规,各承家技,却对疫疠无能为力。仲景有感于此,遂勤求古训,博采众方,精研《素问》《九卷》《八十一难》《阴阳大论》《胎胪药录》《平脉辨证》等,撰成《伤寒杂病论》十六卷。书中熔医经与医方于一炉。后经晋代王叔和整理成《伤寒论》《金匮要略》。流传千余载。目前普遍认为,《伤寒论》载方113首,《金匮要略》载方262首。其组方原则严谨,很多方剂至今仍在广泛应用,人尊其为"众方之祖"书中创六经辩证,审因立法,理法方药自成体系。可以说,这部医书熔理法、方、药于一炉,开辨证论治之先河,形成了独特的中国医学思想体系,对于后世医学的发展起了巨大的推动作用。据史书记载,张仲景的著述除《伤寒杂病论》外,还有《辨伤寒》10 卷、(评病药方)1 卷、《疗妇人方》2 卷、《五藏论》1 卷、《口齿论》1 卷,可惜都已散失不存。然而仅此一部《伤寒杂病论》的杰出贡献,也足以使张仲景成为海内外景仰的世界医学伟人。

思政延伸:

从张仲景在东汉乱世中用医术救治百姓的案例中,我们可以看出他的爱国精神。水能载舟,亦能覆舟。百姓好比水,国家是为舟,国家想要繁荣富强,生生不息,百姓是关键。因为热爱这个国家,所以不忍百姓处于水火之中,张仲景就是这样的爱国之臣。

从张仲景即使在朝为官也不忘记用自己的医术为百姓解除病痛,我们可以看出他的敬业精神。先天下之忧而忧,后天下之乐而乐,将解除百姓的疾苦作为自己的责任,为民除病,受民爱戴,仁心可见。"上以疗君亲之疾,下以救贫贱之厄,中以保身长全,以养其生"表现了张仲景作为医学大家的仁心仁德。他在临证与治学中遇到任何疑问,即"考校以求验",为后人树立了淳朴无华、勤恳踏实的学风。《伤寒杂病论》著述风格朴实简练,毫无浮辞空论,对后世中医著作影响甚大,继称"方书之祖",故该书所列的 375 首方剂被称为"经方"。

 育人名言

爱国的主要方法,就是要爱自己所从事的事业。　　　　　　　　　　——谢觉哉

思政育人案例

　　某年 5 月，某学校前后出现 50 多例"麻疹""疑似麻疹"病例，学生就诊的某卫生室未按规定建立传染病疫情报告管理制度，未领取传染病报告卡，未建立传染病登记册。该卫生室门诊日志中登记有 50 多例，其中最早的 2 例"疑似麻疹"病例登记时间为 3 月 24 日，从 3 月 25 日起至 4 月 8 日止。共 15 天门诊日志中无"麻疹""疑似麻疹"病例记录，到 4 月 9 日门诊日志中陆续登记了 51 例"麻疹""疑似麻疹"病例。该卫生室负责人承认自 3 月 24 日以来未曾向有关医疗卫生机构报告过传染病疫情，并且知道自己所诊治的"麻疹""疑似麻疹"患者均为某学区中心学校的学生，且该校与卫生室相距仅 200 米。

　　鉴于该卫生室为个体性质的医疗机构，依据《突发公共卫生事件与传染病疫情监测信息报告管理办法》(2006 修改)第四十一条，卫生行政部门对该卫生室做出停业整改，并罚款人民币 1 990 元的行政处罚。

　　讨论：

　　1.该卫生室的错误在哪里？

　　2.传染病疫情报告管理制度具体有哪些？

　　疾病预防与控制的目标是：通过预防为我国造就健康社会中的健康人群；疾病预防与控制的使命是：通过预防和控制疾病、伤害和残障来促进大众健康和提高生命质量。

学习任务 13.1　传染病防治法律制度

一、传染病防治法律制度概述

(一)传染病防治法的概念

　　传染病防治法的概念有广义和狭义之分。广义的传染病防治法是指由国家制定或其主管部门颁布的，由国家强制力保证实施的，调整预防、控制和消除传染病的发生与流行、保障人体健康活动中所产生的各种社会关系的法律规范的总称。狭义的传染病防治法仅指为传染病预防、控制和监督管理而制定的有关法律法规，如《传染病防治法》《传染病防治办法实施办法》《艾滋病监测管理的若干规定》等。

(二)传染病防治法的适用范围

　　我国《传染病防治法》第十二条明确规定：在中华人民共和国领域内的一切单位和个人，必须接受医疗保健机构、卫生防疫机构有关传染病的调查、检验、采集样本、隔离治疗等预防、控制措施，如实提供有关情况。这表明《传染病防治法》适用于我国全部领域，包括领空、领水、领海和延伸意义上的领域。一切单位包括我国的一切机关、企事业单位、社会团体，也包括在我国领域内的一切外资、中外合资、合作企业等。一切个人即在我国领域内的一切自然人,包括中国人、外国人和无国籍人,外交人员也不例外。

（三）传染病防治概述

1.传染病的概念　传染病是由致病微生物(病毒、立克次体、细菌、螺旋体等)感染人体后所产生的有传染性的疾病。它也包括由原虫或蠕虫感染人体后所产生的寄生虫病。

2.传染病的传播条件　传染病流行过程的发生需要有三个基本条件,即传染源、传播途径和易感人群。流行过程又受社会因素和自然因素的影响。传染源是指病原体已在体内生长繁殖并能将其排出体外的人和动物,包括患者、隐性感染者、病原携带者和受感染的动物。传播途径是指病原体离开传染源后,到达另一个易感者的途径,由外界各种因素所组成。如空气、飞沫、尘埃传播以呼吸道为进入门户的传染病;水、食物、苍蝇传播以消化道为进入门户的传染病;此外还应包括经胎盘或性行为传播的传染病等。易感人群是指某一特定容易被某种传染病感染的人群。

3.法定传染病的防治方针和方法

(1)预防为主　传染病一旦发生,因其具有传染性,能迅速传播、流行,危害大,控制难。有些传染病如艾滋病,目前的医学技术还无法治疗。因此,预防为主是传染病防治的首要原则,防治工作的重点也应放在预防上。各级政府在制定社会经济发展规划时,必须包括传染病防治目标,并积极组织实施,采取有效的措施,以减少传染病的发生和流行。

(2)防治结合　强调预防为主,并不是可以忽视治疗,而是在预防的同时,也要重视治疗。因为传染病患者本身也是传染源,也可传播疾病,尽快治好患者,既是恢复患者健康的需要,也是消灭传染源,防止传染病扩散的需要。要力求无病防病,有病早治,预防为主,防治结合。

(3)分类管理　根据传染病的危害程度和我国的实际情况,《传染病防治法》将全国发病率较高、流行面较大、危害较严重的37种急慢性传染病定为法定管理的传染病,并根据其对人类的危害程度及传播方式和速度的不同,分为甲、乙、丙三类,实行分类管理。分类管理既有利于把有限的卫生资源合理配置、有效投入,也有利于突出重点,争取最大效益。

甲类传染病是指鼠疫、霍乱。

乙类传染病是指传染性非典型肺炎、艾滋病、病毒性肝炎、脊髓灰质炎、人感染高致病性禽流感、麻疹、流行性出血热、狂犬病、流行性乙型脑炎、登革热、炭疽、细菌性和阿米巴性痢疾、肺结核、伤寒和副伤寒、流行性脑脊髓膜炎、百日咳、白喉、新生儿破伤风、猩红热、布鲁氏菌病、淋病、梅毒、钩端螺旋体病、血吸虫病、疟疾。

丙类传染病是指流行性感冒、流行性腮腺炎、风疹、急性出血性结膜炎、麻风病、流行性和地方性斑疹伤寒、黑热病、包虫病、丝虫病,除霍乱、细菌性和阿米巴性痢疾、伤寒和副伤寒以外的感染性腹泻病。

上述规定以外的其他传染病,根据其暴发、流行情况和危害程度,需要列入乙类、丙类传染病的,由国务院卫生行政部门决定并予以公布。

《传染病防治法》还规定,对乙类传染病中传染性非典型肺炎、炭疽中的肺炭疽和人感染高致病性禽流感,采取本法所称甲类传染病的预防、控制措施。其他乙类传染病和突发原因不明的传染病需要采取本法所称甲类传染病的预防、控制措施的,由国务院卫生行政部门及时报经国务院批准后予以公布、实施。省、自治区、直辖市人民政府对本行政区域内常见、多发的其他地方性传染病,可以根据情况决定按照乙类或者丙类传染病管理并予以公布,报国务院卫生行政部门备案。

(4)依靠科学　科学是一切疫病的克星,传染病防治工作必须建立在科学的基础之上。医学科学是在对疾病的病因分析、控制措施、治疗方法和技术规范的反复验证和实践中逐步发展起来的。传染病防治法只有正确地反映医学科学的最新成果,才能保证法律的质量,充分发挥法律制度对传染病防治工作的促进和保障作用。

(5)依靠群众　传染病的暴发、传播、流行具有群众性的特点,因此,任何传染病的防治都离不开群众的支持和配合。

二、传染病预防和疫情报告

(一)传染病预防

传染病的预防是《传染病防治法》的重要内容,是贯彻"预防为主"原则的集中体现。《传染病防治法》设立专章,对开展卫生教育和爱国卫生运动、实行有计划的预防接种加强传染病病菌(毒)种管理、控制传染源与自然疫源地以及受病原体污染物的卫生处理等均做了明确规定,主要包括社会预防和重点预防两大措施。社会预防措施是指在各级政府的领导下,组织社会各部门及全体公民,对可能引起传染病暴发流行的各种社会因素进行综合治理。这是传染病预防的根本性措施。而引起传染病暴发流行最为直接的因素是生物性因素,重点预防措施则是在采取社会普遍性预防措施的基础上,对各种容易引起传染病暴发流行的生物性因素重点预防,以收到事半功倍的效果。为此《传染病防治法》规定了以下具体措施。

1.群众性预防制度　开展群众性卫生活动,消除各种传染病的传播媒介;加强卫生健康教育,提高公众对传染病防治意识和应对能力;普及传染病预防知识,提高群众自我保健和防病能力,养成良好的卫生习惯,是预防传染病发生和传播的重要措施。《传染病防治法》将其作为一项法定的义务予以确定,要求各级政府应当组织有关部门,开展传染病预防知识和防治措施的卫生健康教育。卫生、教育、宣传等部门应当分工协作,承担具体的实施工作;全体公民有受卫生健康教育的义务。

2.加强公共卫生管理　各级政府有计划地建造和改造公共卫生设施,对污水、污物、粪便进行无害化处理,改善饮用水的卫生条件,使饮用水符合国家规定的卫生标准,是切断传染病传播途径的有效手段。

3.国家实行预防接种制度　预防接种是控制和消除某些传染病的有效手段之一,是贯彻预防为主方针、保护易感者的重要措施。用法律形式规定国家实行有计划的预防接种,特别是对儿童实行预防接种证制度,从制度上保障了对人群普遍实行预防接种,并通过主动预防手段达到控制和消除对人群,尤其是对儿童危害较严重的传染病的目的。

4.对传染源进行有效管理　禁止传染病患者、病原携带者和疑似传染病患者在治愈或者排除传染病疑似前,从事易使该传染病扩散的工作。该要求在《药品管理法》《食品卫生法》《公共场所卫生管理条例》等都有明确具体规定。

5.防止传染病的扩散和交叉感染　国家设立预防保健机构和疾病控制机构并配备人员,承担一定区域的传染病预防、控制和疫情管理工作。他们必须严格执行有关管理制度和操作规程,防止传染病的医源性、医院内感染、实验室感染和致病微生物的扩散。同时注意人畜共患传染病的交叉感染。

6.卫生制度　严格执行各项卫生制度,对易使传染病扩散的行业搞好重点预防措施:①医疗保健机构要严格执行消毒隔离制度,防止医院感染和医源性感染;②疾病预防控制机构和医疗机构的实验室和从事病原微生物实验的单位须建立健全防止致病性微生物扩散的制度和人体保护措施,建立严格的监督管理制度;③对传染病菌(毒)种的采集、保藏、携带、运输和使用实行分类管理;根据传染病菌(毒)种的危害性将其分为三类,对各类菌(毒)种的保藏、携带、运输和供应依有关规定,由经卫生行政部门指定的单位承担;④加强对血液、血液制品的管理。

7.管理审批制度　加强对人畜共患传染病的预防,管理自然疫源地建设项目的审批。《传染病防治法实施办法》规定,发现人畜共患传染病已在人、畜间流行时,卫生行政部门与畜牧兽医部门应当深入疫区,按照职责分别对人、畜开展防治工作。传染病流行区的家畜家禽,未经畜牧兽医部门检疫不得外运。《传染病防治法》第二十八条规定,在自然疫源地兴建大型建设项目,应当事先由省级以上疾病预防控制机构对施工环境进行卫生调查,并根据疾病预防控制机构的意见采取必要的卫生防疫措施。

8.预警制度　国家建立传染病监测预警制度,将预防措施向传染病发病前延伸,通过及时发现影响传染病发生、流行的因素,对传染病流行趋势进行预测、预警。

(二)疫情报告、通报和公布

疫情报告、通报和公布是传染病管理的重要组成部分,也是预防和控制传染病的重要环节。及时、全面、准确地掌握疫情,对科学地制定传染病的预防、发生、控制的对策与措施具有重要意义。

1.疫情报告的规定

(1)疫情报告人　疫情报告人分为义务报告人和责任报告人。义务报告人是指发现疫情的任何人和单位,他们在发现传染病患者或者疑似传染病患者时,都应当及时向附近疾病预防控制机构报告。

责任报告人是指疾病控制机构、各类医疗机构和采供血机构及其执行职务的人员。《传染病防治法》第三十七条规定他们在发现传染病患者、病原携带者或者疑似传染病患者,必须按照规定报告,不得隐瞒、缓报、谎报或者授意他人隐瞒、缓报、谎报。

(2)疫情报告时限及方式　责任报告人在发现传染病患者、病原携带者、疑似传染病患者后,应依法认真填写疫情报告卡项目,向卫生防疫机构报告疫情,并另做疫情登记备查。在报告疫情的同时还应尽快采取传染病防治措施,控制疫情传播。

责任报告人发现甲类传染病和乙类传染病中的艾滋病、肺炭疽患者、病原携带者、疑似病患者时,城镇于 6 小时内,农村于 12 小时内,以最快通信方式向发病地的卫生防疫机构报告,并同时报出疫情报告卡。

责任报告人发现乙类传染病患者、病原携带者、疑似传染病患者时,城镇应于 12 小时内,农村于 24 小时内向发病地的卫生防疫机构报出传染病报告卡。

责任报告人在丙类传染病监测区内发现丙类传染病患者时,应当在 24 小时内向发病地的卫生防疫机构报出传染病报告卡。

《传染病防治法实施办法》规定传染病暴发、流行时,责任疫情报告人应当以最快的通讯方式向当地卫生防疫机构报告疫情。接到疫情报告的卫生防疫机构应当以最快的通讯方式报告上级卫生防疫机构和当地卫生行政部门。卫生行政部门接到报告后，应当立即报告当地政府。省级政府卫生行政部门接到发现甲类传染病和发生传染病暴发、流行的报告后，应当于6小时内报告国务院卫生行政部门。

《传染病防治法实施办法》规定国境口岸所在地卫生行政部门指定的卫生防疫机构和港口、机场、铁路卫生防疫机构和国境卫生检疫机关在发现国境卫生检疫法规定的检疫传染病时，应当互相通报疫情。

发现人畜共患传染病时，卫生防疫机构和畜牧兽医部门应当互相通报疫情。

2.通报疫情

（1）疫情通报　港口、机场、铁路疾病预防控制机构以及国境卫生检疫机关发现甲类传染病患者、病原携带者、疑似传染病患者时，应当按照国家有关规定立即向国境口岸所在地的疾病预防控制机构或者所在地县级以上地方人民政府卫生行政部门报告并互相通报。规定国务院卫生行政部门应当及时向国务院其他有关部门和各省、自治区、直辖市人民政府卫生行政部门通报全国传染病疫情以及监测、预警的相关信息。毗邻的以及相关的地方人民政府卫生行政部门，应当及时互相通报本行政区域的传染病疫情以及监测、预警的相关信息。县级以上人民政府有关部门发现传染病疫情时，应当及时向同级人民政府卫生行政部门通报。中国人民解放军卫生主管部门发现传染病疫情时，应当向国务院卫生行政部门通报。另外还要求动物防疫机构和疾病预防控制机构，应当及时互相通报动物间和人之间发生的人畜共患传染病疫情以及相关信息。

（2）疫情公布　国务院卫生行政部门定期公布全国传染病疫情信息。省、自治区、直辖市人民政府卫生行政部门定期公布本行政区域的传染病疫情信息。

传染病暴发、流行时，国务院卫生行政部门负责向社会公布传染病疫情信息，并可以授权省、自治区、直辖市人民政府卫生行政部门向社会公布本行政区域的传染病疫情信息。

公布传染病疫情信息应当及时、准确。

及时地如实通报和公布疫情是防治传染病的一项积极措施，它有利于动员社会各部门协同防治和人民群众参与防治工作，也有利于国际疫情信息交流。

三、传染病控制、医疗救治与监督

（一）传染病的控制

传染病的控制是指在传染病发生或暴发、流行时，政府及有关部门为了防止传染病扩散和蔓延而采取的控制措施。对传染病的疫情的处理由卫生防疫机构和医疗保健机构实行分级分工管理。

1.医疗机构应采取的措施

医疗机构发现传染病时，应当及时采取下列控制措施：

（1）对患者、病原携带者，予以隔离治疗，隔离期限根据医学检查结果确定。

（2）对疑似患者，确诊前在指定场所单独隔离治疗。

（3）对医疗机构内的患者、病原携带者、疑似患者的密切接触者，在指定场所进行医学观察和采取其他必要的预防措施。

拒绝隔离治疗或者隔离期未满擅自脱离隔离治疗的,可以由公安机关协助医疗机构采取强制隔离治疗措施。

医疗机构发现乙类或者丙类传染病患者,应当根据病情采取必要的治疗和控制传播措施。

医疗机构对本单位内被传染病病原体污染的场所、物品以及医疗废物,必须依照法律、法规的规定实施消毒和无害化处置。

2.疾病预防控制机构应采取的措施　疾病预防控制机构发现传染病疫情或者接到传染病疫情报告时,应当及时采取下列措施:

(1)对传染病疫情进行流行病学调查,根据调查情况提出划定疫点、疫区的建议,对被污染的场所进行卫生处理,对密切接触者,在指定场所进行医学观察和采取其他必要的预防措施,并向卫生行政部门提出疫情控制方案。

(2)传染病暴发、流行时,对疫点、疫区进行卫生处理,向卫生行政部门提出疫情控制方案,并按照卫生行政部门的要求采取措施。

(3)指导下级疾病预防控制机构实施传染病预防、控制措施,组织、指导有关单位对传染病疫情的处理。

3.切断传播途径　对已经发生甲类传染病病例的场所或者该场所内的特定区域的人员,所在地的县级以上地方人民政府可以实施隔离措施,并同时向上一级人民政府报告;接到报告的上级人民政府应当及时作出是否批准的决定。上级人民政府作出不予批准决定的,实施隔离措施的人民政府应当立即解除隔离措施。

在隔离期间,实施隔离措施的人民政府应当对被隔离人员提供生活保障;被隔离人员有工作单位的,所在单位不得停止支付其隔离期间的工作报酬。

4.紧急措施的实施与撤销　为控制传染病暴发、流行,县级以上地方人民政府应当立即组织力量,按照预防、控制预案进行防治,切断传染病的传播途径,必要时,报经上一级人民政府决定,可以采取下列紧急措施并予以公告:

限制或者停止集市、影剧院演出或者其他人群聚集的活动;

停工、停业、停课;

封闭或者封存被传染病病原体污染的公共饮用水源、食品以及相关物品;

控制或者扑杀染疫野生动物、家畜家禽;

封闭可能造成传染病扩散的场所。

上级人民政府接到下级人民政府关于采取前款所列紧急措施的报告时,应当即时作出决定。

紧急措施的撤销和解除,由原决定机关根据有关规定决定并宣布。紧急措施撤销的条件是:①甲类传染病患者、病原携带者全部治愈,乙类传染病患者、病原携带者得到有效的隔离治疗;患者尸体得到严格消毒处理;②污染的物品及环境已经过彻底消毒,有关病媒昆虫、染疫动物基本消除;③暴发、流行的传染病病种,经过最长潜伏期后,未发现新的传染病患者,疫情得到有效的控制。

5.宣布疫区　甲类、乙类传染病暴发、流行时,县级以上地方人民政府报经上一级人民政府决定,可以宣布本行政区域部分或者全部为疫区;国务院可以决定并宣布跨省、自治区、直辖市的疫区。县级以上地方人民政府可以在疫区内采取《传染病防治法》第四十二条规定的紧急措施,并可以对出入疫区的人员、物资和交通工具实施卫生检疫。

省、自治区、直辖市人民政府可以决定对本行政区域内的甲类传染病疫区实施封锁;但是,封锁大、中城市的疫区或者封锁跨省、自治区、直辖市的疫区,以及封锁疫区导致中断干线交通或者封锁国境的,由国务院决定。

疫区封锁的解除,由原决定机关决定并宣布。

6.对尸体的处理　患甲类传染病、炭疽死亡的,应当将尸体立即进行卫生处理,就近火化。患其他传染病死亡的,必要时,应当将尸体进行卫生处理后火化或者按照规定深埋。

为了查找传染病病因,医疗机构在必要时可以按照国务院卫生行政部门的规定,对传染病患者尸体或者疑似传染病患者尸体进行解剖查验,并应当告知死者家属。

7.药品、生物制品等的供应　传染病暴发、流行时,药品和医疗器械生产、供应单位应当及时生产、供应防治传染病的药品和医疗器械。铁路、交通、民用航空经营单位必须优先运送处理传染病疫情的人员以及防治传染病的药品和医疗器械。县级以上人民政府有关部门应当做好组织协调工作。

(二) 医疗救治

针对一些地方传染病救治能力较弱,一些医疗机构的建筑设计、服务流程不符合传染病防治要求,不少医疗机构在传染病救治过程中不同程度地存在对患者互相推诿、对传染病诊治不及时、控制不得力等问题,修改后的《传染病防治法》从以下几方面对传染病的医疗救治制度作了规定:

县级以上人民政府应当加强和完善传染病医疗救治服务网络的建设,指定具备传染病救治条件和能力的医疗机构承担传染病救治任务,或者根据传染病救治需要设置传染病医院。

医疗机构的基本标准、建筑设计和服务流程,应当符合预防传染病医院感染的要求。

医疗机构应当按照规定对使用的医疗器械进行消毒;对按照规定一次使用的医疗器具,应当在使用后予以销毁。

医疗机构应当按照国务院卫生行政部门规定的传染病诊断标准和治疗要求,采取相应措施,提高传染病医疗救治能力。

医疗机构应当对传染病患者或者疑似传染病患者提供医疗救护、现场救援和接诊治疗,书写病历记录以及其他有关资料,并妥善保管。

医疗机构应当实行传染病预检、分诊制度;对传染病患者、疑似传染病患者,应当引导至相对隔离的分诊点进行初诊。医疗机构不具备相应救治能力的,应当将患者及其病历记录复印件一并转至具备相应救治能力的医疗机构。具体办法由国务院卫生行政部门规定。

(三) 传染病监督

对传染病管理进行监督是传染病防治的一项重要措施。县级以上地方人民政府卫生行政部门行使下列监督检查职责:

(1)对下级人民政府卫生行政部门履行本法规定的传染病防治职责进行监督检查。

(2)对疾病预防控制机构、医疗机构的传染病防治工作进行监督检查。

(3)对采供血机构的采供血活动进行监督检查。

(4)对用于传染病防治的消毒产品及其生产单位进行监督检查,并对饮用水供水单位从事生产或者供应活动以及涉及饮用水卫生安全的产品进行监督检查。

(5)对传染病菌种、毒种和传染病检测样本的采集、保藏、携带、运输、使用进行监督检查。

(6)对公共场所和有关单位的卫生条件和传染病预防、控制措施进行监督检查。

省级人民政府卫生行政部门负责组织对传染病防治重大事项的处理。

县级以上地方人民政府卫生行政部门在履行监督检查职责时,有权进入被检查单位和传染病疫情发生现场调查取证,查阅或者复制有关的资料和采集样本。被检查单位应当予以配合,不得拒绝、阻挠。

县级以上地方人民政府卫生行政部门在履行监督检查职责时,发现被传染病病原体污染的公共饮用水源、食品以及相关物品,如不及时采取控制措施可能导致传染病传播、流行的,可以采取封闭公共饮用水源、封存食品以及相关物品或者暂停销售的临时控制措施,并予以检验或者进行消毒。经检验,属于被污染的食品,应当予以销毁。对未被污染的食品或者经消毒后可以使用的物品,应当解除控制措施。

卫生行政部门应当依法建立健全内部监督制度,对其工作人员依据法定职权和程序履行职责的情况进行监督。

卫生行政部门及其工作人员履行职责,应当自觉接受社会和公民的监督。单位和个人有权向上级人民政府及其卫生行政部门举报违反传染病防治法的行为。接到举报的有关单位,应当及时调查处理。

四、法律责任

新的传染病防治法为各级政府及其相关部门设立了相应的法律责任。

地方各级人民政府未依照传染病防治法的规定履行报告职责,或者隐瞒、谎报、缓报传染病疫情,或者在传染病暴发、流行时,未及时组织救治、采取控制措施的,由上级人民政府责令改正,通报批评;造成传染病传播、流行或者其他严重后果的,对负有责任的主管人员,依法给予行政处分;构成犯罪的,依法追究刑事责任。

县级以上地方人民政府卫生行政部门违反传染病防治法规定,有下列情形之一的,由同级人民政府、上级人民政府卫生行政部门责令改正,通报批评;造成传染病传播、流行或者其他严重后果的,对负有责任的主管人员和其他直接责任人员,依法给予行政处分;构成犯罪的,依法追究刑事责任。

未依法履行传染病疫情通报、报告或者公布职责,或者隐瞒、谎报、缓报传染病疫情的;

发生或者可能发生传染病传播时未及时采取预防、控制措施的;

未依法履行监督检查职责,或者发现违法行为不及时查处的;未及时调查、处理单位和个人对下级卫生行政部门不履行传染病防治职责的举报的违反传染病防治法的其他失职、渎职行为。

县级以上地方人民政府有关部门未依照传染病防治法的规定履行传染病防治和保障职责的,由同级人民政府或者上级人民政府有关部门责令改正,通报批评;造成传染病传播、流行或者其他严重后果的,对负有责任的主管人员和其他直接责任人员,依法给予行政处分;构成犯罪的,依法追究刑事责任。

疾病预防控制机构违反传染病防治法规定,有下列情形之一的,由县级以上人民政府卫生行政部门责令限期改正,通报批评,给予警告;对负有责任的主管人员和其他直接责任人员,依法给予降级、撤职、开除的处分,并可以依法吊销有关责任人员的执业证书;构成犯罪的,依法追究刑事责任。①未依法履行传染病监测职责的;②未依法履行传染病疫情报告、通报职责,或者隐瞒、谎报、缓报传染病疫情的;③未主动收集传染病疫情信息,或者对传染病疫情信息和疫情报告未及时进行分析、调查、核实的;④发现传染病疫情时,未依据职责及时采取传染病防治法规定的措施的;⑤故意泄露传染病患者、病原携带者、疑似传染病患者、密切接触者涉及个人隐私的有关信息、资料的。

医疗机构违反本法规定,有下列情形之一的,由县级以上人民政府卫生行政部门责令改正,通报批评,给予警告;造成传染病传播、流行或者其他严重后果的,对负有责任的主管人员和其他直接责任人员,依法给予降级、撤职、开除的处分,并可以依法吊销有关责任人员的执业证书;构成犯罪的,依法追究刑事责任:

①未按照规定承担本单位的传染病预防控制工作、医院感染控制任务和责任区域内的传染病预防工作的;②未按照规定报告传染病疫情,或者隐瞒、谎报、缓报传染病疫情的;③发现传染病疫情时,未按照规定对传染病患者、疑似传染病患者提供医疗救护、现场救援、接诊、转诊的,或者拒绝接受转诊的;④未按照规定对本单位内被传染病病原体污染的场所、物品以及医疗废物实施消毒或者无害化处置的;⑤未按照规定对医疗器械进行消毒,或者对按照规定一次使用的医疗器具未予销毁,再次使用的;⑥在医疗救治过程中未按照规定保管医学记录资料的;⑦故意泄露传染病患者、病原携带者、疑似传染病患者、密切接触者涉及个人隐私的有关信息、资料的。

采供血机构未按照规定报告传染病疫情,或者隐瞒、谎报、缓报传染病疫情,或者未执行国家有关规定,导致因输入血液引起经血液传播疾病发生的,由县级以上人民政府卫生行政部门责令改正,通报批评,给予警告;造成传染病传播、流行或者其他严重后果的,对负有责任的主管人员和其他直接责任人员,依法给予降级、撤职、开除的处分,并可以依法吊销采供血机构的执业许可证;构成犯罪的,依法追究刑事责任。

非法采集血液或者组织他人出卖血液的,由县级以上人民政府卫生行政部门予以取缔,没收违法所得,可以并处 10 万元以下的罚款;构成犯罪的,依法追究刑事责任。

国境卫生检疫机关、动物防疫机构未依法履行传染病疫情通报职责的,由有关部门在各自职责范围内责令改正,通报批评;造成传染病传播、流行或者其他严重后果的,对负有责任的主管人员和其他直接责任人员,依法给予降级、撤职、开除的处分;构成犯罪的,依法追究刑事责任。

铁路、交通、民用航空经营单位未依照传染病防治法的规定优先运送处理传染病疫情的人员以及防治传染病的药品和医疗器械的,由有关部门责令限期改正,给予警告;造成严重后果的,对负有责任的主管人员和其他直接责任人员,依法给予降级、撤职、开除的处分。

违反传染病防治法规定,有下列情形之一,导致或者可能导致传染病传播、流行的,由县级以上人民政府卫生行政部门责令限期改正,没收违法所得,可以并处 5 万元以下的罚款;已取得许可证的,原发证部门可以依法暂扣或者吊销许可证;构成犯罪的,依法追究刑事责任:

①饮用水供水单位供应的饮用水不符合国家卫生标准和卫生规范的;

②涉及饮用水卫生安全的产品不符合国家卫生标准和卫生规范的;

③用于传染病防治的消毒产品不符合国家卫生标准和卫生规范的;

④出售、运输疫区中被传染病病原体污染或者可能被传染病病原体污染的物品,未进行消毒处理的;

⑤生物制品生产单位生产的血液制品不符合国家质量标准的。

违反传染病防治法规定,有下列情形之一的,由县级以上地方人民政府卫生行政部门责令改正,通报批评,给予警告,已取得许可证的,可以依法暂扣或者吊销许可证;造成传染病传播、流行以及其他严重后果的,对负有责任的主管人员和其他直接责任人员,依法给予降级、撤职、开除的处分,并可以依法吊销有关责任人员的执业证书;构成犯罪的,依法追究刑事责任:

①疾病预防控制机构、医疗机构和从事病原微生物实验的单位,不符合国家规定的条件和技术标准,对传染病病原体样本未按照规定进行严格管理,造成实验室感染和病原微生物扩散的;

②违反国家有关规定,采集、保藏、携带、运输和使用传染病菌种、毒种和传染病检测样本的;

③疾病预防控制机构、医疗机构未执行国家有关规定,导致因输入血液、使用血液制品引起经血液传播疾病发生的。

未经检疫出售、运输与人畜共患传染病有关的野生动物、家畜家禽的,由县级以上地方人民政府畜牧兽医行政部门责令停止违法行为,并依法给予行政处罚。

单位和个人违反传染病防治法规定,导致传染病传播、流行,给他人人身、财产造成损害的,应当依法承担民事责任。

学习任务 13.2　职业病防治法律制度

一、职业病与职业病防治法律制度简介

生产、劳动、工作是人类生存发展,推动社会进步的基本活动。生产劳动过程中,尤其是工业生产过程中,存在着各种有害身体健康的因素,有些还可引发职业病。职业病有广义、狭义之分。广义的职业病是指人们通常认为的一切与职业有关的疾病,包括"工作有关疾病";狭义的职业病仅指由政府主管部门规定的,具有一定法律意义的"法定职业病",现已规定了"职业中毒""尘肺""物理因素职业病""职业性传染病""职业性皮肤病""职业性耳鼻喉疾病""职业性眼病""职业性肿瘤""职业性放射病"及"其他职业病",共十大类 115 种。凡诊断为"法定"职业病的患者享受国家规定的工伤保险待遇。

二、职业病防治法

(一)职业病防治法的总则

总则主要说明立法目的、适用范围、劳动者权利、用人单位责任、政府和有关部门的职责及职

业病防治的原则等。

1.立法目的 总则中第一条规定:"为了预防、控制和消除职业病危害,防治职业病,保护劳动者的健康和相关权益,促进经济发展,根据宪法,制定本法。"在该立法目的中还提及"相关权益",主要是指职业病患者享有工伤保险待遇和其他职业病待遇,获得赔偿权利及单位发生分立、合并、破产时应按国家有关规定予以妥善安置。与其他卫生法的立法目的相比,该立法目的中还加有"促进经济发展",这是因为《职业病防治法》主要保护的是劳动力人口的健康,尤其是工业企业职工的健康。

2.劳动者的权利 总则中第四条规定:"劳动者依法享有职业卫生保护的权利",包括对职业病危害的知情权,接受职业卫生培训权,获得职业健康检查与职业病诊治康复权,要求用人单位提供防护设施和个人防护用品权,对没有防护措施的有关作业的拒绝操作权,对违反职业病防治法以及危害生命健康行为有批评、检举、控告权等。

3.用人单位的责任 总则中第四条规定:"用人单位应当为劳动者创造符合国家卫生标准和要求的工作环境和条件,并采取措施保障劳动者获得职业卫生保护。"为此,总则规定"用人单位应当建立、健全职业病防治责任制,加强职业病防治管理"。同时,总则还规定"用人单位必须依法参加工伤保险"。

4.政府和政府有关部门的职责 总则中第九条规定:"国家实行职业卫生监督制度。"

(1)卫生行政部门:国家卫生和计划生育委员会统一负责全国职业病防治的监督管理工作,地方各级卫生行政部门在本辖区内负责监督管理工作。①国家卫生和计划生育委员会负责制定国家职业卫生标准、职业危害项目申报办法、职业危害分类目录和管理办法、职业病诊断标准、职业病诊断与鉴定办法等;②省级卫生行政部门审查批准职业病诊断医疗机构;③县以上卫生行政部门负责职业病统计报告和职业健康教育。

(2)其他有关部门:国务院有关部门和县以上地方政府有关部门在各自的职责范围内负责职业病防治的有关监督管理工作;国务院和地方政府的劳动保障部门负责与职业病有密切关系的工伤社会保险的监督管理。

(二)职业病的预防

1.前期预防 所谓前期预防是指用人单位在设立单位时,应当预先配备卫生防护设施,以使工作场所的职业病危害因素浓度(或强度)达到国家职业卫生标准和要求,同时还要求其生产布局应将有害与无害作业分开,应配有更衣间、洗浴间、孕妇休息间等卫生设施,对使用的设备、工具、用具等也应符合劳动者的生理、心理健康要求等。

职业病防治的前期预防,按其活动过程中所发生的社会关系,可分为对工作场所的规定、对项目建设的规定、对防护设施建设的规定以及对危害的预评价和控制效果的评价的规定等。

2.劳动过程中的预防与管理 对劳动过程中职业病的防护与管理,按其活动过程中所发生的社会关系,可分为以下几方面:

(1)管理措施 对管理措施的规定,要求用人单位做到有机构和人员;有计划;有规章制度;有档案;有监测和评价;有急救方案。

(2)防护用品和防护设施 对防护用品和防护设施的规定,要求用人单位必须采取有效的职业病防护设施,并为劳动者提供个人使用的职业病防护用品;应设置公告栏,公布有关规章制度、操作规程、急救措施及环境监测结果;职业病危害严重的岗位应有警示说明;有可能发生急性损伤的有毒有害岗位应设置报警装置,并配置现场急救用品、设备和撤离通道。

(3)日常监测、检测和评价　用人单位应有专门人员负责日常环境监测,聘请有资质的职业卫生服务机构进行定期环境监测和评价,其结果应存入职业卫生档案,并报告当地卫生行政部门,同时还要向劳动者公布。对监测结果不符合国家标准和要求的,用人单位应立即采取防治措施,经采取措施仍达不到国家标准和要求的,应停止该有害作业。

(4)设备和材料　向用人单位提供可能产生职业病危害的设备,应有中文说明书,设置警示标识和中文警示说明;向用人单位提供可能产生职业病危害的化学品、放射性同位素或含有放射性物质材料的,应有载明产品特性、主要成分、危害因素、可能危害后果、注意事项及防护急救措施的中文说明书,其产品包装上应有警示标识、警示说明;存贮场所也应有警示标识。

国内首次使用或首次进口的化学品应经国务院有关部门批准,然后向国务院卫生行政部门报送毒性鉴定材料和经有关部门登记注册或批准进口的文件。

任何单位和个人不得生产、经营、进口、使用国家已明令禁止的,可能产生职业病危害的设备和材料。

3.劳动者健康管理

(1)劳动合同　要求用人单位在签订劳动合同或变更工作岗位时,应向劳动者告知并写明职业病危害及其后果、防护措施和有关待遇,不得隐瞒和欺骗;违反上述规定,劳动者有权拒绝,用人单位也不得因此终止或解除劳动合同。

(2)职业卫生培训　①要求用人单位负责人应接受职业卫生和有关法律、法规的培训;②要对用人单位与劳动者进行培训,包括对劳动者遵守操作规程、正确使用防护设施和个人防护用品的培训。

(3)健康检查　对劳动者应在上岗前、在岗期间及离岗时进行职业健康检查,并建立职业健康监护档案。同时还应将结果如实告知劳动者。健康检查中发现有与工作有关的健康损害者,应予调离原工作。不进行岗前健康检查的,不得安排劳动者从事有职业病危害的作业。不进行离岗前职业健康检查的,不得终止或解除劳动合同。劳动者离开时,有权索取本人健康监护档案的复印件。

(4)应急救援与控制措施　要求在发生或可能发生职业病危害事故时,应立即采取救援控制措施,并立即报告卫生行政部门;对已遭受或可能遭受职业病危害的劳动者应及时组织救治、进行健康检查或医学观察。

学习任务 13.3　突发公共卫生事件法律制度

一、突发公共卫生事件的概念

突发公共卫生事件是指突然发生,造成或者可能造成社会公众健康严重损害的重大传染病疫情、群体性不明原因疾病、重大食物和职业中毒以及其他严重影响公众健康的事件。国务院出台的《突发公共卫生事件应急条例》(于 2011 年修订),将我国应急处理突发公共卫生事件进一步纳入法治化轨道。条例既然是针对突发公共卫生事件的应急处置而制定的,其面对的是"突发"情形,规定的是"应急"措施,这必然会与我们平常所知或者所能想象的针对一般情形而制定的一般法律、法规在内容上会有重大差异。因此,了解这些差异,掌握在发生突发公共卫生事件的紧急情况下,政府拥有哪些特殊的权力和责任,公民个人和社会组织负有哪些特殊的义务,就是我们正确贯彻实施条例、战胜像非典、新冠这类突发公共卫生事件的关键。

二、应急预案的制定与启动

(一)应急预案的制定

突发公共卫生事件发生后,国务院设立全国突发公共卫生事件应急处理指挥部,由国务院有关部门和军队有关部门组成,国务院主管领导人担任总指挥,负责对全国突发公共卫生事件应急处理的统一领导、统一指挥。

国务院卫生行政主管部门按照分类指导、快速反应的要求,制定全国突发事件应急预案,报请国务院批准。

省、自治区、直辖市人民政府根据全国突发事件应急预案,结合本地实际情况,制定本行政区域的突发事件应急预案。

全国突发事件应急预案应当包括以下主要内容:①突发事件应急处理指挥部的组成和相关部门的职责;②突发事件的监测与预警;③突发事件信息的收集、分析、报告、通报制度;④突发事件应急处理技术和监测机构及其任务;⑤突发事件的分级和应急处理工作方案;⑥突发事件预防、现场控制,应急设施、设备、救治药品和医疗器械以及其他物资和技术的储备与调度;⑦突发事件应急处理专业队伍的建设和培训。

突发事件应急预案应当根据突发事件的变化和实施中发现的问题及时进行修订、补充。

(二)应急预案的启动

突发事件发生后,国务院设立全国突发事件应急处理指挥部,由国务院有关部门和军队有关部门组成,国务院主管领导人担任总指挥,负责对全国突发事件应急处理的统一领导、统一指挥。

国务院卫生行政主管部门和其他有关部门,在各自的职责范围内做好突发事件应急处理的有关工作。

突发事件发生后,省、自治区、直辖市人民政府成立地方突发事件应急处理指挥部,省、自治区、直辖市人民政府主要领导人担任总指挥,负责领导、指挥本行政区域内突发事件应急处理工作。

县级以上地方人民政府卫生行政主管部门,具体负责组织突发事件的调查、控制和医疗救治工作。

县级以上地方人民政府有关部门,在各自的职责范围内做好突发事件应急处理的有关工作。

三、突发公共卫生事件的监测与预警

条例对建立突发事件的监测与预警制度作了三方面的规定:

1.制定应急预案 国务院卫生行政主管部门制定全国突发事件的应急预案,省级政府根据全国的预案制定本地的预案。这些预案要根据突发事件的变化和实施中发现的问题及时进行修订、补充。

2.建立预防控制体系　国家建立统一的突发事件预防控制体系,县级以上地方政府应当建立和完善突发事件监测和预警系统,并确保其保持正常运行状态,对早期发现的潜在隐患、可能发生的突发事件,应当及时报告。

3.加强医疗服务网络建设　县级以上政府应当加强急救医疗服务网络的建设,提高医疗机构应对各类突发事件的救治能力。

四、突发公共卫生事件应急处理措施

(一)启动应急预案

突发事件发生后,卫生行政主管部门应当组织专家对突发事件进行综合评估,初步判断突发事件的类型,提出是否启动突发事件应急预案的建议。在全国范围内或者跨省、自治区、直辖市范围内启动全国突发事件应急预案,由国务院卫生行政主管部门报国务院批准后实施。省、自治区、直辖市启动突发事件应急预案,由省、自治区、直辖市人民政府决定,并向国务院报告。

应急预案启动前,县级以上各级人民政府有关部门应当根据突发事件的实际情况,做好应急处理准备,采取必要的应急措施。

(二)应急处理

为了保证传染病防治工作的顺利开展,切断传染源,防止疫情进一步扩散,以及今后发生其他突发事情时能够快速有效地作出应急处理,具体应急处理措施是:①国务院和国务院卫生行政主管部门对新发现的突发传染病,根据危害程度、流行强度及时依法宣布为法定传染病;②突发事件应急处理专业技术机构,负责对突发事件的技术调查、确证、处置、控制和评价工作;③国务院有关部门和县级以上地方人民政府及其有关部门,应当保证突发事件应急处理所需的医疗救护设备、救治药品、医疗器械等物资的生产、供应;铁路、交通、民用航空行政主管部门应当保证及时运送;④突发事件应急处理指挥部有权紧急调集人员、储备的物资、交通工具以及相关设施、设备,必要时对人员进行疏散或者隔离,依法对传染病疫区实行封锁;⑤突发事件应急处理指挥部可以根据突发事件应急处理的需要,对食物、水源采取控制措施,卫生行政主管部门应当对突发事件现场等采取控制措施,对易受感染的人群和其他易受损害的人群采取应急接种、预防性投药、群体防护等措施。

 思考与练习

1.根据《传染病防治法》,传染病暴发流行时,医疗卫生机构应采取哪些措施?

2.《传染病防治法》在传染病控制方面,一般措施包括哪些内容?

3.《传染病防治法》对疫情报告的时限是如何规定的?

4.法定传染病的防治方针和方法有哪些?

5.对突发公共卫生事件应如何应急处理?

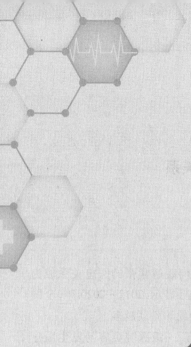

实　训

实训 1　社会调查——当前医患关系

【背景资料】

近年来,救死扶伤的"白衣天使"不时成为暴力伤害的对象,如何缓解紧张的医患关系成为医改的难点。中国社会科学院发布的《中国医药卫生体制改革报告》显示,2012—2020 年,全国医疗纠纷案件在 10 年间增长了 10 倍,医院级别越高,发生的医疗纠纷事件就越多。

《中国医药卫生体制改革报告》指出,相比一二级基层医院而言,三级医院更容易发生医疗纠纷。例如,北京市各级法院 2018 年一审审结的医疗损害责任纠纷案件涉及三级医院 470 家。此外,医疗纠纷的高发科室相对恒定,位居前 4 位的科室分别是妇产科、骨科、普外科和急诊科。

【实训目标】

通过社会调查,让学生深入了解当前医患关系的现状,明确良好医患关系对促进患者康复,以及建设和谐医疗环境的重要性;使学生掌握缓解医患关系和正确处理医患纠纷的方法。

【实训地点】

本班教室、实习医院。

【实训内容】

1.学生分组　参与社会调查的学生自由分组,4 人一组。

2.实施调查　以小组为单位,由实训指导教师分配任务,分别前往实习医院妇产科、骨科、普外科、急诊科、儿科进行社会调查。调查对象可以是医生、护士、患者、患者家属和医院管理人员等。

3.调查方法　针对医护人员和医院管理人员,可收集过去一年中各科室发生的医疗纠纷事件,了解护理人员眼中医疗纠纷发生的主要原因及最佳的解决方案。针对患者及患者家属,主要应了解他们对医患关系的认知及自己的亲身感受。

4.撰写调查报告　以小组为单位撰写调查报告。

5.汇报与讨论　召开主题班会,各小组汇报调查结果并进行讨论。

【实训考核】

1.实训指导教师评价各小组的调查报告,指出调查过程中不足的地方。

2.实训指导教师对主题班会各小组的发言进行评价。

3.实训指导教师综合调查报告与小组发言并按组打分。

实训2　课堂讨论——调解医疗纠纷的方法

【背景资料】

2014年,江西省出台《医疗纠纷预防与处理条例》,推行以"医疗纠纷人民调解委员会"为主要形式的第三方调解机制,实行"咨询、受理、调解"三免费。

为防止患者漫天要价、医疗机构花钱"买平安"、国有资产流失,南昌市规定,索赔2万元以上的医患纠纷不能在医院私了,必须由医患纠纷调处中心受理。未查明原因、分清责任的坚决不予赔偿,"以闹取利"的坚决不予赔偿,未经合法机构和组织调解、裁决的坚决不予赔偿。2014年,江西全省医疗纠纷比上年下降3%,扰乱医疗秩序的"医闹"事件下降3%,医疗纠纷调解成功率达4%。

【实训目标】

通过课堂讨论,使学生了解目前我国调节医疗纠纷的方法,分析各种方法的优势和劣势,同时探讨新式方法的优点和缺点。

【实训地点】

本班教室。

【实训内容】

1.**学生分组**　参与讨论的学生以自由组合为原则,6人一组。

2.**查找资料**　以小组为单位,通过报纸、网络等手段了解我国现行调解医疗纠纷的方法,并通过网络查找和阅读《医疗纠纷预防与处理条例》。

3.**小组讨论**　学生以小组为单位进行讨论,讨论内容如下:

(1)我国现行调解医疗纠纷的方法,以及它们的优点和缺点。

(2)《医疗纠纷预防与处理条例》诞生的背景,以及它的优点和缺点。

(3)《医疗纠纷预防与处理条例》与其他方法相比有何优势? 劣势有哪些?

4.**撰写小组总结**　以小组为单位撰写总结报告。

5.**汇报与点评**　召开主题班会,各小组汇报讨论结果。

【实训考核】

1.实训指导教师评价各小组的讨论总结,指出不足的地方。

2.实训指导教师按组打分。

实训 3　辩论会——安乐死

【背景资料】

患者,男,40 岁,因患肝癌转移在家接受一般性治疗。患者疼痛难忍,曾多次恳求妻子王某帮他结束生命。夫妇二人平日感情深厚,王某不忍丈夫在生命的最后时期再经受这些痛苦,于是含泪给丈夫服用了农药,导致李某死亡。事后,李某的弟弟向法院起诉了王某,结果王某被判处有期徒刑 3 年。

【实训目标】

通过辩论,让学生进一步理解安乐死的含义,明确安乐死的伦理意义和法律意义,也让学生明白为什么要慎重对待安乐死。同时,通过辩论提高学生分析问题、解决问题的能力,以及表达自己观点与逻辑思维的能力。

【实训地点】

本班教室。

【实训内容】

1.学生分组　参与讨论的学生以自愿报名、学生推选或教师点名的方式,组成正反两方队伍,4 人一组。正方观点为:李某执行安乐死是自己的选择,王某的行为符合伦理道德与人道主义观念;反方观点为:王某非法夺取他人生命,有违伦理道德与人道主义观念。

2.查找资料　正反双方准备辩论会资料,其他同学可自由选择一方,为其提供支持观点的资料。

3.举行辩论会　在本班教室举行辩论会,按辩论会规则进行。

4.总结与点评　辩论结束后,全班进行讨论,并由实训教师进行点评。

【实训考核】

1.实训指导教师根据正方和反方的表现打分,并指出各自的精彩和不足之处。

2.实训指导教师根据辩论过程,给出最终评判。

实训4　知识竞赛——《护士条例》《护士执业资格考试办法》与《护士执业注册管理办法》

【背景资料】

为指导各地规范开展新入职护士培训工作,切实提高护士队伍整体素质和临床护理服务能力,国家卫生和计划生育委员会组织制定了《新入职护士培训大纲(试行)》,并于2016年1月22日发布。《新入职护士培训大纲(试行)》明确提出了新入职护士要熟悉《护士条例》《侵权责任法》《医疗事故处理条例》《传染病防治法》《医疗废物管理条例》《医院感染管理办法》《医疗机构临床用血管理办法》等相关法律、法规、规章的要求。

【实训目标】

通过组织《护士条例》等法律法规的知识竞赛,让学生熟悉这些法律的基本规定,养成依法护理的职业习惯,培养依法护理的职业能力。

【实训地点】

本班教室。

【实训内容】

1.**学生分组**　参与学生以自愿报名、学生推选或教师点名的方式组成两组队伍,3人一组,每组1主2副。

2.**知识准备**　正反双方查找知识竞赛资料,并进行准备;其他同学可自由选择一方,为其提供必要的帮助。

3.**举行知识竞赛**　在本班教室举行知识竞赛,确定比赛规则。

4.**总结与点评**　知识竞赛结束之后,全班进行讨论,并由实训指导教师点评。

【实训考核】

1.比赛期间参与讨论的学生要遵守纪律。
2.实训指导教师根据知识竞赛的规则统计两组的分数。
3.得分高的一组获胜。

实训 5 社会实践——走进法庭

【背景资料】

根据《中华人民共和国人民法院法庭规则》的规定,凡是公开审理的案件,公民可以旁听;根据法庭场所和参加旁听人数等情况,需要时,持人民法院发出的旁听证进入法庭。旁听人员必须遵守下列纪律:不得录音、录像和摄影,不得随意走动和进入审判区,不得发言、提问,不得鼓掌、喧哗、哄闹和实施其他妨害审判活动的行为。

【实训目标】

通过参观法庭审判,让学生熟悉法庭审判的过程,了解民事诉讼的程序,掌握法律责任的含义和种类。

【实训地点】

学校附近的法院民事庭。

【实训内容】

1.课前准备与培训 实训开始前,学生自行查找资料,了解旁观庭审。实训指导教师进行课前培训,让学生了解旁观庭审的注意事项。
2.旁观庭审 学生提前进入法庭,庭审期间遵守法庭纪律,并做好相应的记录。
3.总结与考核 庭审结束后回到本班教室,实训指导教师点评学生的表现,并进行相关知识的考核。

【实训考核】

1.考核内容包括庭审中遵守法庭纪律表现和考核问题的回答两部分。
2.考核分数由实训指导教师评判。

实训6　模拟法庭——生命健康权与隐私权哪个重要?

【背景资料】

王某(男)和其未婚妻叶某(女)在某妇幼保健院进行婚检,检查报告出来后,医生单独叫住了叶某。王某问医生是否检查出什么问题,医生却告诉王某没有问题,一切正常。此后,虽然叶某曾主动疏远王某一段时间,但王某最终还是与叶某结婚,然而婚后不久,王某便被查出感染了艾滋病毒。此时,叶某才告诉王某,当初自己的婚检初查结果是"疑似艾滋病",由于没有确认,因而自己和医生都没有告诉王某。

王某觉得,叶某的顾虑他能理解,但他感到困惑:为什么婚检时医院没有将叶某是疑似艾滋感染者的情况告诉自己? 妇幼保健院相关负责人称,医生不告知王某,是严格遵循婚检的相关规定和操作规程来做的,"这涉及患者个人隐私,是要保密的"。

事件曝光后,谁该告知王某可能感染艾滋病及是否该告知引发热议。同时,王某质疑院方为何不尽告知义务,起诉妇幼保健院并索赔120万元。

【实训目标】

通过模拟法庭,让学生理解患者隐私权和生命健康权的含义与内容,并在以后的工作中自觉尊重患者的各项权利,并自觉为患者维权。

【实训地点】

本班教室。

【实训内容】

1.**学生挑选**　参与的学生以自愿报名、学生推选或教师点名的方式模拟法庭,角色共有5个:王某、叶某、医生、医院方面负责人和法官。

2.**准备**　分配到角色的学生提前查找资料,进行准备;其他同学可自由选择一方,为其提供支持观点的资料。

3.**模拟庭审会场**　在本班教室模拟法庭,最终由法官做出判决。

4.**总结与点评**　结束后全班进行讨论,并由实训指导教师进行点评。

【实训考核】

1.实训指导教师根据每个角色的表现打分。

2.实训指导教师做最后的评判。

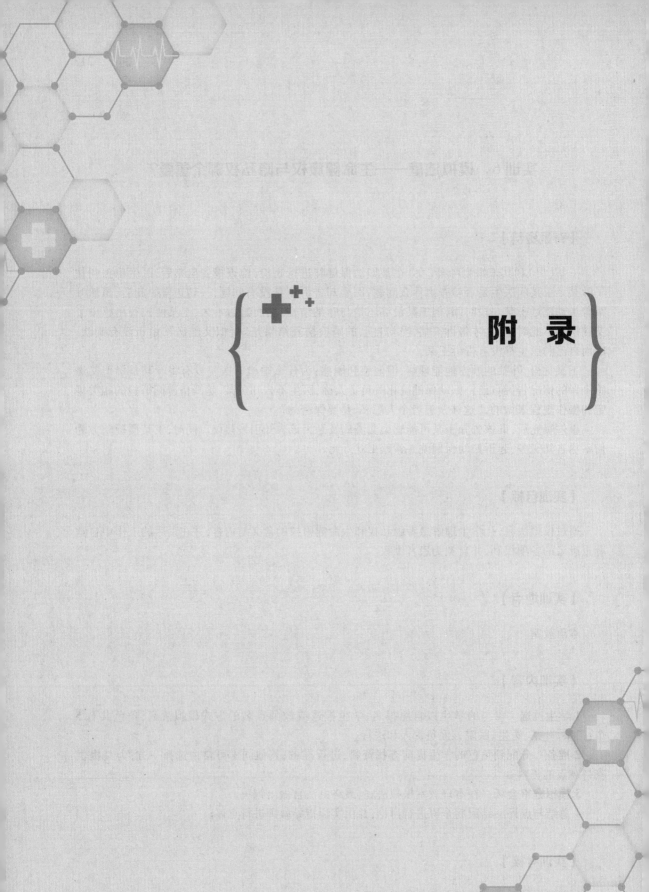

附　录

附录1　护士守则

第一条　护士应当奉行救死扶伤的人道主义精神,履行保护生命,减轻痛苦,增进健康的专业职责。

第二条　护士应当对患者一视同仁,尊重患者,维护患者的健康权益。

第三条　护士应当为患者提供医学照顾,协助完成诊疗计划,开展健康教育,提供心理支持。

第四条　护士应当履行岗位职责,工作严谨、慎独,对个人的护理判断及职业行为负责。

第五条　护士应当关心、爱护患者,保护患者的隐私。

第六条　护士发现患者的生命安全受到威胁时,应当积极采取保护措施。

第七条　护士应当积极参与公共卫生和健康促进活动,参与突发事件时的医疗救护。

第八条　护士应当加强学习,提高执业能力,适应医学科学和护理专业的发展。

第九条　护士应当积极加入护理专业团体,参与促进护理专业发展的活动。

第十条　护士应当与其他医务工作者建立良好关系。密切配合,团结协作。(中华护理学会)

附录2　护士条例

第一章　总则

第一条　为了维护护士的合法权益,规范护理行为,促进护理事业发展,保障医疗安全和人体健康,制定本条例。

第二条　本条例所称护士,是指经执业注册取得护士执业证书,依照本条例规定从事护理活动,履行保护生命、减轻痛苦、增进健康职责的卫生技术人员。

第三条　护士人格尊严、人身安全不受侵犯。护士依法履行职责,受法律保护。

全社会应当尊重护士。

第四条　国务院有关部门、县级以上地方人民政府及其有关部门以及乡(镇)人民政府应当采取措施,改善护士的工作条件,保障护士待遇,加强护士队伍建设,促进护理事业健康发展。

国务院有关部门和县级以上地方人民政府应当采取措施,鼓励护士到农村、基层医疗卫生机构工作。

第五条　国务院卫生主管部门负责全国的护士监督管理工作。

县级以上地方人民政府卫生主管部门负责本行政区域的护士监督管理工作。

第六条　国务院有关部门对在护理工作中做出杰出贡献的护士,应当授予全国卫生系统先进工作者荣誉称号或者颁发白求恩奖章,受到表彰、奖励的护士享受省部级劳动模范、先进工作者待遇；对长期从事护理工作的护士应当颁发荣誉证书。具体办法由国务院有关部门制定。

县级以上地方人民政府及其有关部门对本行政区域内做出突出贡献的护士，按照省、自治区、直辖市人民政府的有关规定给予表彰、奖励。

第二章 执业注册

第七条 护士执业，应当经执业注册取得护士执业证书。

申请护士执业注册，应当具备下列条件：

（一）具有完全民事行为能力；

（二）在中等职业学校、高等学校完成国务院教育主管部门和国务院卫生主管部门规定的普通全日制3年以上的护理、助产专业课程学习，包括在教学、综合医院完成8个月以上护理临床实习，并取得相应学历证书；

（三）通过国务院卫生主管部门组织的护士执业资格考试；

（四）符合国务院卫生主管部门规定的健康标准。

护士执业注册申请，应当自通过护士执业资格考试之日起3年内提出；逾期提出申请的，除应当具备前款第（一）项、第（二）项和第（四）项规定条件外，还应当在符合国务院卫生主管部门规定条件的医疗卫生机构接受3个月临床护理培训并考核合格。

护士执业资格考试办法由国务院卫生主管部门会同国务院人事部门制定。

第八条 申请护士执业注册的，应当向拟执业地省、自治区、直辖市人民政府卫生主管部门提出申请。收到申请的卫生主管部门应当自收到申请之日起20个工作日内做出决定，对具备本条例规定条件的，准予注册，并发给护士执业证书；对不具备本条例规定条件的，不予注册，并书面说明理由。

护士执业注册有效期为5年。

第九条 护士在其执业注册有效期内变更执业地点的，应当向拟执业地省、自治区、直辖市人民政府卫生主管部门报告。收到报告的卫生主管部门应当自收到报告之日起7个工作日内为其办理变更手续。护士跨省、自治区、直辖市变更执业地点的，收到报告的卫生主管部门还应当向其原执业地省、自治区、直辖市人民政府卫生主管部门通报。

第十条 护士执业注册有效期届满需要继续执业的，应当在护士执业注册有效期届满前30日向执业地省、自治区、直辖市人民政府卫生主管部门申请延续注册。收到申请的卫生主管部门对具备本条例规定条件的，准予延续，延续执业注册有效期为5年；对不具备本条例规定条件的，不予延续，并书面说明理由。

护士有行政许可法规定的应当予以注销执业注册情形的，原注册部门应当依照行政许可法的规定注销其执业注册。

第十一条 县级以上地方人民政府卫生主管部门应当建立本行政区域的护士执业良好记录和不良记录，并将该记录记入护士执业信息系统。

护士执业良好记录包括护士受到的表彰、奖励以及完成政府指令性任务的情况等内容。护士执业不良记录包括护士因违反本条例以及其他卫生管理法律、法规、规章或者诊疗技术规范的规定受到行政处罚、处分的情况等内容。

第三章　权利和义务

第十二条　护士执业,有按照国家有关规定获取工资报酬、享受福利待遇、参加社会保险的权利。任何单位或者个人不得克扣护士工资,降低或者取消护士福利等待遇。

第十三条　护士执业,有获得与其所从事的护理工作相适应的卫生防护、医疗保健服务的权利。从事直接接触有毒有害物质、有感染传染病危险工作的护士,有依照有关法律、行政法规的规定接受职业健康监护的权利;患职业病的,有依照有关法律、行政法规的规定获得赔偿的权利。

第十四条　护士有按照国家有关规定获得与本人业务能力和学术水平相应的专业技术职务、职称的权利;有参加专业培训、从事学术研究和交流、参加行业协会和专业学术团体的权利。

第十五条　护士有获得疾病诊疗、护理相关信息的权利和其他与履行护理职责相关的权利,可以对医疗卫生机构和卫生主管部门的工作提出意见和建议。

第十六条　护士执业,应当遵守法律、法规、规章和诊疗技术规范的规定。

第十七条　护士在执业活动中,发现患者病情危急,应当立即通知医师;在紧急情况下为抢救垂危患者生命,应当先行实施必要的紧急救护。

护士发现医嘱违反法律、法规、规章或者诊疗技术规范规定的,应当及时向开具医嘱的医师提出;必要时,应当向该医师所在科室的负责人或者医疗卫生机构负责医疗服务管理的人员报告。

第十八条　护士应当尊重、关心、爱护患者,保护患者的隐私。

第十九条　护士有义务参与公共卫生和疾病预防控制工作。发生自然灾害、公共卫生事件等严重威胁公众生命健康的突发事件,护士应当服从县级以上人民政府卫生主管部门或者所在医疗卫生机构的安排,参加医疗救护。

第四章　医疗卫生机构的职责

第二十条　医疗卫生机构配备护士的数量不得低于国务院卫生主管部门规定的护士配备标准。

第二十一条　医疗卫生机构不得允许下列人员在本机构从事诊疗技术规范规定的护理活动:

(一)未取得护士执业证书的人员;

(二)未依照本条例第九条的规定办理执业地点变更手续的护士;

(三)护士执业注册有效期届满未延续执业注册的护士。

在教学、综合医院进行护理临床实习的人员应当在护士指导下开展有关工作。

第二十二条　医疗卫生机构应当为护士提供卫生防护用品,并采取有效的卫生防护措施和医疗保健措施。

第二十三条　医疗卫生机构应当执行国家有关工资、福利待遇等规定,按照国家有关规定为在本机构从事护理工作的护士足额缴纳社会保险费用,保障护士的合法权益。

对在艰苦边远地区工作,或者从事直接接触有毒有害物质、有感染传染病危险工作的护士,所在医疗卫生机构应当按照国家有关规定给予津贴。

第二十四条 医疗卫生机构应当制定、实施本机构护士在职培训计划,并保证护士接受培训。

护士培训应当注重新知识、新技术的应用;根据临床专科护理发展和专科护理岗位的需要,开展对护士的专科护理培训。

第二十五条 医疗卫生机构应当按照国务院卫生主管部门的规定,设置专门机构或者配备专(兼)职人员负责护理管理工作。

第二十六条 医疗卫生机构应当建立护士岗位责任制并进行监督检查。

护士因不履行职责或者违反职业道德受到投诉的,其所在医疗卫生机构应当进行调查。经查证属实的,医疗卫生机构应当对护士做出处理,并将调查处理情况告知投诉人。

第五章　法律责任

第二十七条 卫生主管部门的工作人员未依照本条例规定履行职责,在护士监督管理工作中滥用职权、徇私舞弊,或者有其他失职、渎职行为的,依法给予处分;构成犯罪的,依法追究刑事责任。

第二十八条 医疗卫生机构有下列情形之一的,由县级以上地方人民政府卫生主管部门依据职责分工责令限期改正,给予警告;逾期不改正的,根据国务院卫生主管部门规定的护士配备标准和在医疗卫生机构合法执业的护士数量核减其诊疗科目,或者暂停其6个月以上1年以下执业活动;国家举办的医疗卫生机构有下列情形之一、情节严重的,还应当对负有责任的主管人员和其他直接责任人员依法给予处分:

(一)违反本条例规定,护士的配备数量低于国务院卫生主管部门规定的护士配备标准的;

(二)允许未取得护士执业证书的人员或者允许未依照本条例规定办理执业地点变更手续、延续执业注册有效期的护士在本机构从事诊疗技术规范规定的护理活动的。

第二十九条 医疗卫生机构有下列情形之一的,依照有关法律、行政法规的规定给予处罚;国家举办的医疗卫生机构有下列情形之一、情节严重的,还应当对负有责任的主管人员和其他直接责任人员依法给予处分:

(一)未执行国家有关工资、福利待遇等规定的;

(二)对在本机构从事护理工作的护士,未按照国家有关规定足额缴纳社会保险费用的;

(三)未为护士提供卫生防护用品,或者未采取有效的卫生防护措施、医疗保健措施的;

(四)对在艰苦边远地区工作,或者从事直接接触有毒有害物质、有感染传染病危险工作的护士,未按照国家有关规定给予津贴的。

第三十条 医疗卫生机构有下列情形之一的,由县级以上地方人民政府卫生主管部门依据职责分工责令限期改正,给予警告:

(一)未制定、实施本机构护士在职培训计划或者未保证护士接受培训的;

(二)未依照本条例规定履行护士管理职责的。

第三十一条 护士在执业活动中有下列情形之一的,由县级以上地方人民政府卫生主管部门依据职责分工责令改正,给予警告;情节严重的,暂停其6个月以上1年以下执业活动,直至由原发证部门吊销其护士执业证书：

（一）发现患者病情危急未立即通知医师的；

（二）发现医嘱违反法律、法规、规章或者诊疗技术规范的规定，未依照本条例第十七条的规定提出或者报告的；

（三）泄露患者隐私的；

（四）发生自然灾害、公共卫生事件等严重威胁公众生命健康的突发事件，不服从安排参加医疗救护的。

护士在执业活动中造成医疗事故的，依照医疗事故处理的有关规定承担法律责任。

第三十二条　护士被吊销执业证书的，自执业证书被吊销之日起 2 年内不得申请执业注册。

第三十三条　扰乱医疗秩序，阻碍护士依法开展执业活动，侮辱、威胁、殴打护士，或者有其他侵犯护士合法权益行为的，由公安机关依照治安管理处罚法的规定给予处罚；构成犯罪的，依法追究刑事责任。

第六章　附则

第三十四条　本条例施行前按照国家有关规定已经取得护士执业证书或者护理专业技术职称、从事护理活动的人员，经执业地省、自治区、直辖市人民政府卫生主管部门审核合格，换领护士执业证书。

本条例施行前，尚未达到护士配备标准的医疗卫生机构，应当按照国务院卫生主管部门规定的实施步骤，自本条例施行之日起 3 年内达到护士配备标准。

第三十五条　本条例自 2008 年 5 月 12 日起施行。

附录 3　中英文名词对照

安乐死	euthanasia
临终关怀	hospice
人类辅助生殖技术	human assisted reproductive technology，ART
传染病	infectious disease
医学模式	medical model
护理	nursing
护理事故	nursing accidents

参考文献

[1] 孙萍.护理伦理学[M].北京:中国中医药大学出版社,2018.

[2] 李本富.医学伦理学[M].2版.北京:北京大学医学出版社,2010.

[3] 王沧霖,李德玲.护理伦理与法规[M].南京:江苏凤凰科学技术出版社,2017.

[4] 袁丽容,张绍翼.护理伦理学[M].北京:科学出版社,2016.

[5] 徐桂莲,高玉萍.护理伦理与法规[M].北京:华中科技大学出版社,2016.

[6] 刘俊荣.护理伦理学实用教程[M].北京:人民卫生出版社,2008.

[7] 魏万宏,杨春香.护理伦理学[M].郑州:郑州大学出版社,2011.

[8] 刘耀光.护理伦理学[M].2版.长沙:中南大学出版社,2013.

[9] 曾繁荣.医学伦理学[M].2版.北京:人民卫生出版社,2008.

[10] 秦敬民.医学伦理学[M].北京:人民卫生出版社,2009.